THE 薬学的管理

臨床検査値を活かした処方鑑査と服薬指導

千葉大学医学部附属病院薬剤部　編

編集代表　石井 伊都子

薬事日報社

発刊によせて

　高齢化の進展、疾病構造の変化等により、これからの医療は、「病院完結型」から、地域全体で治し、支える「地域完結型」に変わらざるを得ないことから、地域の実態に則した医療と介護を一体とした包括的なケアシステムの構築が進められている。そのなかで、薬局は医薬品等の適正使用に関する助言や健康情報に関する相談、情報を提供するファーストアクセスの場、地域に密着した健康情報の拠点としてセルフメディケーションの推進のために機能することが期待されている。

　一方、目覚ましい医・薬学の進展とともに薬物治療は複雑・高度化しており、多種多様な高い専門性を基盤とした医療スタッフが分担・連携するチーム医療の推進が社会的ニーズとなっている。薬剤師は、チーム医療において医薬品に関する専門職として、薬学的管理を介して個々の患者の薬物治療の質の確保と向上に貢献することが求められている。シームレスな薬学的管理を実現するためには、緊密な病病連携、病診連携、薬薬連携を介した患者情報の共有化は不可欠であることから、最低限の方策の一つとして臨床検査値が印字された院外処方箋発行が始まっている。臨床検査値から患者の状態を把握し、的確な患者インタビュー、用法・用量や副作用の確認などに活用することによって処方鑑査、疑義照会の充実を図ることができ、その結果、個々の患者に最適な薬物治療の提供が可能となると期待されている。

　本書は、薬剤師が処方箋とともに提供される臨床検査値情報を活用し、より精度の高い薬学的管理を実践する際に役立てていただくことを目的としている。検査値情報から薬剤師が読み取るべき薬学的管理のポイントについて、特に、副作用の回避につながった症例を中心に処方箋受領から疑義照会までの薬剤師同士のやりとり、医師への疑義照会、患者への服薬指導までを対話という実践形式で解説している。本書の構成は、院外処方箋応需薬局の薬剤師とのやりとりを中心に展開しているが、薬局薬剤師だけでなく、経験の浅い薬剤師、新人薬剤師、薬学生が薬物治療を理解するうえで十分に役立つと考えている。

　本書で紹介する症例は限られているので、思考過程、薬学的管理のポイントを理解いただき、実地臨床で遭遇する他の症例に応用して適正で的確な薬物治療の管理・評価・提案を実践されることを期待している。

　最後に、ご多忙の中、ご執筆下さった諸先生方、編集にご尽力いただいた出版社の方々に感謝致します。

2016年10月

千葉大学名誉教授
北田　光一

目次

序章 ——————————————————————————— 石井伊都子
個別最適化のための薬学的管理に向けて 2

電解質編

Case1 ——————————————————————————— 横山威一郎
ラシックスによる低カリウム血症 20

Case2 ——————————————————————————— 池上恵理子
グリチロンによる偽アルドステロン症（低カリウム血症）........................ 28
　ミニレク　①偽アルドステロン症 35
　　　　　　②漢方による低カリウム血症 36

Case3 ——————————————————————————— 宮本　仁
ステロイドによる低カリウム血症 38
　ミニレク　ステロイドの種類とミネラルコルチコイド作用 43

Case4 ——————————————————————————— 青木　美歌
高カリウム血症患者へのセララの投与 44

Case5 ——————————————————————————— 濱田　雄平
食品による高カリウム血症 50
　ミニレク　食品（可食部 100 g 当たり）のカリウム含有量 54

Case6 ——————————————————————————— 廣瀬　直雄
ビスフォスフォネート製剤による低カルシウム血症 58

Case7 ——————————————————————————— 鈴木　達也
活性型ビタミン D_3 製剤とカルシウム製剤の併用による高カルシウム血症 62

Case8 ——————————————————————————— 篠塚　晴子
サムスカによる高ナトリウム血症 68

Case9 ——————————————————————————— 清水　啓之
フルイトランによる低ナトリウム血症 74

コラム ——————————————————————————— 新井　健一
栄養領域の臨床検査値 79

腎機能編

Case10 ──────────────── 山口　洪樹
腎障害患者へのクラビットの投与 …………………………………………… 82
- ミニレク　腎機能の評価方法（クレアチニン、eGFR、体表面積補正、
  Ccr（クレアチニンクリアランス）） ……………………………………… 87

Case11 ──────────────── 高塚　博一
腎障害患者へのサワシリンの投与 …………………………………………… 88
- ミニレク　抗菌薬の PK/PD（濃度依存、時間依存の概念） ……………… 93

Case12 ──────────────── 橋本　杏里
腎障害患者への NSAIDs の投与 ……………………………………………… 96
- ミニレク　腎障害（重篤、重度、高度、中等度、軽度）の基準は？ …… 100

Case13 ──────────────── 菅谷　修平
腎障害患者へのプラザキサの投与 …………………………………………… 102
- ミニレク　DOAC（直接作用型経口抗凝固薬）と腎機能 ………………… 107

Case14 ──────────────── 藤井　聡
腎障害患者へのワーファリンの投与 ………………………………………… 108
- ミニレク　腎機能と出血の関係（ワルファリン内服時の腎障害と出血の関係）…… 113

Case15 ──────────────── 川口真由子
腎障害患者へのティーエスワンの投与 ……………………………………… 114

Case16 ──────────────── 吉澤　なぎ
腎障害患者へのセララの投与 ………………………………………………… 120

Case17 ──────────────── 石川　雅之
シスタチン C を考慮する症例 ………………………………………………… 124
- ミニレク　シスタチン C の有用性と注意点 ………………………………… 128

Case18 ──────────────── 森山　恭平
酸化マグネシウムによる高マグネシウム血症 ……………………………… 132
- ミニレク　慢性腎臓病（CKD）患者に対する便秘薬 ……………………… 137

コラム ──────────────── 吉澤　なぎ
薬剤性急性腎障害の症例 ……………………………………………………… 138

肝機能編

Case19 ──────────────── 山崎　香織
肝障害患者へのマイスリーの投与 …………………………………………… 142
- ミニレク　肝障害（重篤、重度、高度、中等度、軽度）の基準は？ …… 147

Case20 ──────────────── 竹田真理子
肝障害患者へのベシケアの投与 ……………………………………………… 150
- ミニレク　肝機能による薬物動態の変化 …………………………………… 157

Case21 ― 渡辺　健太
肝障害患者へのアセトアミノフェンの投与 ……………………… 160

Case22 ― 須藤　知子
ブイフェンドによる肝障害 ……………………………………… 166
ミニレク　肝障害の分類 ………………………………………… 172

Case23 ― 金子　裕美
イレッサによる肝障害 …………………………………………… 174

Case24 ― 佐伯　宏美
ザイティガによるALP上昇 ……………………………………… 180

コラム ― 渡辺　健太
抗菌薬による急性肝障害の症例 ………………………………… 187

血算編

Case25 ― 齊藤　美聡
抗がん薬による骨髄抑制 ………………………………………… 190
ミニレク　①好中球数の算出方法 ……………………………… 194
　　　　　　②汎血球減少症、再生不良性貧血、無顆粒球症などの病態と検査値 ……… 194

Case26 ― 小林　由佳
好中球数が減少している患者への抗菌薬の投与 ……………… 196
ミニレク　発熱性好中球減少症（FN）とは？ ………………… 200

Case27 ― 松本　和彦
メルカゾールによる無顆粒球症 ………………………………… 204

Case28 ― 今井　千晶
ジャカビによる血小板減少症 …………………………………… 210

Case29 ― 山崎　伸吾
ティーエスワンによるヘモグロビン減少 ……………………… 218
ミニレク　鉄欠乏性貧血に対する治療 ………………………… 224

Case30 ― 新部　陽子
NSAIDs消化性潰瘍による急激なヘモグロビン減少 …………… 226

コラム ― 青木　美歌
「定期的に検査をすること」の「定期的」の間隔の考え方 …… 231

その他

Case31 ― 内田　雅士
スタチン製剤によるCK上昇 ……………………………………… 238

Case32 ― 山本　晃平
アンカロンによる甲状腺機能検査値異常（TSH上昇及び低下） ……… 244

Case33 ———————————————————— 長内　理大
ウブレチドによるコリンエステラーゼ低下 ………………………………… 252

Case34 ———————————————————— 新井さやか
ジプレキサと HbA1c ……………………………………………………… 256

Case35 ———————————————————— 中澤　孝文
ワルファリンの PT-INR 増加症例①（ティーエスワンとの相互作用）……… 262

Case36 ———————————————————— 中澤　孝文
ワルファリンの PT-INR 増加症例②（フロリードゲルとの相互作用）……… 268

Case37 ———————————————————— 山本　健一
ワルファリンの PT-INR 増加症例③（ワルファリンと食品）……………… 274
　ミニレク　自宅での出血時の対応 ………………………………………… 279

Case38 ———————————————————— 築地まり子
炭酸リチウム製剤の調剤時に得た情報を治療に活かす ……………………… 282

コラム ————————————————————— 大久保正人
薬学教育と臨床検査値 ……………………………………………………… 287

参考資料 ————————————————————— 横山威一郎
医薬品別検査値 DB（データベース）（千葉大方式）の開発・整備基準の概要 ………… 288

解説に代えて ———————————————————— 岩月　進
個別最適化のための臨床検査値活用 ………………………………………… 292

おわりに ————————————————————— 鈴木　貴明
…………………………………………………………………………………… 297

序章

個別最適化のための薬学的管理に向けて

1　調剤における臨床検査値活用の有用性

　2014年6月12日より薬剤師法第25条が改正され、「薬剤師は、調剤した薬剤の適正な使用のため、販売又は授与の目的で調剤したときは、患者又は現にその看護に当たっている者に対し、必要な情報を提供し、及び必要な薬学的知見に基づく指導を行わなければならない」とされた。これまで薬剤師法では、薬剤師は、調剤した薬に対して医薬品情報の提供が義務づけられてきたが、この改正によって、薬学的知見に基づく指導まで踏み込むことが求められるようになった。病院薬剤師は、入院中の患者に関し、診断名、既往歴、処方内容、化学療法レジメン、画像検査、臨床検査値（以下、検査値という）、処置内容、診療記録や看護記録にわたり詳細な情報があるだけなく、治療方針等も直接医師と議論することができる。したがって、入院中は多くの情報のもと、複数の医療スタッフが患者を守ることになり、患者は安心して医療が受けられ、退院となる。しかし、外来での薬物治療の場合、果たして患者は万全の医療安全が守られているであろうか。

　処方箋は、患者と医師と薬剤師をつなぐ重要な情報ツールである。現行の処方箋は、処方薬とその用法・用量が書かれているのみで、患者からの情報収集を加えても薬物治療の有効性と安全性を担保するのは難しい。近未来の医療体制として、保険薬局も病院のカルテにアクセスできる仕組みの実現化が進められているが、まだ時間がかかりそうである。患者の薬物治療の質が担保されるためには、効率よく正確に疑義照会を行う工夫が必要である。

　これらの問題を解決するための方法が、院外処方箋への臨床検査値の表示である[*1]。日本病院薬剤師会のプレアボイド報告をみると、毎年検査値を活用した報告が3割程度を占め、常にトップとなっている。検査値は、患者個々の身体の状態（時には病態）を表しており、通常の診療に広く活用されている。医師は、診断と治療をするために検査値を活用し、患者の状態を把握して治療計画を立てていく。一方、薬剤師の視点は、安全で安心な薬物治療を提供するために、腎機能、肝機能、血球数、電解質などの値をすべからく確認することである。そもそも、治療計画を立てていく医師と鑑査業務を司る薬剤師とでは検査値の活用法が異なるのである。

　千葉大学医学部附属病院（当院）においては、院外処方箋への検査値表示を2014年10月から開始した。その目的は、「副作用の回避」、「過量投与の回避」、「禁忌症例への投与回避」である。この3つの回避すべき項目を処方箋からわかりやすく発見できることは、患者にとって有意義なことはもとより、薬剤師業務の精度と効率を飛躍的に上げるものとなる。

　当院の検査値情報は、A5処方箋用紙の処方欄に「検査値情報」として印字され、外来担当医師の手元のプリンターから処方箋とともに出力される（図1）。本書では、取りあげる症例の冒頭に、処方箋への表示をそのまま示すこととした。各症例の解説を読み進む前に、一度ご自身で考えたうえで次頁に進んでいただきたい（思考のプロセスを味わっていただくために、薬剤師同士のやりとりや、患者への服薬指導を会話形式で記載している）。また、コラムやミニレクチャー（ミニレク）も活用していただきたい。

なお、一般に「処方監査」と表記されるが、薬剤師は患者の個々の状態を鑑みた鑑査業務を徹底して行うべきであるという理由から、本書では「処方鑑査」及び「鑑査」という表記に統一した。

図1 院外検査値サンプル

固定検査値

医薬品別検査値

```
変更不可  (剤との処方薬について、後発医薬品（ジェネリック医薬品）への変更に差し支えがあると判断した場合には、「変更不可」欄に、「レ」又は「×」を記載し、「保険医署名」欄に署名又は記名・押印すること。)
          ★保険薬局にお持ち下さい★
●検査値情報（直近100日の最新の値を表示。括弧内の日付は測定日）
   eGFR     97.7    ( 4/01)    WBC     5.2   ( 4/01)
   CRE      0.45 L  ( 4/01)    SEG    59.5   ( 4/01)
   シスタチンC 1.61 H  ( 4/01)    ST.   ***   (     )
   AST(GOT)  45 H   ( 4/01)    HGB     9.5 L ( 4/01)
   ALT(GPT)  35     ( 4/01)    PLT    125 L  ( 4/01)
   ALP     1390 H   ( 4/01)    CK     122    ( 4/01)
   T-BIL    1.5 H   ( 4/01)    TSH    2.645  ( 4/01)
   K        5.2 H   ( 4/01)    HbA1c   6.7 H ( 4/01)

●特に注意が必要な薬剤と検査値情報の組合せ（薬剤名は半角２０文字分を印字）
 <アロプリノール錠 100mg「>    腎機能 [eGFR, CRE, シスタチンC]
 <サムスカ錠 7.5mg>            腎機能 [eGFR, CRE, シスタチンC]
                              Na       137  ( 4/01)
                              肝機能 [AST, ALT, ALP, T-BIL]
 <スピロノラクトン錠 25mg「>     K        5.2 ( 4/01)

                     （直近100日に測定値がない場合は***で表示）
```

図2 処方箋の検査値表示欄

当院における検査値表示のルールは次のとおりである。

- 検査値は改頁し別紙として印刷する。
- 最新の検査値を印字する。
- 基準範囲外（異常値）の場合、検査値の隣に、高値であれば「H」、低値であれば「L」と印字する。
- 直近100日以内のデータのみを印字する。データがない場合は「***」または空白で表示する。
- eGFRは、体表面積 1.73 m^2 換算の数値であるため、患者の体表面積での補正が必要となる。
- 医薬品ごとに印字される検査値は、禁忌・警告・腎機能に応じた用量調節のみに対応している。このため、重要な基本的注意や副作用の早期発見には固定検査値の活用が重要になる。

2　固定検査値と医薬品別検査値

　当院においては、検査値は「固定検査値」と「医薬品別検査値」の2通りの方法で表記している。
　固定検査値は、全処方箋に表示される共通の検査値で、副作用の重篤化回避を目的としている。重篤副作用疾患別対応マニュアル（厚生労働省）を参考に、自覚症状で早期発見できない副作用及び自覚症状よりも先に検査値が変動する副作用に注目し、「早期発見と早期対応のポイント」の項目に記載のある検査値16項目を設定した。
　医薬品別検査値は、過量投与の回避と禁忌症例への投与回避を目的としている。添付文書の禁忌・警告に具体的に検査項目が記載されている医薬品と、添付文書または「CKD 診療ガイド 2012」（一般社団法人日本腎臓学会）に腎機能に応じた至適投与量の記載のある医薬品とした。また、添付文書の禁忌・警告に病名や病態が記載されている場合は、可能な限りその病態に関連する検査値に置き換えて表示することとした。
　医薬品別検査値のデータベースを作成するために添付文書を解析したところ、医療用医薬品17,756 品目における禁忌等は 51,804 件であり、それらを内容ごとに分類すると14種類となった。表1に禁忌等分類に対しての当院の処方鑑査での確認可能項目をまとめた。これに検査値表示が加わることで、肝障害、腎障害（透析を含む）、電解質異常を考慮した処方鑑査が可能となる。

表1 禁忌等分類に対しての当院の処方鑑査での確認可能項目[*2]

禁忌等分類名	件数	処方鑑査確認可能項目	記載内容例	代表的医薬品名（例）
疾患・症状	25,102		消化性潰瘍のある患者	アスピリン
過敏症	12,562	○[a)]	本剤に対し過敏症の既往歴のある患者	トリアゾラム
妊婦	4,893		妊娠末期の婦人	ロキソプロフェン
相互作用	1,999	○[b)]	バルプロ酸ナトリウム投与中の患者	メロペネム
肝障害	1,904	◎	重篤な肝障害のある患者	アセトアミノフェン
臨床検査値	1,877	◎	高カリウム血症の患者もしくは本剤投与開始時に血清カリウム値が 5.0 mEq/L を超えている患者	エプレレノン
腎障害	1,328	◎	中等度以上の腎機能障害	メトホルミン塩酸塩
部位	1,003	○	眼	ヘパリンナトリウム軟膏
小児	489	○	小児等	レボフロキサシン
投与経路	326	○[c)]	髄腔内には投与しないこと	ナベルビン注
透析	182	◎	透析療法を受けている患者	スクラルファート水和物
高齢者	57	○	高齢者	デスモプレシン酢酸塩水和物
性別	47	○	女性	ビカルタミド
累積投与量制限	35		他のアントラサイクリン系薬剤等心毒性を有する薬剤による前治療が限界量（ドキソルビシン塩酸塩では総投与量が体表面積当たり 500 mg/m^2、ダウノルビシン塩酸塩では総投与量が体重当たり 25 mg/kg 等）に達している患者	エピルビシン塩酸塩
合計件数	51,804			

○：検査値表示開始前より確認可能だった項目。
◎：検査値表示によって確認可能となった項目。
a) 処方箋に表示されたアレルギー情報で確認。
b) 併用禁忌データベースを利用し、過去のオーダ歴を含めてチェックシートを出力して確認。
c) 禁止投与経路を医薬品マスタへ登録し、禁止投与経路の場合に処方箋へ表示して確認。

　それでは、具体的に検査値をどのように活用するかであるが、まず、固定検査値と医薬品別検査値の特徴を表2に示す。

表2　固定検査値と医薬品別検査値の特徴

名称	固定検査値	医薬品別検査値
目的	副作用の重篤化回避	過量投与の回避 禁忌症例への投与回避
表示方式	すべての処方箋に共通の検査値16項目を表記	医薬品名の横に関連検査値を表記
具体例	AST　ALT　ALP　T-BIL　CRE　eGFR　シスタチンC　K　CPK　WBC　HGB　PLT　SEG　ST.　TSH　HbA1c	● 低カリウム血症もしくは高カリウム血症：K ● 骨髄抑制：WBC、好中球、HGB、PLT ● 貧血：HGB ● 血小板機能障害：PLT ● 腎障害（腎不全）：CRE、eGFR、シスタチンC ● 肝障害：AST、ALT、ALP、T-BIL
出典	○重篤副作用疾患別対応マニュアル（厚生労働省）「早期発見と早期対応のポイント」の項目に記載のある検査値 ● 自覚症状で早期発見できない副作用 ● 自覚症状よりも先に臨床検査値が変動する副作用	○添付文書 ○「CKD診療ガイド2012」（一般社団法人日本腎臓学会） ● 添付文書の禁忌・警告に具体的に検査項目が記載されている医薬品 ● 腎機能に応じた至適投与量の記載のある医薬品

　検査値の活用法は大きく分けて2つあり、1つは、そのまま検査値を活用することである。例えば、ラシックス（フロセミド）錠が処方された場合、医薬品別検査値は次のような表示となる。

```
ラシックス錠　　Na：135　　　［2015.4.18］
　　　　　　　　K ：3.1　L　［2015.4.18］
```

　この場合、ラシックス錠の添付文書禁忌の欄に、「体液中のナトリウム、カリウムが明らかに減少している患者［電解質失調を起こすおそれがある。］」と記載されているため、Na（ナトリウム）とK（カリウム）の値が、医薬品別検査値として処方箋に表示される。Naの基準範囲は135～147 mEq/Lであり、Kの基準範囲は3.6～5.0 mEq/Lであることから、この患者では血清カリウム値が基準範囲より下回るため、異常値の「L」（低値）と表示される。このことから、この患者は低カリウム血症であることが予想され、薬剤師はそれに応じた対応をしなくてはならない。また、［2015.4.18］は検査日を示し、鑑査時にはこの検査値が有効かどうかを必ず確認しなくてはならない。

　もう1つは、医薬品別検査値と固定検査値を連結させて検査値を読み、適切な処方へと結びつけていく方法である。表1に示したように、医薬品別検査値は病態を検査値に置き換えたものである。例えば、ティーエスワン（テガフール・ギメラシル・オテラシルカリウム）の添付文書の禁忌欄には「重篤な骨髄抑制のある患者」とあり、「投与しないこと」と記載されている。そこで、骨髄抑制の程度を固定検査値で示されているWBC（白血球数）、SEG（好中球（分節核球）比率）、ST.（好中球（桿状核球）比率）、HGB（ヘモグロビン濃度（血色素量））、PLT（血小板数）の値すべてを使用することで確認できるように表示している。概要については図3のとおりである。

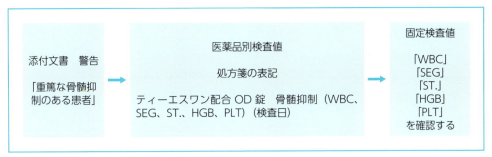

図3 固定検査値と医薬品別検査値の関係

　固定検査値と医薬品別検査値は切っても切れない関係であり、両者を表示することで適切な鑑査が行える。また、両者を巧みに活用することで、患者に対し、より質の高い薬学的管理が提供できると考える。

3　有害事象の聴き取り・疑義照会・服薬指導

　医薬品を使用する限り、有害事象は切り離せない。これまで薬剤師は、処方箋に齟齬はないか、薬の飲み合わせは問題ないかなど、処方箋に書かれた情報のみが疑義照会の対象であった。しかし、今後は一歩踏み込み、患者の状態に合わせた処方鑑査を実行することが求められる。当院では、「有害事象共通用語規準」(CTCAE : Common Terminology Criteria for Adverse Events) v4.0 を活用し、患者から得られた情報を基に疑義照会を進めていくことを設定した。CTCAE とは、アメリカ国立癌研究所 (National Cancer Institute (NCI)) が主導し、世界共通で使用されることを意図して作成された有害事象に関しての評価規準である。表3にGradeと症状を示した。

表3　CTCAE v4.0 (「有害事象共通用語規準 v4.0」) による Grade 分類

Grade	症状 (AE)	
Grade1	軽症	治療を要さない
Grade2	中等症	最小限/局所的/非侵襲的治療を要する 年齢相応の身の回り以外の日常生活動作の制限
Grade3	重症	入院または入院期間の延長を要する 活動不能/動作不能：身の回りの日常生活動作の制限
Grade4	生命を脅かす	緊急処置を要する
Grade5	死亡	

- CTCAE v4.03/MedDRA v12.0 (日本語表記：MedDRA/J v13.1) 対応 (2010年9月11日一部改変)。
- AE (Adverse Events) とは、治療や処置に際して観察される、あらゆる好ましくない意図しない徴候 (臨床検査値の異常も含む)、症状、疾患であり、治療や処置との因果関係は問わない。
- Grade は AE の重症度を意味する。
- 身の回り以外の日常生活動作 (instrumental ADL) とは、食事の準備、日用品や衣服の買い物、電話の使用、金銭の管理などを指す。
- 身の回りの日常生活動作 (self care ADL) とは、入浴、着衣・脱衣、食事の摂取、トイレの使用、薬の内服が可能で、寝たきりではない状態を指す。

　本書の症例 (電解質編 Case 3 (p.38)) にもあるように、低カリウム血症では、CTCAE で示さ

れる値が Grade1 と 2 では同じ数字であるが、患者の自覚症状がある場合は Grade2 に分類される（表4）。Grade1 は治療を要さないが、Grade2 は治療を要し、医療者側の対応に大きな違いがある。

表4　低カリウム血症の Grade 分類（mmol/L）

Grade1	3.6〜3.0
Grade2	3.6〜3.0（症状がある）
Grade3	3.0〜2.5
Grade4	2.5 未満

　外来患者の場合、医師が診察した際に気づけなかったことを、保険薬局の薬剤師が患者から引き出さなくてはならない。そのためには、処方鑑査に入る前に患者から症状を聴き取り、副作用の発現や悪化を未然に食い止めることが大切である（疑問をもつ視点や患者からのヒアリング、疑義照会や服薬指導は各症例を参照）。

　それでは、次項より症例を用いて学んでいこう。

参考文献

[*1]　笠原英城：「平成 23 年度プレアボイド報告の概要」，日本病院薬剤師会雑誌 49 (1)，19-22，2013.
[*2]　現在投稿中.

処方箋に印字する検査値の基準範囲

略称	項目名	当院基準範囲（またはカットオフ値）	単位	解説
◆固定で表示される検査値				
CRE	クレアチニン	男性：0.61〜1.04 女性：0.47〜0.79	mg/dL	腎臓の働きをみる検査です。
eGFR	推算GFR	—	mL/分/1.73 m^2	血清クレアチニン値から計算された腎機能の指標です。体表面積1.73 m^2 あたりの値で示されています（Case 10 ミニレク (p.87) 参照）。
シスタチンC	シスタチンC	男性：0.70〜1.15 女性：0.58〜0.96	mg/L	GFRを反映する新しい指標です（Case 17 ミニレク (p.128) 参照）。
K	カリウム	3.6〜5.0	mmol/L	血液中の電解質の濃度です。
AST (GOT)	アスパラギン酸アミノトランスフェラーゼ	13〜33	U/L	肝臓、心臓等の障害の指標です。
ALT (GPT)	アラニンアミノトランスフェラーゼ	8〜42	U/L	肝臓の障害の指標です。
ALP	アルカリ性ホスファターゼ	115〜359	U/L	肝臓、胆のう、膵臓などの病気で胆汁の流れが悪くなった時に増加します。骨の病気などでも増加することがあります。
T-BIL	総ビリルビン	0.2〜1.2	mg/dL	黄疸の程度を示します。
WBC	白血球数	4.0〜9.0	$\times 10^3$ 個/μL	好中球やリンパ球などの白血球の総数を示しています。
SEG	好中球（分節核球）比率	45〜55	%	白血球にはいろいろな種類がありますが、それらの比率を示しています（Case 25 ミニレク (p.194)、Case 26 ミニレク (p.200) 参照）。
ST.	好中球（桿状核球）比率	3〜6	%	
HGB	ヘモグロビン濃度（血色素量）	男性：14.0〜17.0 女性：12.0〜16.0	g/dL	赤血球に含まれる酸素を運ぶためのタンパク質です。貧血では低下します。
PLT	血小板数	150〜350	$\times 10^3$ 個/μL	止血のために働く血球の数です。
CK	クレアチンキナーゼ	男性：62〜287 女性：45〜163	U/L	筋肉に含まれる酵素で、心筋梗塞や筋肉の病気で増加します。
TSH	甲状腺刺激ホルモン	0.35〜4.94	μIU/mL	甲状腺ホルモンの産生を調節します。
HbA1c	グリコヘモグロビン	4.6〜6.2	%	血糖コントロールの指標です。国際基準値で示しています。

略称	項目名	当院基準範囲（またはカットオフ値）	単位	解説
◆薬剤ごとに表示される検査値				
血算				
RBC	赤血球数	男性：4.10〜5.30 女性：3.80〜4.80	×10^6 個/μL	貧血、多血症の診断に用いられる基本的な検査です。
末血像				
SEG	好中球（分節核球）比率	45〜55	%	
ST.	好中球（桿状核球）比率	3〜6	%	
EO	好酸球比率	1〜5	%	白血球にはいろいろな種類がありますが、それらの比率を示しています。
BA	好塩基球比率	0〜1	%	
MO	単球比率	4〜7	%	
LY	リンパ球比率	25〜45	%	
プロトロンビン				
PT-INR	プロトロンビン時間（国際標準比）	0.86〜1.06	―	血液凝固（出血時に自然に血液が固まるしくみ）の異常の原因を調べるのに役立ちます。増加している場合、出血しやすい（血が止まりにくい）状態といえます。ワルファリン治療時の薬の量の調節に必要な検査です。また、肝機能が悪い場合に異常値を示しやすいため、肝機能の指標にもなります。
電解質、微量金属				
Na	ナトリウム	135〜145	mmol/L	
Cl	クロール	98〜108	mmol/L	
Ca	カルシウム	8.6〜10.1	mg/dL	血液中の電解質の濃度です（低アルブミン血症の場合のカルシウムの補正式については、Case 6（p.58）を参照）。
Mg	マグネシウム	1.6〜2.5	mg/dL	
IP	無機リン	2.5〜4.5	mg/dL	
Fe	血清鉄	男性：64〜187 女性：40〜162	μg/dL	
Zn	亜鉛	65〜110	μg/dL	
酵素				
LDH (LD)	乳酸脱水素酵素	119〜229	U/L	肝臓の障害の指標です。肝臓以外の病気でも増えることがあります。
γ-GT (P)	グルタミルトランスペプチダーゼ	10〜47	U/L	肝臓、胆のう、膵臓などの病気で胆汁の流れが悪くなった時に増加します。習慣飲酒などによっても増加します。
ChE	コリンエステラーゼ	214〜466	U/L	肝臓の蛋白質を作る働きの指標です。
AMY	α-アミラーゼ	35〜110	U/L	膵臓や唾液に含まれる酵素で、膵臓や唾液腺の病気で増加します。

略称	項目名	当院基準範囲（またはカットオフ値）	単位	解説
含窒素成分				
UN	尿素窒素	8〜20	mg/dL	血液中に含まれる尿素窒素です。腎機能の指標です。
UA	尿酸	7.0以下	mg/dL	老廃物の一種で、高値になると痛風になる危険が増えます。
TP	総蛋白	6.5〜8.2	g/dL	血液中の蛋白質の総量を表します。
ALB	アルブミン	3.9〜5.1	g/dL	血液中の代表的なタンパク質の1つで、栄養状態の指標になります。
NH_3	血中アンモニア	12〜66	μg/dL	肝臓の機能が著しく低下した場合や肝性脳症などで高値になります。
ホルモン				
FT_3	遊離トリヨードサイロニン	1.71〜3.71	pg/mL	甲状腺で作られるホルモンです。
FT_4	遊離サイロキシン	0.70〜1.48	ng/dL	

「検査報告書の見方　第5版」（千葉大学医学部附属病院検査部作成）を改変。

検査値と CTCAE v4.0 の Grade

CTCAE v4.0 Term 日本語	検査値表記	Grade1 軽症	Grade2 中等症
アスパラギン酸アミノトランスフェラーゼ増加	AST (GOT)	>ULN-3.0×ULN	>3.0-5.0×ULN
アラニン・アミノトランスフェラーゼ増加	ALT (GPT)	>ULN-3.0×ULN	>3.0-5.0×ULN
アルカリホスファターゼ増加	ALP	>ULN-2.5×ULN	>2.5-5.0×ULN
血中ビリルビン増加	T-BIL	>ULN-1.5×ULN	>1.5-3.0×ULN
クレアチニン増加	CRE	>1-1.5×baseline >ULN-1.5×ULN	>1.5-3.0×baseline >1.5-3.0×ULN
急性腎不全	CRE	・クレアチニンが>0.3 mg/dL 増加。 ・ベースラインの 1.5-2 倍に増加。	・クレアチニンがベースラインの>2-3 倍に増加。
慢性腎疾患	eGFR	・GFR 推定値またはクレアチニンクリアランスが<LLN-60 mL/min/1.73 m² または蛋白尿が 2+ ・尿蛋白/クレアチニン比 >0.5	・GFR 推定値またはクレアチニンクリアランスが 59-30 mL/min/1.73 m²
CPK 増加	CPK (CK)	>ULN-2.5×ULN	>2.5×ULN-5×ULN
低カリウム血症	K	<LLN-3.0 mmol/L	<LLN-3.0 mmol/L ・症状がある
高カリウム血症	K	>ULN-5.5 mmol/L	>5.5-6.0 mmol/L
低ナトリウム血症	Na	<LLN-130 mmol/L	—
高ナトリウム血症	Na	>ULN-150 mmol/L	>150-155 mmol/L
低カルシウム血症	Ca	・補正血清カルシウム <LLN-8.0 mg/dL <LLN-2.0 mmol/L ・イオン化カルシウム <LLN-1.0 mmol/L	・補正血清カルシウム <8.0-7.0 mg/dL <2.0-1.75 mmol/L ・イオン化カルシウム <1.0-0.9 mmol/L ・症状がある
高カルシウム血症	Ca	・補正血清カルシウム >ULN-11.5 mg/dL >ULN-2.9 mmol/L ・イオン化カルシウム >ULN-1.5 mmol/L	・補正血清カルシウム >11.5-12.5 mg/dL >2.9-3.1 mmol/L ・イオン化カルシウム >1.5-1.6 mmol/L ・症状がある

LLN：（施設）基準範囲下限　ULN：（施設）基準範囲上限

Grade3 重症	Grade4 生命を脅かす	Grade5	注釈
>5.0-20.0×ULN	>20.0×ULN	—	臨床検査にて血中アスパラギン酸アミノトランスフェラーゼ (AST または sGOT) レベルが上昇。
>5.0-20.0×ULN	>20.0×ULN	—	臨床検査にて血中アラニン・アミノトランスフェラーゼ (ALT または sGPT) レベルが上昇。
>5.0-20.0×ULN	>20.0×ULN	—	臨床検査にて血中アルカリホスファターゼレベルが上昇。
>3.0-10.0×ULN	>10.0×ULN	—	臨床検査にて血中ビリルビンレベルが上昇。ビリルビン過剰は黄疸と関連。
>3.0×baseline >3.0-6.0×ULN	>6.0×ULN	—	臨床検査にて生体試料のクレアチニンレベルが上昇。
• クレアチニンがベースラインよりも>3倍または>4.0 mg/dL 増加。 • 入院を要する	• 生命を脅かす • 人工透析を要する	死亡	急性の腎機能低下であり、伝統的に、腎前性(腎臓への血流減少)、腎性(腎障害)、腎後性(尿管/膀胱流出路の閉塞)に分類される。
• GFR 推定値またはクレアチニンクリアランスが<30-15 mL/min/1.73 m²	• GFR 推定値またはクレアチニンクリアランスが<15 mL/min/1.73 m² • 人工透析/腎移植を要する	死亡	腎機能の段階的かつ通常は永久的な低下により腎不全に至る病態。
>5×ULN-10×ULN	>10×ULN	—	臨床検査にて血中クレアチンホスホキナーゼ (CPK) レベルが上昇。
<3.0-2.5 mmol/L	<2.5 mmol/L	死亡	臨床検査にて血中カリウム濃度が低下。
>6.0-7.0 mmol/L	>7.0 mmol/L	死亡	臨床検査にて血中カリウム濃度が上昇。腎障害や、時に利尿薬の使用に関連する。
<130-120 mmol/L	<120 mmol/L	死亡	臨床検査にて血中ナトリウム濃度が低下。
>155-160 mmol/L	>160 mmol/L	死亡	臨床検査にて血中ナトリウム濃度が上昇。
• 補正血清カルシウム 　<7.0-6.0 mg/dL 　<1.75-1.5 mmol/L • イオン化カルシウム 　<0.9-0.8 mmol/L • 入院を要する	• 補正血清カルシウム 　<6.0 mg/dL 　<1.5 mmol/L • イオン化カルシウム 　<0.8 mmol/L • 生命を脅かす	死亡	臨床検査にて血中カルシウム濃度(アルブミン補正)が低下。
• 補正血清カルシウム 　>12.5-13.5 mg/dL 　>3.1-3.4 mmol/L • イオン化カルシウム 　>1.6-1.8 mmol/L	• 補正血清カルシウム 　>13.5 mg/dL 　>3.4 mmol/L • イオン化カルシウム 　>1.8 mmol/L	死亡	臨床検査にて血中カルシウム濃度(アルブミン補正)が増加。

CTCAE v4.0 Term 日本語	検査値表記	Grade1 軽症	Grade2 中等症
低マグネシウム血症	Mg	<LLN-1.2 mg/dL <LLN-0.5 mmol/L	<1.2-0.9 mg/dL <0.5-0.4 mmol/L
高マグネシウム血症	Mg	>ULN-3.0 mg/dL >ULN-1.23 mmol/L	―
低リン酸血症	IP	<LLN-2.5 mg/dL <LLN-0.8 mmol/L	<2.5-2.0 mg/dL <0.8-0.6 mmol/L
低アルブミン血症	ALB	<LLN-3 g/dL <LLN-30 g/L	<3-2 g/dL <30-20 g/L
高血糖	GLU	・空腹時血糖値 　>ULN-160 mg/dL または 　>ULN-8.9 mmol/L	・空腹時血糖値 　>160-250 mg/dL または 　>8.9-13.9 mmol/L
高トリグリセリド血症	TG	150-300 mg/dL 1.71-3.42 mmol/L	>300-500 mg/dL >3.42-5.7 mmol/L
血清アミラーゼ増加	AMY	>ULN-1.5×ULN	>1.5-2.0×ULN
貧血	HGB	<LLN-10.0 g/dL <LLN-6.2 mmol/L <LLN-100 g/L	<10.0-8.0 g/dL <6.2-4.9 mmol/L <100-80 g/L
ヘモグロビン増加	HGB	・ULN より>0-2 g/dL 増加。 ・ベースラインが ULN を超えている場合はベースラインより>0-2 g/dL 増加。	・ULN より>2-4 g/dL 増加。 ・ベースラインが ULN を超えている場合はベースラインより>2-4 g/dL 増加。
白血球減少	WBC	<LLN-3,000/mm³ <LLN-3.0×10e9/L	<3,000-2,000/mm³ <3.0-2.0×10e9/L
好中球数減少	ANC	<LLN-1,500/mm³ <LLN-1.5×10e9/L	<1,500-1,000/mm³ <1.5-1.0×10e9/L
発熱性好中球減少症	ANC	―	―
リンパ球数減少	LY	<LLN-800/mm³ <LLN-0.8×10e9/L	<800-500/mm³ <0.8-0.5×10e9/L
リンパ球数増加	LY	―	>4,000-20,000/mm³
血小板数減少	PLT	<LLN-75,000/mm³ <LLN-75.0×10e9/L	<75,000-50,000/mm³ <75.0-50.0×10e9/L
INR 増加	PT-INR	>1-1.5×ULN ・抗凝固療法を行っている場合はベースラインの>1-1.5 倍。	>1.5-2.5×ULN ・抗凝固療法を行っている場合はベースラインの>1.5-2.5 倍。

ANC（好中球数（成熟好中球数））=（SEG＋ST.）×WBC

Grade3 重症	Grade4 生命を脅かす	Grade5	注釈
<0.9-0.7 mg/dL <0.4-0.3 mmol/L	<0.7 mg/dL <0.3 mmol/L ・生命を脅かす	死亡	臨床検査にて血中マグネシウム濃度が低下。
>3.0-8.0 mg/dL >1.23-3.30 mmol/L	1.23-3.30 mmol/L >8.0 mg/dL >3.30 mmol/L	死亡	臨床検査にて血中マグネシウム濃度が上昇。
<2.0-1.0 mg/dL <0.6-0.3 mmol/L	<1.0 mg/dL <0.3 mmol/L	死亡	臨床検査にて血中リン濃度が低下。
<2 g/dL <20 g/L	・生命を脅かす ・緊急処置を要する	死亡	臨床検査にて血中アルブミン濃度が低下。
>250-500 mg/dL >13.9-27.8 mmol/L	>500 mg/dL >27.8 mmol/L	死亡	臨床検査にて血糖値が上昇。通常、糖尿病やブドウ糖不耐性による。
>500-1,000 mg/dL >5.7-11.4 mmol/L	>1,000 mg/dL >11.4 mmol/L	死亡	臨床検査にて血中トリグリセリド濃度が上昇。
>2.0-5.0×ULN	>5.0×ULN	―	臨床検査にて血清アミラーゼレベルが上昇。
<8.0 g/dL <4.9 mmol/L <80 g/L ・輸血を要する	・生命を脅かす ・緊急処置を要する	死亡	血液 100 mL 中のヘモグロビン量の減少。皮膚・粘膜の蒼白、息切れ、動悸、軽度の収縮期雑音、嗜眠、易疲労感の貧血徴候を含む。
・ULN より>4 g/dL 増加。 ・ベースラインが ULN を超えている場合はベースラインより>4 g/dL 増加。	―	―	臨床検査にて血中ヘモグロビンレベルが上昇。
<2,000-1,000/mm³ <2.0-1.0×10e9/L	<1,000/mm³ <1.0×10e9/L	―	臨床検査で血中白血球が減少。
<1,000-500/mm³ <1.0-0.5×10e9/L	<500/mm³ <0.5×10e9/L	―	臨床検査にて血中好中球数が減少。
ANC<1,000/mm³で、かつ、1 回でも 38.3℃（101 °F）を超える、または 1 時間を超えて持続する 38℃以上（100.4 °F）の発熱。	・生命を脅かす ・緊急処置を要する	死亡	ANC<1,000/mm³ で、かつ、1 回でも 38.3℃（101 °F）を超える、または 1 時間を超えて持続する 38℃以上（100.4 °F）の発熱。
<500-200/mm³ <0.5-0.2×10e9/L	<200/mm³ <0.2×10e9/L	―	臨床検査にて血中/体液中/骨髄中のリンパ球数が減少。
>20,000/mm³	―	―	臨床検査にて血中/体液中/骨髄中のリンパ球数が増加。
<50,000-25,000/mm³ <50.0-25.0×10e9/L	<25,000/mm³ <25.0×10e9/L	―	臨床検査にて血中血小板数が減少。
>2.5×ULN ・抗凝固療法を行っている場合はベースラインの>2.5 倍。	―	―	臨床検査にて患者の血中プロトロンビン時間の対照検体に対する比が増加。

本書について

- 検査値つき処方箋を基に、若手薬剤師とベテラン薬剤師が、処方や検査値に関する疑問、確認事項等について会話を展開します。
- ベテラン薬剤師のアドバイスや、若手薬剤師の考え（判断）をふまえ、患者への聴き取り、医師への疑義照会を行います。
- 最終的な処方が決定し、患者に対して服薬指導を行います（処方変更「あり」の場合と「なし」の場合があります）。

検査値情報

<table>
<tr><td colspan="4" align="center">お薬を安全に服用いただくために必要な検査値の一覧です。
処 方 せ ん （検査値情報［薬局用］）
（この処方せんは、どの保険薬局でも有効です。）</td></tr>
</table>

公費負担者番号		保険者番号	
公費負担医療の受給者番号		被保険者証・被保険者手帳の記号・番号	．

患者	氏名	○○ ○○	保健医療機関の所在地及び名称 電話番号 診療科名 保険医氏名	千葉市中央区亥鼻1丁目8番1号 千葉大学医学部附属病院 000-000-0000 △△ △△		㊞
	生年月日	明大昭平 19年 ○月 ○日 ㊚・女				
	区分	被保険者　被扶養者	都道府県番号		点数表番号	医療機関コード

交付年月日	平成28年10月6日	処方せんの使用期間	平成　年　月　日	特に記載のある場合を除き、交付の日を含めて4日以内に保険薬局に提出すること。

	変更不可	個々の処方薬について、後発医薬品（ジェネリック医薬品）への変更に差し支えがあると判断した場合には、「変更不可」欄に「レ」又は「×」を記載し、「保険医署名」欄に署名又は記名・押印すること。
処方		★保険薬局にお持ちください★ ●検査値情報（直近100日の最新の値を表示。括弧内の日付は測定日） 　eGFR　　　84.0　　（10/06）　　WBC　　5.5　　（10/06） 　CRE　　　 0.70　　（10/06）　　SEG　　56.3　　（10/06） 　シスタチンC　 ＊＊＊　（　　 ）　　ST.　　 ＊＊＊　（　　 ） 　AST (GOT)　23　　　（10/06）　　HGB　　16.0　　（10/06） 　ALT (GPT)　24　　　（10/06）　　PLT　　240　　（10/06） 　ALP　　　230　　　（10/06）　　CK　　62　　　（10/06） 　T-BIL　　0.9　　　（10/06）　　TSH　 ＊＊＊　（　　 ） 　K　　　　2.1　L（10/06）　　HbA1c　5.5　　（10/06） ●特に注意が必要な薬剤と検査値情報の組合せ（薬剤名は半角20文字分を印字） 〈ラシックス錠20 mg〉　　Na　　143　　（10/06） 　　　　　　　　　　　　K　　　2.1　L（10/06） 〈〈以下余白〉〉

備考	保険医署名	「変更不可」欄に「レ」又は「×」を記載した場合は、署名又は記名・押印すること。	（直近100日に測定値がない場合は＊＊＊で表示） 〈保険薬局の方へ〉 特に注意が必要な検査値を表示しています。ご不明な点がございましたら当院薬剤部ホームページをご参照いただくか、お問合せください。
		保険薬局が調剤時に残薬を確認した場合の対応（特に指示がある場合は「レ」又は「×」を記載すること。） □保険医療機関へ疑義照会した上で調剤　　　□保険医療機関へ情報提供	

調剤済年月日	平成　年　月　日	公費負担者番号	
保険薬局の所在地及び名称保険薬剤師氏名	㊞	公費負担医療の受給者番号	

備考 1．「処方」欄には、薬名、分量、用法及び用量を記載すること。
　　 2．この用紙は、日本工業規格A列5番を標準とすること。
　　 3．療養の給付及び公費負担医療に関する費用の請求に関する省令（昭和51年厚生省令第36号）第1条の公費負担医療については、「保険医療機関」とあるのは「公費負担医療の担当医療機関」と、「保険医氏名」とあるのは「公費負担医療の担当医氏名」と読み替えるものとすること。

- 症例により、状況もさまざまです。また、「その後、どのようになったのか」等も必要に応じて記載しています。
- 各Caseの処方等に関する会話については、日常業務で用いる言葉をそのまま記載しました。そのため、Caseごとで表現が異なる場合があります。

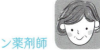
ベテラン薬剤師

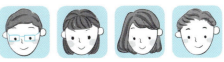
若手薬剤師

電解質編

Case 1 ラシックスによる低カリウム血症

処方

処方せん
(この処方せんは、どの保険薬局でも有効です。)

公費負担者番号							保険者番号						
公費負担医療の受給者番号							被保険者証・被保険者手帳の記号・番号						

患者
- 氏名：○○ ○○
- 生年月日：明・大・(昭)・平 19年 ○月 ○日 (男)・女
- 区分：被保険者 / 被扶養者

保健医療機関の所在地及び名称：千葉市中央区亥鼻1丁目8番1号 千葉大学医学部附属病院
電話番号 000-000-0000
診療科名
保険医氏名 △△ △△　㊞

| 都道府県番号 | | | 点数表番号 | | 医療機関コード | | | | | | |

- 交付年月日：平成28年10月6日
- 処方せんの使用期間：平成　年　月　日
  - 特に記載のある場合を除き、交付の日を含めて4日以内に保険薬局に提出すること。

変更不可
個々の処方薬について、後発医薬品（ジェネリック医薬品）への変更に差し支えがあると判断した場合には、「変更不可」欄に「レ」又は「×」を記載し、「保険医署名」欄に署名又は記名・押印すること。

処方

RP1.
　ラシックス錠20 mg　　　　　　　　2 T
　　分2　朝・昼（食後30分）　　35日分

《《以下余白》》

備考

保険医署名：「変更不可」欄に「レ」又は「×」を記載した場合は、署名又は記名・押印すること。

保険薬局が調剤時に残薬を確認した場合の対応（特に指示がある場合は「レ」又は「×」を記載すること。）
□ 保険医療機関へ疑義照会した上で調剤　　□ 保険医療機関へ情報提供

- 調剤済年月日：平成　年　月　日
- 公費負担者番号
- 保険薬局の所在地及び名称　保険薬剤師氏名　㊞
- 公費負担医療の受給者番号

備考　1.「処方」欄には、薬名、分量、用法及び用量を記載すること。
　　　2. この用紙は、日本工業規格A列5番を標準とすること。
　　　3. 療養の給付及び公費負担医療に関する費用の請求に関する省令（昭和51年厚生省令第36号）第1条の公費負担医療については、「保険医療機関」とあるのは「公費負担医療の担当医療機関」と、「保険医氏名」とあるのは「公費負担医療の担当医氏名」と読み替えるものとすること。

検査値情報

処方せん （検査値情報[薬局用]）

お薬を安全に服用いただくために必要な検査値の一覧です。
（この処方せんは、どの保険薬局でも有効です。）

公費負担者番号		保険者番号	
公費負担医療の受給者番号		被保険者証・被保険者手帳の記号・番号	・

患者
- 氏名：○○　○○
- 生年月日：明・大・昭・平　19年　○月　○日　男・女
- 区分：被保険者／被扶養者

保健医療機関の所在地及び名称：千葉市中央区亥鼻1丁目8番1号　千葉大学医学部附属病院
電話番号：000-000-0000
診療科名：
保険医氏名：△△　△△　　（印）

都道府県番号	点数表番号	医療機関コード

交付年月日：平成28年10月6日
処方せんの使用期間：平成　年　月　日　　特に記載のある場合を除き、交付の日を含めて4日以内に保険薬局に提出すること。

処方

~~変更不可~~　個々の処方薬について、後発医薬品（ジェネリック医薬品）への変更に差し支えがあると判断した場合には、「変更不可」欄に「レ」又は「×」を記載し、「保険医署名」欄に署名又は記名・押印すること。

★保険薬局にお持ちください★

●検査値情報（直近100日の最新の値を表示。括弧内の日付は測定日）

eGFR	84.0	(10/06)	WBC	5.5	(10/06)
CRE	0.70	(10/06)	SEG	56.3	(10/06)
シスタチンC	***	( )	ST.	***	( )
AST (GOT)	23	(10/06)	HGB	16.0	(10/06)
ALT (GPT)	24	(10/06)	PLT	240	(10/06)
ALP	230	(10/06)	CK	62	(10/06)
T-BIL	0.9	(10/06)	TSH	***	( )
K	2.1 L	(10/06)	HbA1c	5.5	(10/06)

●特に注意が必要な薬剤と検査値情報の組合せ（薬剤名は半角20文字分を印字）

〈ラシックス錠20mg〉　　Na　143　　(10/06)
　　　　　　　　　　　　K　2.1 L　(10/06)

《以下余白》

備考
保険医署名：「変更不可」欄に「レ」又は「×」を記載した場合は、署名又は記名・押印すること。

（直近100日に測定値がない場合は ※※※ で表示）
〈保険薬局の方へ〉
特に注意が必要な検査値を表示しています。ご不明な点がございましたら当院薬剤部ホームページをご参照いただくか、お問合せください。

保険薬局が調剤時に残薬を確認した場合の対応（特に指示がある場合は「レ」又は「×」を記載すること。）
□ 保険医療機関へ疑義照会した上で調剤　　□ 保険医療機関へ情報提供

調剤済年月日	平成　年　月　日	公費負担者番号	
保険薬局の所在地及び名称 保険薬剤師氏名	（印）	公費負担医療の受給者番号	

備考　1.「処方」欄には、薬名、分量、用法及び用量を記載すること。
　　　2. この用紙は、日本工業規格A列5番を標準とすること。
　　　3. 療養の給付及び公費負担医療に関する費用の請求に関する省令（昭和51年厚生省令第36号）第1条の公費負担医療については、「保険医療機関」とあるのは「公費負担医療の担当医療機関」と、「保険医氏名」とあるのは「公費負担医療の担当医氏名」と読み替えるものとすること。

（1）疑義照会までのやりとり

「検査値つきの処方箋が来ました。全体の検査値を見ると、血清カリウム値が 2.1 mmol/L で横に L がついていて低値です。それ以外には H や L はついていませんので異常値を示す検査値はないようです。医薬品別検査値としてはラシックスのみ記載されており、カリウムとナトリウムが記載されています。ナトリウムは基準範囲内です」

「基準範囲の設定がない検査値もあるので、1 つ 1 つ値を見る必要があるわね。特に eGFR は基準範囲が設定されていないので注意が必要ね。eGFR が 84.0 だから、患者さんの体格で補正が必要になるけど、今回の処方では特に気にしなくていいと思う。医薬品別検査値にカリウムが記載されているということは、添付文書上ではどういう注意がなされているかな？」

「医薬品別検査値には警告・禁忌・原則禁忌と腎機能注意薬が表示されます。ラシックスの添付文書を見ると、禁忌に『体液中のナトリウム、カリウムが明らかに減少している患者』という記載があります。つまり、低カリウム血症の患者にはラシックスの投与は禁忌ということでしょうか？」

「そう。ラシックスはカリウム値を低下させる作用があるから、そのような禁忌が指定されているわね。状況を評価するためには、3 点重要なポイントがあって、1 つ目は低カリウム血症の重篤度を客観的に評価すること、2 つ目は低カリウム血症による症状が患者さんに現れているか確認すること、3 つ目は検査値の推移が重要になるわね」

「前回のカリウム値は 1ヵ月前で 2.6 mmol/L でした。その前は 2.9 mmol/L ですので、低下傾向にあります。低カリウム血症の重篤度はどうやって評価すれば良いでしょうか？」

「カリウム値が 2.6 mmol/L であれば、前回疑義照会するべき状況だったかもしれないわね。副作用の重篤度で利用できるものとして CTCAE という有害事象共通用語基準があって、よく使われるから参考にするといいよ。あと、厚生労働省から『副作用の重篤度分類基準』が公開されているからそれも参考になるわね」

「CTCAE の v4.0 を確認したところ、カリウム値 2.1 mmol/L は Grade4 でした」

「Grade4 だと場合によっては緊急入院が必要になるほど、重篤な状態だから、患者さんに自覚症状があるか確認する必要があるわね。低カリウム血症の症状は主に筋肉、消化管、腎臓に現れて、まず脱力感、筋力低下、食欲不振、さらには吐き気・嘔吐、便秘…もっと重症になると不整脈、麻痺といった症状だから…。2.1 mmol/L であればすでに強い症状が出ていることもあるし、自覚症状はまったくないということもある…」

「患者さんに確認します」

「ちょっと待って。患者さんにはまだ確認しないといけないことがあるわよ。ラシックスによってカリウム値が低下している可能性は高いと考えられるけど、原因がラシックスで

処方薬剤の一般名
ラシックス：フロセミド

はない可能性、例えば、他の医薬品による影響や医薬品以外の可能性もあるんじゃない？この患者さんは他に飲んでいる薬はあるの？」

「服用薬は他にはありません」

「薬の副作用以外でカリウム値が低下する可能性としては、食事摂取量の低下によるカリウム摂取の低下、下痢・嘔吐などによるカリウム排泄の増加、あとは疾患によるものがあるから、食事を摂る量が減っていないかとか、下痢や嘔吐などの発現状況を確認しないと」

「わかりました。患者さんに低カリウム血症の自覚症状と、食事や下痢などの状況を確認します」

「今日の採血結果でカリウムの値が 2.1 mmol/L と低くなっています。最近、食事が摂れていなかったり、下痢や吐き気があるといったことはありますか？」

「食欲は最近ないです。食べなきゃと思ってがんばって食べているんですが…あと、下痢や吐き気はありません」

「そうなんですね。食欲はいつ頃からないですか？」

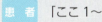「ここ 1〜2 週間くらいです」

「食欲が落ちているのはカリウム値が低くなっている影響が考えられます。カリウム低下の原因は、薬か疾患による影響が考えられます。ラシックスは利尿作用があるので水分が体から出ていきますが、電解質であるカリウムも一緒に出ていくのでカリウム値が低くなっている可能性があります。カリウム値が下がってくると、脱力感や筋力低下などが起こります。だるくて横になっている時間が長くなったりしてませんか？」

「はい、だるくて横になっていることが多いです。気力もなんだか出ません。階段を上るのがつらくなっています」

「わかりました。症状も含めて先生に確認しますので少々お待ちください」

「患者さんに確認しました。最近は食欲もなく、だるさが強いようです。横になっている時間が多いそうで、気力も出ないようです。吐き気や下痢はありませんでした。ただ、食欲が出なくなってきたのはここ 1〜2 週間とのことです。カリウム低下はそれ以前より起こっているので、やはりラシックスの影響でしょうか？」

「カリウムの摂取不足の可能性は低そうね。そうなるとラシックスによるものか疾患によるものかが考えられるけど、いずれにしてもこれ以上カリウム値が下がってくると危険だから、原因にかかわらずラシックスの中止か、少なくとも減量が必要かもしれない。ただ、ラシックスは効果を期待して使っているから、中止にすると効果もなくなってしまうし…。ラシックス継続による低カリウム血症のリスクと、ラシックス中止による有効性低下のリスクを考慮する必要があるわね。もしかしたらラシックスは継続あるいは減量で継

続して、スピロノラクトンやカリウム製剤の追加になるかもしれない。その点と、さっき言った3つのポイントをふまえて疑義照会をする必要があるわね」

「わかりました」

〈処方鑑査のポイント〉
- 副作用のGrade評価
- 症状発現の有無
- 検査値の推移
- 有効性の確保（ラシックス中止による有効性低下）
- 安全性の確保（被疑薬中止のみで安全性は確保できるか、副作用対策薬の提案）

(2) 疑義照会

「ラシックスが処方されている○○さんですが、カリウム値が段々下がってきていて、本日のカリウム値が2.1 mmol/LとGrade4です。患者さんに低カリウム血症の自覚症状を聴いたところ、頑張らないと食べられないくらいの食欲不振と、だるくて横になっている時間が長いようで、気力も出ないようです。階段を上るのもつらいようなので筋力も低下しているかもしれません。現在ラシックスが40 mgですが、対応はいかがしましょうか？」

「たしかにカリウム値が段々下がってきていますね。症状も出ているし、これ以上低下すると危険なので、カリウム値が回復するまではラシックスを中止にします。それでスピロノラクトン25 mgを4 T/分2　朝・夕と、アスパラカリウム錠6 T/分3をそれぞれ7日分で追加してください。家が近い方なので、明日同じ時間に外来受診できるか聴いてもらえますか？　採血して、カリウム値によっては点滴でカリウムを投与しようと思います」

「わかりました。ラシックスは中止して、スピロノラクトン錠25 mg　4 T/分2とアスパラカリウム錠300 mg　6 T/分3を追加します。それと患者さんに明日受診してほしいことを伝え、時間が合わないようなら再度連絡します」

〈処方変更内容〉
　中止：ラシックス錠20 mg
　追加：スピロノラクトン錠25 mg　4 T/分2　朝・夕（食後30分）
　　　　アスパラカリウム錠300 mg　6 T/分3　朝・昼・夕（食後30分）

処方薬剤の一般名
アスパラカリウム：L-アスパラギン酸カリウム

(3) 服薬指導

「〇〇さん、先生に確認したら、低カリウム血症の症状が現れているので、これ以上カリウム値を低下させないようにするため、ラシックスはカリウム値が回復するまで中止となりました。それで、カリウム値を上げる薬としてスピロノラクトンという薬と、アスパラカリウムという薬が追加になります。こちらの薬はカリウム値が回復して安定するまでとなります。もう1つ大事なことがあって、先生がさらにカリウム値が低下していないかを確認したいので、明日外来を受診していただきたいとのことです。採血をしてカリウム値を確認し、低下しているようであれば点滴でカリウム製剤の投与を検討するそうです。今日と同じ時間に明日外来を受診することは可能ですか？」

「大丈夫です。病院に行きますね。そんなにひどいんですね。わかりました。ラシックスは家にまだ少しありますが飲まないようにします」

「それと、カリウム値低下の原因がラシックス以外にもあるかもしれません。その場合、さらにカリウム値が低下するおそれもありますが、カリウム値を上げる薬が2種類出ていますし、明日も採血で確認できますので安心してください。カリウム値が上がってくれば、おそらく食欲不振やだるさ、気力が出ないといった症状は改善することが期待できます。万が一ですが、さらにカリウム値が下がってくると、今よりもだるさが強くなってきます。今日カリウム製剤を服用して明日再受診ですので大丈夫だと思いますが、さらに症状が強くなったら病院へ連絡するようにしてください」

「わかりました。ありがとうございます」

〈服薬指導のポイント〉
- 安全性の確保（副作用対策）
- 増悪する可能性を念頭におく（増悪時の症状の説明）

(4) 解説

①本症例のその後

　翌日のカリウム値は 2.3 mmol/L と軽度回復していた。また、翌々日に受診したところ、カリウム値は 2.5 mmol/L であり、さらに回復していた。その後基準範囲まで回復し、カリウム製剤中止、スピロノラクトン継続のままラシックス再開となった。

②低カリウム血症の原因
- ◆ 摂取量の低下
  - 食欲不振、拒食症
- ◆ 排泄の亢進
  - 利尿薬
  - 下痢、嘔吐

- 原発性アルドステロン症、尿細管アシドーシス、低マグネシウム血症
- 発汗
- 透析、血漿交換
◆ 細胞内取込増加
- 細胞外 pH 上昇
- 甲状腺機能亢進症
- インスリン効果の増強
- β 受容体作動薬

③低カリウム血症をひき起こす主な医薬品

　利尿薬、甘草製剤、インスリン、$β_2$ 刺激薬、ペニシリン系、アミノグリコシド系、アムホテリシン B

④低カリウム血症の主な症状
- 四肢の脱力、筋肉痛、痙攣
- 頭重感、全身倦怠感
- 浮腫、口渇
- 悪心、嘔吐、食事摂取不良
- 多尿
- 動悸

※高度の低下では、細胞の興奮性に異常をきたし、心筋への刺激伝導障害から不整脈や心停止、呼吸筋への刺激伝導障害から呼吸困難や呼吸停止を起こす。

参考文献
- 坂田泰史：「低 K 血症」, Fluid Management Renaissance 2 (2), 134–140, 2012.

電解質──Case 1

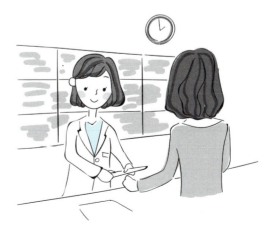

Case 2 グリチロンによる偽アルドステロン症（低カリウム血症）

処方

処方せん
(この処方せんは、どの保険薬局でも有効です。)

患者氏名：○○ ○○
生年月日：昭和26年 ○月 ○日 男・女

保健医療機関の所在地及び名称：千葉市中央区亥鼻1丁目8番1号　千葉大学医学部附属病院
電話番号：000-000-0000
保険医氏名：△△ △△

交付年月日：平成28年10月6日

RP1.
　グリチロン配合錠　　　　　　6T
　分2 朝・夕（食後30分）　35日分

RP2.
　ネキシウムカプセル20mg　　1C
　分1 朝（食後30分）　　　35日分

《《以下余白》》

電解質

検査値情報

お薬を安全に服用いただくために必要な検査値の一覧です。

処　方　せ　ん　（検査値情報［薬局用］）

=（この処方せんは、どの保険薬局でも有効です）=

公費負担者番号		保険者番号	
公費負担医療の受給者番号		被保険者証・被保険者手帳の記号・番号	

患者
- 氏名　○○　○○
- 生年月日　明・大・(昭)・平　26年○月○日　(男)・女
- 区分　被保険者　被扶養者

保健医療機関の所在地及び名称　千葉市中央区亥鼻1丁目8番1号　千葉大学医学部附属病院
電話番号　000-000-0000
診療科名
保険医氏名　△△　△△　㊞

都道府県番号　　点数表番号　　医療機関コード

交付年月日　平成28年10月6日
処方せんの使用期間　平成　年　月　日
特に記載のある場合を除き、交付の日を含めて4日以内に保険薬局に提出すること。

変更不可　個々の処方薬について、後発医薬品（ジェネリック医薬品）への変更に差し支えがあると判断した場合には、「変更不可」欄に「レ」又は「×」を記載し、「保険医署名」欄に署名又は記名・押印すること。

処方

★保険薬局にお持ちください★
●検査値情報（直近100日の最新の値を表示。括弧内の日付は測定日）

eGFR	93.8	(10/06)	WBC	6.0	(10/06)
CRE	0.65	(10/06)	SEG	52.3	(10/06)
シスタチンC	***	( )	ST.	***	( )
AST (GOT)	495 H	(10/06)	HGB	16.0	(10/06)
ALT (GPT)	504 H	(10/06)	PLT	240	(10/06)
ALP	375 H	(10/06)	CK	62	(10/06)
T-BIL	1.6 H	(10/06)	TSH	***	( )
K	2.1 L	(10/06)	HbA1c	***	( )

●特に注意が必要な薬剤と検査値情報の組合せ（薬剤名は半角20文字分を印字）
〈グリチロン配合錠〉　　　K　2.1　L　(10/06)

〈〈以下余白〉〉

備考
- 保険医署名　「変更不可」欄に「レ」又は「×」を記載した場合は、署名又は記名・押印すること。
- （直近100日に測定値がない場合は***で表示）
- 〈保険薬局の方へ〉特に注意が必要な検査値を表示しています。ご不明な点がございましたら当院薬剤部ホームページをご参照いただくか、お問合せください。
- 保険薬局が調剤時に残薬を確認した場合の対応（特に指示がある場合は「レ」又は「×」を記載すること。）
  □ 保険医療機関へ疑義照会した上で調剤　　□ 保険医療機関へ情報提供

調剤済年月日	平成　年　月　日	公費負担者番号	
保険薬局の所在地及び名称 保険薬剤師氏名	㊞	公費負担医療の受給者番号	

備考
1. 「処方」欄には、薬名、分量、用法及び用量を記載すること。
2. この用紙は、日本工業規格A列5番を標準とすること。
3. 療養の給付及び公費負担医療に関する費用の請求に関する省令（昭和51年厚生省令第36号）第1条の公費負担医療については、「保険医療機関」とあるのは「公費負担医療の担当医療機関」と、「保険医氏名」とあるのは「公費負担医療の担当医氏名」と読み替えるものとすること。

（1）疑義照会までのやりとり

「カリウム値が非常に低いですね。グリチロンの禁忌には低カリウム血症の患者には投与しないことと記載があります」

「本当だ…。いつからカリウム低いんだろう？ グリチロンはいつから飲んでいるのかな？ カリウム値 2.1 mmol/L は、かなり低くてこれ以上下がると緊急性の高い状態ともいえると思うけど、Grade ではいくつになる？ それから、何か自覚症状は出ているのかな？ カリウムが低いとどうなるかわかる？」

「調べてみます――。カリウム値 2.1 mmol/L は CTCAE v4.0 では Grade4 になります。Grade5 は死亡ですので、かなり危険な状態ということですね。カリウムが低いと筋力低下が起こって強い脱力感や食欲不振などの自覚症状が出ます」

「それをふまえてまずは患者さんに聴いてみようか」

「〇〇さん、グリチロン配合錠ですが、いつから飲んでいるか覚えていますか？」

「1ヵ月前からです、肝臓の数値が悪いって言われて先生が出してくれたんですが…」

「そうなんですね。ちなみに〇〇さん、最近体に力が入らなかったり、やる気が起きなかったりといった症状はないですか？」

「そういえば、なんか足がふらふらしたり、起き上がりたくないような感じの時がありますね。それ以外は特に…」

「今日は病院で血圧は測りましたか？」

「測りました。上が 160 で高いって言われて、でも高かったのは初めてだから次回まで様子をみようって話になりました」

「ここ最近のカリウム値の推移を知りたいわね。ところで、なぜカリウムが低いのかはわかる？」

「添付文書を見てみます――。重大な副作用に偽アルドステロン症とあって、それによって低カリウム血症が起きると書いてあります」

「そうね。グリチロンを服用したことで、副作用である偽アルドステロン症が出現してカリウム値が低下したことがまず考えられるわね。このまま服用を続けてカリウムがこれ以上低下したら危険よね。対処法として、何を医師へ提案したらいい？」

処方薬剤の一般名
グリチロン：グリチルリチン酸一アンモニウム・グリシン・DL-メチオニン
ネキシウム：エソメプラゾールマグネシウム水和物

「被疑薬であるグリチロン配合錠の服用を中止することだと思います」

「調剤（疑義照会）の目的は何だっけ？」

「薬物治療の有効性と安全性の確保です」

「ということは、グリチロンを中止することで安全性は確保できる可能性があるけど、中止することで必要な効果が損なわれて有効性の低下が懸念されるわね。この患者さんは服用を中止しても良い病態？」

「肝逸脱酵素の数値は高いですが、急を要する病態ではないと考えられます」

「『高い』ではなくて、Gradeで評価しないと」

「AST、ALTともにGrade3です。ALPとビリルビン値はともにGrade1です」

「なるほど。改善傾向にあるのかもしれないけど、中止にできない可能性もあるよね。グリチロン以外に肝庇護作用のある薬で提案できるものはある？」

「肝機能改善薬として、ウルソデオキシコール酸が考えられます」

「グリチロン配合錠を中止できない病態の場合、代わりにウルソデオキシコール酸を提案してみましょう。それで、カリウム値が非常に低値なことに対してはグリチロン配合錠の中止だけでいいかな？」

「カリウム製剤の投与が必要だと思います」

「そうね。さらに安全性を保つためにはどうしたらいいかわかる？　偽アルドステロン症ということは…」

「抗アルドステロン薬ですか？」

「そう、具体的にはどんな薬がある？　それと投与量はどうする？」

「スピロノラクトン錠を1日50 mg、またはセララ錠を1日50 mgが提案できると思います」

「そうね、効果としてはスピロノラクトンよりもセララのほうが強力といわれているから医師に疑義照会してみましょう」

〈処方鑑査のポイント〉
- 低カリウム血症のGrade評価
- 低カリウム血症症状の発現の有無
- カリウム値の推移（急激な低下の場合はより危険性が高い）
- 有効性を確保するための提案（グリチロンを中止にできる状態かどうかの確認、代替薬の提案）
- 安全性を確保するための提案（抗アルドステロン薬の追加、抗アルドステロン薬の追加のみで良いか、カリウム製剤の必要性）

（2）疑義照会

「この患者さんは、現在グリチロン配合錠を服用していますが、本日のカリウム値が2.1 mmol/LとGrade4の低下となっています。血圧も上昇しているようなので、グリチルリチン酸による偽アルドステロン症が考えられますがいかがでしょうか？」

「あ、本当ですね。グリチロン開始後まもなくしてカリウム値が下がってきていました。薬はどうしたら良いですかね？ 肝臓の数値は改善傾向にはあるのですが、もうしばらく服用した方が良いと考えています。グリチロンは継続とし、カリウム製剤を追加することにします」

「わかりました。ただ、偽アルドステロン症の可能性がありますので、その場合カリウム製剤は尿中へのカリウム排泄が増すばかりであまり効果がないことが多いとされています。偽アルドステロン症に拮抗する抗アルドステロン薬の内服が効果的かと思いますがいかがでしょうか？」

「そうですね。そういえば今日、血圧も160/80と高かったんですよ。それでは、セララ50 mgを1T/分1 朝食後を追加処方しましょう」

「偽アルドステロン症でないカリウム低下の可能性も考慮して、Grade4でもありますので、セララに加えて念のためカリウム製剤も服用していた方が安心と思いますがいかがでしょうか？」

「そうですね。では、スローケー2T/分2も追加でお願いします。次回受診日にカリウム値を測定しますね。2週間後に予約を入れておくので、患者さんに伝えていただけますか。それと処方も14日分へ変更してください」

〈処方変更内容〉
　追加：セララ錠50 mg　1T/分1　朝（食後30分）
　　　　スローケー錠600 mg　2T/分2　朝・夕（食後30分）

処方薬剤の一般名
セララ：エプレレノン
スローケー：塩化カリウム

(3) 服薬指導

「では、患者さんに服薬指導をお願いします。『グリチロンによる低カリウム血症の疑いがあること』、でも、『グリチロンはもうしばらく継続服用が必要な状態であること』、そのために『カリウムを上昇させる薬が2種類追加になったこと』が基本だけど、服薬指導の時に患者さんに伝えることはわかる？」

「グリチロンによる副作用が発現している可能性がありますが、継続服用が必要な状態であることを納得してもらうことだと思います。不安だけ与えてしまうと、服薬中断になりかねないですから。そのために、副作用対策がきちんとなされているということをしっかりと説明します。さらなる低カリウム血症の増悪や、逆に高カリウム血症になる可能性も少しあると思いますので、それぞれの自覚症状を伝えます」

「そうね。より深刻なのは低カリウム血症の増悪だから、その点をしっかりと伝えることよね。高カリウム血症の自覚症状はわかる？」

「吐き気・嘔吐などの胃腸症状、しびれ、筋肉・神経症状、不整脈が現れると思います」

「では、患者さんとお話ししてみてください」

「〇〇さん、今日の血液検査で、血液中のカリウムというものが少なくなっていることがわかりました。今飲んでいるグリチロンによる影響の可能性があります。先生と相談したところ、肝機能を考慮するともうしばらくグリチロンを飲み続ける必要があるとのことですので、グリチロンはそのまま飲み続けてください。それで今日から、セララ錠とスローケー錠が追加で処方になりました。両方の薬を飲むことで、カリウムの数値を正常に戻す効果が期待されます」

「わかりました。セララとスローケーを言われたとおりに飲んでみます」

「今日のカリウム値2.1 mmol/Lは、それ以上カリウム値が低下すると心配な値です。カリウム値が改善するまでですので、しっかりと服用してください」

「そんな状態なんですね。なんだか恐くなりました」

「でも、グリチロンを服用しているとカリウム値が下がってくることはよくあるんです。セララとスローケーをきちんと服用することで改善しますので心配しなくて大丈夫ですよ」

「そうなんですね。安心しました」

「ただ、万が一ですが、さらにカリウム値が低下することを想定しておく必要があります。その場合には、ぐったりする感じや、横になるとほとんど起き上がれなくなります。それに食欲も出なくなってきます。そういった症状が強くなってきた場合にはご連絡をいただきたいので、ご家族の方にもお伝えしておいてください」

患者 「わかりました。家族にも話をしてみますね」

「あと、逆にセララとスローケーが効き過ぎてカリウム値が高くなりすぎるおそれもあります。自覚症状としては、不整脈や吐き気、嘔吐などの症状がみられることがあります。そういった場合でも、薬は自分でやめたりせずに、先生か私たちにご連絡をお願いします」

患者 「わかりました」

「それと、カリウムの数値を見るために、2週間後にまた受診していただきたいと先生がおっしゃっていますので、受診するようお願いします。予約はとってあるとのことです」

患者 「はい、わかりました」

〈服薬指導のポイント〉
- 有効性の確保（副作用の疑いがあるが、継続服用が必要な理由の説明）
- 安全性の確保（副作用対策）
- 低カリウム血症増悪の可能性を念頭におく（増悪時の症状の説明）

（4）解説

　本症例では、2週間後にカリウム値は 3.7 mmol/L まで改善した。数週間継続処方となり、その間カリウム値は上昇傾向となったため、カリウム製剤中止となった。カリウム値は基準範囲内で推移し、その後、グリチロンの中止とともにセララも中止となった。

　本症例の場合、1ヵ月前よりグリチロンの服用を開始しており、偽アルドステロン症と思われる副作用が出現し、徐々にカリウム値が低下してきたと考えられる。偽アルドステロン症の副作用の早期発見のためにも、グリチロンをはじめグリチルリチン酸を含有する薬剤を使用している患者は、カリウム値に注意して処方鑑査をするべきである。

　なお、同様の副作用は、使用開始後10日以内の早期に発症したものから、数年以上の使用の後に発症したものまであり、使用期間にかかわらず服薬指導の際には継続して副作用の注意をしていくことが大切である。

　偽アルドステロン症の治療では、原因医薬品の服用を中止することが第一であり、中止により数日〜数週間で症状は改善する。低カリウム血症に対し、カリウム製剤を投与することも多いが、尿中へのカリウム排泄が増すばかりであまり効果がないとされており、抗アルドステロン薬の投与が有効である。本症例ではカリウム値が 2.1 mmol/L であり、緊急性を要していると判断した。また、高血圧もみられたため、グリチロンによる影響が高いと考えたが、グリチロンの影響ではない低カリウム血症の可能性も否定できないため、抗アルドステロン薬に加えてカリウム製剤の投与を医師へ提案した。

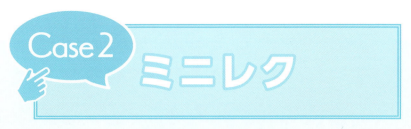

①偽アルドステロン症

偽アルドステロン症の発症機序として、次のようなメカニズムが明らかにされている。

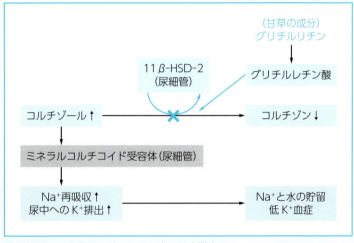

図 甘草による偽アルドステロン症の発症機序

　アルドステロンなどのミネラルコルチコイドはミネラルコルチコイド受容体を介して、コルチゾールなどのグルココルチコイドはグルココルチコイド受容体を介して、その生理作用を発揮する。しかし、コルチゾールはアルドステロンと同程度の親和性でミネラルコルチコイド受容体にも結合する。

　グリチルリチン酸は腸内細菌で糖鎖が外され、グリチルレチン酸として吸収される。グリチルレチン酸は、尿細管に存在する11β-HSD-2（hydroxysteroid dehydrogenase-2）の活性を抑制し、コルチゾールからコルチゾンへの変換を阻害する。過剰となったコルチゾールがミネラルコルチコイド受容体を介してミネラルコルチコイド作用を発揮することにより、Na^+再吸収とK^+排泄が促進される。Na^+再吸収亢進により浮腫・血圧上昇をきたし、K^+排泄の増加により低カリウム血症に伴う不整脈・横紋筋融解症をきたす。

　偽アルドステロン症の診断には、高血圧、低カリウム血症、低レニン活性、血漿アルドステロン低値、尿中カリウム排泄量上昇などの臨床検査値が必要となる。また、自覚症状としては、四肢の脱力・筋肉痛、全身倦怠感、浮腫、口渇、動悸、悪心・嘔吐などを生じるとされているが、徐々に症状が現れるため気づかない場合がある。

　偽アルドステロン症では、原因薬剤を中止すれば症状は改善する。低カリウム血症では、カリウム製剤にてカリウムの補充を行いがちであるが、それだけでは尿中へのカリウム排泄が増すばかりで、あまり効果はないとされている。発症機序から考え、アルドステロン拮抗薬の使用により、血清カリウム値の改善は早まる。

②漢方による低カリウム血症

　生薬の甘草には、甘味物質としてグリチルリチン酸が含有されている。そのため、甘草を含有する漢方薬には、副作用として偽アルドステロン症が知られている。

　甘草を構成生薬として含む漢方薬は多く（医療用漢方製剤148処方中109処方：74%）、また、甘草の1日服用量と偽アルドステロン症発症頻度の用量依存的な傾向が示唆されている。医療用漢方製剤を用いて複数の甘草含有漢方薬が処方されている場合、生薬の量を加減できず、1日服用量が過量になっている可能性があるため注意しなければならない。しかし、1日量が1g以下でも副作用の報告があり、1日服用量にかかわらず注意する必要がある。

参考文献
- 厚生労働省：「重篤副作用疾患別対応マニュアル　偽アルドステロン症」, 2006.
- 星野惠津夫：「薬剤師のための漢方薬の副作用」, 協和企画, 2012.
- 入谷敦・森田卓朗・森本茂人：「漢方薬（甘草など）」（金沢医科大学高齢医学）, 血圧 21 (12), 1012-1016, 2014.
- 萬谷直樹・岡洋志・佐橋佳郎　他：「甘草の使用量と偽アルドステロン症の頻度に関する文献的調査」, 日本東洋医学雑誌 66 (3), 197-202, 2015.

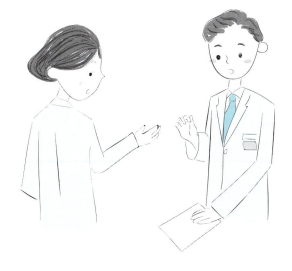

Case 3 ステロイドによる低カリウム血症

電解質

処方

処方せん
（この処方せんは、どの保険薬局でも有効です。）

患者	氏名	○○ ○○
	生年月日	昭和41年 ○月 ○日　男・**女**
	区分	被保険者／被扶養者

保健医療機関の所在地及び名称：千葉市中央区亥鼻1丁目8番1号　千葉大学医学部附属病院
電話番号：000-000-0000
保険医氏名：△△ △△

交付年月日：平成28年10月6日
処方せんの使用期間：平成　年　月　日（特に記載のある場合を除き、交付の日を含めて4日以内に保険薬局に提出すること。）

処方

RP1.
　プレドニン錠 5 mg　　　　　　　　5 T（3-2）
　　分2　朝・昼（食後30分）　　　7日分

RP2.
　ランソプラゾール OD 錠 15 mg「サワイ」　1 T
　エディロールカプセル 0.75 μg　　　1 C
　ニューロタン錠 25 mg　　　　　　　2 T
　クレストール錠 2.5 mg　　　　　　 1 T
　　分1　朝（食後30分）　　　　　7日分

RP3.
　フォサマック錠 35 mg　　　　　　　1 T
　　分1　起床時　　　　　　　　　1日分
　　毎週日曜日内服

RP4.
　エチゾラム錠 0.5 mg「EMEC」　　　1 T
　　不眠時　　　　　　　　　　　　5回分

《《以下余白》》

備考　保険医署名：「変更不可」欄に「レ」又は「×」を記載した場合は、署名又は記名・押印すること。

保険薬局が調剤時に残薬を確認した場合の対応（特に指示がある場合は「レ」又は「×」を記載すること。）
□ 保険医療機関へ疑義照会した上で調剤　　□ 保険医療機関へ情報提供

検査値情報

			お薬を安全に服用いただくために必要な検査値の一覧です。		

処 方 せ ん　（検査値情報［薬局用］）

~~（この処方せんは、どの保険薬局でも有効です。）~~

公費負担者番号			保険者番号	
公費負担医療の受給者番号			被保険者証・被保険者手帳の記号・番号	．

患者	氏名	○○　○○		保健医療機関の所在地及び名称	千葉市中央区亥鼻1丁目8番1号 千葉大学医学部附属病院
	生年月日	明大昭平 41年 ○月 ○日	男・女	電話番号 診療科名 保険医氏名	000-000-0000 △△　△△ （印）
	区分	被保険者	被扶養者	都道府県番号　点数表番号　医療機関コード	

交付年月日	平成 28 年 10 月 6 日	処方せんの使用期間	平成　年　月　日	特に記載のある場合を除き、交付の日を含めて4日以内に保険薬局に提出すること。

	~~変更不可~~	個々の処方薬について、後発医薬品（ジェネリック医薬品）への変更に差し支えがあると判断した場合には、「変更不可」欄に「レ」又は「×」を記載し、「保険医署名」欄に署名又は記名・押印すること。

処方

★保険薬局にお持ちください★
●検査値情報（直近100日の最新の値を表示。括弧内の日付は測定日）

```
    eGFR      86.3    (10/06)      WBC   6.1    (10/06)
    CRE        0.57   (10/06)      SEG   ***    (    )
    シスタチンC 0.88   (10/06)      ST.   ***    (    )
    AST (GOT)   10  L (10/06)      HGB  13.0    (10/06)
    ALT (GPT)   15    (10/06)      PLT   315    (10/06)
    ALP       ***    (    )        CK     33  L (10/06)
    T-BIL     ***    (    )        TSH   ***    (    )
    K           3.1 L (10/06)      HbA1c  6.5 H (10/06)
```

●特に注意が必要な薬剤と検査値情報の組合せ（薬剤名は半角20文字分を印字）
　〈クレストール錠 2.5 mg〉　　　　腎機能（eGFR，CRE，シスタチンC）
　〈フォサマック錠 35 mg〉　　　　Ca   8.4 L (10/06)
　　　　　　　　　　　　　　　　　ALB   4.0   (10/06)

《以下余白》

備考	保険医署名	「変更不可」欄に「レ」又は「×」を記載した場合は、署名又は記名・押印すること。	（直近100日に測定値がない場合は ***で表示） 〈保険薬局の方へ〉 特に注意が必要な検査値を表示しています。ご不明な点がございましたら当院薬剤部ホームページをご参照いただくか、お問合せください。
	保険薬局が調剤時に残薬を確認した場合の対応（特に指示がある場合は「レ」又は「×」を記載すること。） □ 保険医療機関へ疑義照会した上で調剤　　□ 保険医療機関へ情報提供		

調剤済年月日	平成　年　月　日	公費負担者番号	
保険薬局の所在地及び名称 保険薬剤師氏名	（印）	公費負担医療の受給者番号	

備考　1.「処方」欄には、薬名、分量、用法及び用量を記載すること。
　　　2. この用紙は、日本工業規格A列5番を標準とすること。
　　　3. 療養の給付及び公費負担医療に関する費用の請求に関する省令（昭和51年厚生省令第36号）第1条の公費負担医療については、「保険医療機関」とあるのは「公費負担医療の担当医療機関」と、「保険医氏名」とあるのは「公費負担医療の担当医氏名」と読み替えるものとすること。

(1) 疑義照会までのやりとり

電解質

「この患者さん、ステロイドの量が多いなぁ。その他の薬剤はステロイドの副作用対策に服用してるのかな？」

「そうみたいね。検査値を見てみると腎機能、肝機能に問題はないようね。カルシウムの値が少し低いけど、問題なさそうね。気になるのは血清カリウム値かな？ ちょっと低い？」

「本当だ。原因はなんでしょう？ 処方を見たところ、副作用でカリウムが低下する薬剤…フロセミドも処方されていないし、プレドニンによる低カリウム血症かもしれないですね。添付文書にも頻度は不明だけど報告されています。3.1 かぁ。CTCAE v4.0 によると Grade1 か 2 です。症状の有無によって Grade が変わるんですね」

「医薬品以外の原因は？ 下痢とか嘔吐でも低下するし…。Grade 評価するために低カリウム血症の症状とあわせて患者さんに確認してみましょう」

「カリウムの値が低いようですが、最近体調はいかがですか？ 体がだるいとか、食欲がないなどの症状はありますか？ あと、下痢や吐き気などはありませんか？」

患者「特に変わったことはありません。下痢や吐き気もありません。お薬は毎日しっかりと飲めています。カリウムが低いんですか。ちょっと前まで入院していて、たしかに先生からはちょっと低いねと言われたことがあります」

「わかりました。カリウムの値が低いのは、プレドニンの服用が原因である可能性がありますので先生と相談してみます」

「体調に問題がないということは、プレドニンによる低カリウム血症の可能性がありますね。症状がないから Grade1 ですね」

「対策としてはカリウムを補充するか、カリウムが体の外に出ていくのを防ぐか、ステロイドの薬剤変更かな。カリウム値のモニタリングも必要ね」

「医師に疑義照会します」

処方薬剤の一般名
プレドニン：プレドニゾロン
エディロール：エルデカルシトール
ニューロタン：ロサルタンカリウム
クレストール：ロスバスタチンカルシウム
フォサマック：アレンドロン酸ナトリウム

〈処方鑑査のポイント〉
- 低カリウム血症のGrade評価
- 低カリウム血症症状の発現の有無
- カリウム値の推移（急激な低下の場合はより危険性が高い）
- 有効性を確保するための提案（代替薬の提案）
- 安全性を確保するための提案（カリウム値を上昇させる医薬品の提案）

(2) 疑義照会

「○○さんの今日の血液検査の結果ですが、カリウム値が3.1 mmol/Lと少し低値でした。低カリウム血症の症状はご本人に確認したところ特にないようですのでGrade1です。現在服用中の薬剤の中で、プレドニンは副作用として低カリウム血症が報告されています。その他の薬剤では特に報告はないため、プレドニンの可能性が考えられます」

「入院時も少し低かったのですが3.5 mmol/Lくらいでした。プレドニンは治療上、減量や中止は難しいですね…」

「スローケーなどのカリウム製剤の追加、あるいはスピロノラクトンなどの追加を提案します。今後もカリウム値のモニタリングをして、さらに低下してく場合にはプレドニンよりもミネラルコルチコイド作用の弱いデキサメタゾンに変更するのも良いかもしれません」

「では、スローケーを追加処方します。定期的なカリウム値のモニタリングも行っていきます。ありがとうございます」

〈処方変更内容〉
追加：スローケー錠600 mg　4 T/分2　朝・夕（食後30分）

(3) 服薬指導

「今回、カリウム値が少し下がっていましたので、カリウムを補充するためにスローケー錠というお薬が追加になります。スローケーですが、今後は定期的にカリウム値をチェックして調節していきます。プレドニンは急に減らすことも中止することも難しいので、先生の指示どおりに継続して服用してください。スローケーの追加でカリウム値は安定するのではないかと思いますが、原因がプレドニンではない可能性もあります。その場合、さらにカリウム値が低下するおそれがあります。体のだるさや食事が摂れなくなるなど、新たな症状や強い症状を感じた時は、先生か私たちにご連絡ください」

処方薬剤の一般名
スローケー：塩化カリウム

〈服薬指導のポイント〉
- 有効性の確保（副作用の疑いがあるが、プレドニンの継続が必要な理由の説明、プレドニンの自己中断の危険性の説明）
- 安全性の確保（スローケーの開始理由と今後の用量調節）
- 増悪する可能性を念頭におく（低カリウム血症の症状の説明）

(4) 解説

　カリウム値が低値の場合、まずカリウム摂取量不足、カリウム喪失増加を疑う。その後薬剤性を疑い、あわせて他の鑑別も考慮する。本症例では、患者への聴取から、特に下痢や吐き気等がないので薬剤性を疑う。服用中の薬剤で、低カリウム血症の副作用が報告されているのはステロイドのプレドニン（プレドニゾロン）である。また、カリウム値が 3.1 mmol/L であり、脱力感等の自覚症状はないため、CTCAE v4.0 では Grade1 の低カリウム血症に分類される。ステロイドによる低カリウム血症は、ステロイドのアルドステロン作用のため出現するといわれ、プレドニゾロンの大量投与時に現れやすい。程度は軽度であり、重症化することはまれである。対策としては、一般的にカリウムの補充をするが、症状の強い場合はアルドステロン作用に拮抗する抗アルドステロン製剤（セララ（エプレレノン）やアルダクトン（スピロノラクトン））を用いる。

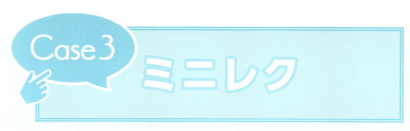

ステロイドの種類とミネラルコルチコイド作用

　ステロイドの薬理作用にはグルココルチコイド作用とミネラルコルチコイド作用がある。
　グルココルチコイド作用とは主に抗炎症作用、免疫抑制作用のことをいい、種々の炎症性サイトカインの産生抑制と、アラキドン酸代謝に関わる種々の酵素の発現抑制によるプロスタグランジン産生抑制により作用を発揮している。一方、ミネラルコルチコイドは主に腎臓の尿細管に作用し、Na^+と水の再吸収の促進、K^+の再吸収の抑制をする（アルドステロン作用）。
　グルココルチコイド作用、ミネラルコルチコイド作用は、各種ステロイドにより作用の強弱が異なる。

ステロイド	主な商品名	臨床的対応量(mg)	グルココルチコイド作用	ミネラルコルチコイド作用	生物学的半減期(h)
《短時間型》					
ヒドロコルチゾン	コートリル	20	1	1	8-12
《中間型》					
プレドニゾロン	プレドニン	5	4	0.8	12-36
メチルプレドニゾロン	メドロール	4	5	0.5	12-36
《長時間型》					
デキサメタゾン	デカドロン	0.75	25-30	0	36-54
ベタメタゾン	リンデロン	0.6	25-30	0	36-54

　ステロイドのミネラルコルチコイド作用により出現する低カリウム血症は、重症化することはまれであるため、血液検査による経過観察で終わる場合がほとんどである。ただし、治療が必要となる時は、カリウム製剤の補充や、抗アルドステロン製剤によるカリウム排泄の抑制を行う。偽アルドステロン症と同様に、カリウム製剤の投与は、カリウムの排泄が増すばかりとなるおそれがあるため、重篤な低カリウム血症ではカリウム製剤と抗アルドステロン薬の併用を考慮する。また、抗アルドステロン薬を使用する場合は、血圧の値に留意する。さらに症状が強い場合は、デキサメタゾンのようなミネラルコルチコイド作用の弱いステロイドへの変更を検討する。

参考文献
- 山本和彦：「改訂版　ステロイドの選び方・使い方ハンドブック」, 羊土社, 2011.

Case 4 高カリウム血症患者へのセララの投与

電解質

処方

処方せん

(この処方せんは、どの保険薬局でも有効です。)

公費負担者番号		保険者番号	
公費負担医療の受給者番号		被保険者証・被保険者手帳の記号・番号	

患者
- 氏名：○○ ○○
- 生年月日：昭和30年 ○月 ○日 (男)・女
- 区分：被保険者／被扶養者

保健医療機関の所在地及び名称：千葉市中央区亥鼻1丁目8番1号 千葉大学医学部附属病院
- 電話番号：000-000-0000
- 診療科名：
- 保険医氏名：△△ △△ ㊞
- 都道府県番号／点数表番号／医療機関コード

交付年月日：平成28年10月6日
処方せんの使用期間：平成 年 月 日（特に記載のある場合を除き、交付の日を含めて4日以内に保険薬局に提出すること。）

変更不可：個々の処方薬について、後発医薬品（ジェネリック医薬品）への変更に差し支えがあると判断した場合には、「変更不可」欄に「レ」又は「×」を記載し、「保険医署名」欄に署名又は記名・押印すること。

処方

RP1.
　コバシル錠 4 mg　　　　　　　1 T
　セララ錠 100 mg　　　　　　　1 T
　アーチスト錠 2.5 mg　　　　　1 T
　　分1　朝（食後30分）　　　 7日分

RP2.
　ダイアート錠 60 mg　　　　　0.5 T
　　分1　朝（食後30分）　　　 7日分

《以下余白》

備考
- 保険医署名：「変更不可」欄に「レ」又は「×」を記載した場合は、署名又は記名・押印すること。
- 保険薬局が調剤時に残薬を確認した場合の対応（特に指示がある場合は「レ」又は「×」を記載すること。）
  - □ 保険医療機関へ疑義照会した上で調剤
  - □ 保険医療機関へ情報提供

調剤済年月日：平成 年 月 日
公費負担者番号：
保険薬局の所在地及び名称　保険薬剤師氏名 ㊞
公費負担医療の受給者番号：

備考
1. 「処方」欄には、薬名、分量、用法及び用量を記載すること。
2. この用紙は、日本工業規格A列5番を標準とすること。
3. 療養の給付及び公費負担医療に関する費用の請求に関する省令（昭和51年厚生省令第36号）第1条の公費負担医療については、「保険医療機関」とあるのは「公費負担医療の担当医療機関」と、「保険医氏名」とあるのは「公費負担医療の担当医氏名」と読み替えるものとすること。

検査値情報

処方せん (検査値情報[薬局用])

お薬を安全に服用いただくために必要な検査値の一覧です。

(この処方せんは、どの保険薬局でも有効です。)

公費負担者番号		保険者番号	
公費負担医療の受給者番号		被保険者証・被保険者手帳の記号・番号	

患者:
- 氏名：○○ ○○
- 生年月日：昭30年○月○日 男
- 区分：被保険者

保健医療機関 所在地及び名称：千葉市中央区亥鼻1丁目8番1号 千葉大学医学部附属病院
電話番号：000-000-0000
診療科名：
保険医氏名：△△ △△

交付年月日：平成28年10月6日
処方せんの使用期間：平成 年 月 日（特に記載のある場合を除き、交付の日を含めて4日以内に保険薬局に提出すること。）

変更不可：個々の処方薬について、後発医薬品（ジェネリック医薬品）への変更に差し支えがあると判断した場合には、「変更不可」欄に「レ」又は「×」を記載し、「保険医署名」欄に署名又は記名・押印すること。

★保険薬局にお持ちください★

●検査値情報（直近100日の最新の値を表示。括弧内の日付は測定日）

eGFR	95.5		(11/04)	WBC	1.5 L	(10/06)
CRE	0.65		(10/06)	SEG	56.3	(10/06)
シスタチンC	***		( )	ST.	***	( )
AST (GOT)	526	H	(10/06)	HGB	16.0	(10/06)
ALT (GPT)	424	H	(10/06)	PLT	240	(10/06)
ALP	230		(10/06)	CK	62	(10/06)
T-BIL	0.9		(10/06)	TSH	***	( )
K	5.6	H	(11/04)	HbA1c	9.5 H	(10/06)

●特に注意が必要な薬剤と検査値情報の組合せ（薬剤名は半角20文字分を印字）

〈コバシル錠4 mg〉　　　腎機能（eGFR，CRE，シスタチンC）
〈セララ錠100 mg〉　　　腎機能（eGFR，CRE，シスタチンC）
　　　　　　　　　　　　K　　　5.6　H　(11/04)
〈ダイアート錠60 mg〉　 Na　　143　　　(11/04)
　　　　　　　　　　　　K　　　5.6　H　(11/04)

《以下余白》

備考：
保険医署名：「変更不可」欄に「レ」又は「×」を記載した場合は、署名又は記名・押印すること。

（直近100日に測定値がない場合は***で表示）
〈保険薬局の方へ〉
特に注意が必要な検査値を表示しています。ご不明な点がございましたら当院薬剤部ホームページをご参照いただくか、お問合せください。

保険薬局が調剤時に残薬を確認した場合の対応（特に指示がある場合は「レ」又は「×」を記載すること。）
□ 保険医療機関へ疑義照会した上で調剤　　□ 保険医療機関へ情報提供

調剤済年月日：平成 年 月 日　　公費負担者番号

保険薬局の所在地及び名称　保険薬剤師氏名　　公費負担医療の受給者番号

備考　1.「処方」欄には、薬名、分量、用法及び用量を記載すること。
　　　2. この用紙は、日本工業規格A列5番を標準とすること。
　　　3. 療養の給付及び公費負担医療に関する費用の請求に関する省令（昭和51年厚生省令第36号）第1条の公費負担医療については、「保険医療機関」とあるのは「公費負担医療の担当医療機関」と、「保険医氏名」とあるのは「公費負担医療の担当医氏名」と読み替えるものとすること。

(1) 疑義照会までのやりとり

「患者さんは特に高カリウム血症に伴う副作用症状はなさそうだけど、今日のカリウム値は 5.6 mmol/L で Grade2 ね。セララが 100 mg で処方されているけど、このカリウム値だとセララ 100 mg は多くない？ 前回のカリウム値はいくつだった？」

「前回のカリウム値は 4.8 mmol/L で、その時はアルダクトン（スピロノラクトン）50 mg でしたが、今回はアルダクトンからセララの 100 mg に変更になっています」

「セララの添付文書にはカリウム値への対応方法が記載されているから確認して」

「はい──。禁忌に『本剤投与開始時に血清カリウム値が 5.0 mEq/L を超えている患者』とありました。禁忌に該当となるので疑義照会します」

「あ、ちょっと待って。用法・用量の使用上の注意のところも確認して」

「用法・用量には『本剤の投与中に血清カリウム値が 5.0 mEq/L を超えた場合には減量を考慮し、5.5 mEq/L を超えた場合には減量ないし中止、6.0 mEq/L 以上の場合にはただちに中止すること』となっています。でも、この患者さんはセララ投与開始時になるので、禁忌の方が該当するんじゃないですか？」

「作用機序の似ているアルダクトンからの切替えだから、使用上の注意の方を参考にして考えることもできるよね。その場合、セララは減量か中止なので、少なくとも 100 mg は過量よね。前回まではアルダクトン 50 mg だったから厳密な換算はできないけど、セララを使用するなら、最小用量である 25 mg から開始した方がいいんじゃないかな。次回受診は 1 週間後で採血もあるようだから、もし、さらに上昇するとしてもそこまでは上がらないかな…コバシルも服用しているよね？」

「アンジオテンシン変換酵素阻害薬（ACE 阻害薬）はカリウム値を上昇させるんでしたよね。そこも含めて医師と相談します」

〈処方鑑査のポイント〉
- 副作用の Grade 評価
- 症状発現の有無
- 検査値の推移
- 有効性の確保（セララへの変更の必要性）
- 安全性の確保（セララの減量、次回採血日の確認）

処方薬剤の一般名
コバシル：エンドブリルエルブミン
セララ：エプレレノン
アーチスト：カルベジロール
ダイアート：アゾセミド

(2) 疑義照会

「本日処方された○○さんですが、カリウム値が5.6 mmol/Lと前回より上昇しており、セララ錠100 mgではさらにカリウム値が上昇してしまう懸念があります。ACE阻害薬も服用しているので、高カリウム血症のリスクがより高い状態だと思います。セララに切り替わった理由はアルダクトンの副作用でしょうか？」

「はい、そうですね、アルダクトンで女性型乳房が出たのでセララに切り替えました。たしかにカリウム値が上がっていましたね。セララ錠25 mgへ減量して様子をみることにします」

「セララ100 mg 分1から、セララ25 mg 分1へ変更ですね。わかりました」

〈処方変更内容〉
　減量：セララ錠100 mg　1 T/分1
　　→　セララ錠25 mg　1 T/分1

(3) 服薬指導

「今回、アルダクトンからセララというお薬に変更となりました」

「アルダクトンで副作用が出たからと、先生もおっしゃっていました。どちらも血圧を下げる薬ですよね？　作用などに違いはあるんでしょうか？」

「はい、どちらも血圧を下げ、心保護作用もあわせもつという点では変わりありません。ただ、セララはカリウム値を上昇させる作用もあるんです。処方では最初セララ錠100 mgだったんですが、本日の血液検査のカリウム値から判断すると少し多いので、先生に確認のうえ、25 mgになりました。ところで最近、バナナやスイカ、メロンといったカリウムを多く含む食べ物をよく食べたりしていますか？」

「いいえ、まったく食べてないです」

「そうですか。おそらくこれ以上カリウム値が上昇する可能性は低いですが、まだ上昇するおそれも否定できません。カリウムを多く含む食べ物を食べ過ぎると、カリウム値が上がることもありますので、気をつけてください。カリウム値の上昇によって、吐き気が出たり、ごくまれに手足が動かしにくくなるといった感じを覚えることがあります。おかしいと感じることがあれば、すぐに先生か私たちへご連絡ください」

「わかりました。ありがとうございます」

〈服薬指導のポイント〉
- 安全性の確保（セララによる高カリウム血症の増悪の可能性を念頭におく）

(4) 解説

　セララ錠の添付文書及び CTCAE v4.0 の高カリウム血症の Grade 分類から、薬局薬剤師が中止あるいは減量をした方が良いと判断し、疑義照会を行った症例である。セララはアルドステロン受容体への選択性が高く、内分泌系・性腺系への副作用が少ないという特徴をもつが、高カリウム血症には注意を要する。

　本症例の患者では、カリウム値が CTCAE v4.0 の Grade2 に相当し、減量を考慮する必要があったため、医師へ疑義照会した結果、セララ錠 100 mg からセララ錠 25 mg への変更となった。また、セララ初回投与であるため、1 週間以内及び 1ヵ月後に観察し、その後も定期的に観察する必要がある（処方日数 7 日分、次回外来が 1 週間後であることから、安全性が確保されているかどうかを確認できる）。

　なお、患者へ服薬指導する際は、薬が変更になった経緯や、医師へ確認済みであることを伝え、副作用の初期症状をわかりやすい言葉で説明する。一緒に経過を見ていくという姿勢で、患者を安心させることが大切である。

電解質

電解質──Case 4

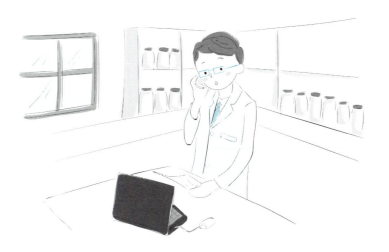

Case 5 食品による高カリウム血症

処方

処方せん
（この処方せんは、どの保険薬局でも有効です。）

公費負担者番号		保険者番号	
公費負担医療の受給者番号		被保険者証・被保険者手帳の記号・番号	

患者
- 氏名：○○ ○○
- 生年月日：明・大・昭・平 16年 ○月 ○日 （男）・女
- 区分：被保険者 / 被扶養者

保健医療機関の所在地及び名称：千葉市中央区亥鼻1丁目8番1号　千葉大学医学部附属病院
電話番号：000-000-0000
診療科名：
保険医氏名：△△ △△　㊞

都道府県番号／点数表番号／医療機関コード

交付年月日：平成28年10月6日
処方せんの使用期間：平成　年　月　日（特に記載のある場合を除き、交付の日を含めて4日以内に保険薬局に提出すること。）

変更不可
個々の処方薬について、後発医薬品（ジェネリック医薬品）への変更に差し支えがあると判断した場合には、「変更不可」欄に「レ」又は「×」を記載し、「保険医署名」欄に署名又は記名・押印すること。

処方

RP1.
　アムロジピンOD錠 2.5 mg「明治」　　　2T
　ジャヌビア錠 50 mg　　　　　　　　　1T
　　分1　朝（食後30分）　　35日分

RP2.
　クレストール錠 5 mg　　　　　　　　 1T
　　分1　夕（食後30分）　　35日分

〈〈以下余白〉〉

備考
保険医署名：「変更不可」欄に「レ」又は「×」を記載した場合は、署名又は記名・押印すること。

保険薬局が調剤時に残薬を確認した場合の対応（特に指示がある場合は「レ」又は「×」を記載すること。）
□ 保険医療機関へ疑義照会した上で調剤　　□ 保険医療機関へ情報提供

調剤済年月日：平成　年　月　日
公費負担者番号：
保険薬局の所在地及び名称　保険薬剤師氏名：㊞
公費負担医療の受給者番号：

備考
1. 「処方」欄には、薬名、分量、用法及び用量を記載すること。
2. この用紙は、日本工業規格A列5番を標準とすること。
3. 療養の給付及び公費負担医療に関する費用の請求に関する省令（昭和51年厚生省令第36号）第1条の公費負担医療については、「保険医療機関」とあるのは「公費負担医療の担当医療機関」と、「保険医氏名」とあるのは「公費負担医療の担当医氏名」と読み替えるものとすること。

電解質

検査値情報

処方せん (検査値情報[薬局用])

お薬を安全に服用いただくために必要な検査値の一覧です。
(この処方せんは、どの保険薬局でも有効です。)

患者	氏名	○○　○○
	生年月日	昭16年 ○月 ○日 男・女
	区分	被保険者 / 被扶養者
	交付年月日	平成28年10月6日

保健医療機関 所在地及び名称：千葉市中央区亥鼻1丁目8番1号　千葉大学医学部附属病院
電話番号　000-000-0000
保険医氏名　△△　△△

処方せんの使用期間：平成　年　月　日 （特に記載のある場合を除き、交付の日を含めて4日以内に保険薬局に提出すること。）

~~変更不可~~　個々の処方薬について、後発医薬品（ジェネリック医薬品）への変更に差し支えがあると判断した場合には、「変更不可」欄に「レ」又は「×」を記載し、「保険医署名」欄に署名又は記名・押印すること。

処方

★保険薬局にお持ちください★

● 検査値情報（直近100日の最新の値を表示。括弧内の日付は測定日）

eGFR	99.0	(10/06)	WBC	5.5	(10/06)
CRE	0.65	(10/06)	SEG	56.3	(10/06)
シスタチンC	***	( )	ST.	***	( )
AST (GOT)	20	(10/06)	HGB	16.0	(10/06)
ALT (GPT)	18	(10/06)	PLT	240	(10/06)
ALP	230	(10/06)	CK	62	(10/06)
T-BIL	0.9	(10/06)	TSH	***	( )
K	5.4 H	(10/06)	HbA1c	6.5 H	(10/06)

● 特に注意が必要な薬剤と検査値情報の組合せ（薬剤名は半角20文字分を印字）

〈ジャヌビア錠50 mg〉　　　　腎機能 (eGFR, CRE, シスタチンC)
〈クレストール錠5 mg〉　　　　腎機能 (eGFR, CRE, シスタチンC)

〈〈以下余白〉〉

備考

保険医署名：「変更不可」欄に「レ」又は「×」を記載した場合は、署名又は記名・押印すること。

（直近100日に測定値がない場合は ***で表示）
〈保険薬局の方へ〉
特に注意が必要な検査値を表示しています。ご不明な点がございましたら当院薬剤部ホームページをご参照いただくか、お問合せください。

保険薬局が調剤時に残薬を確認した場合の対応（特に指示がある場合は「レ」又は「×」を記載すること。）
□ 保険医療機関へ疑義照会した上で調剤　　□ 保険医療機関へ情報提供

調剤済年月日：平成　年　月　日　　公費負担者番号
保険薬局の所在地及び名称　保険薬剤師氏名　　公費負担医療の受給者番号

備考
1.「処方」欄には、薬名、分量、用法及び用量を記載すること。
2. この用紙は、日本工業規格A列5番を標準とすること。
3. 療養の給付及び公費負担医療に関する費用の請求に関する省令（昭和51年厚生省令第36号）第1条の公費負担医療については、「保険医療機関」とあるのは「公費負担医療の担当医療機関」と、「保険医氏名」とあるのは「公費負担医療の担当医氏名」と読み替えるものとすること。

(1) 疑義照会までのやりとり

「カリウム値が 5.4 mmol/L と高値です。CTCAE v4.0 の Grade 分類では Grade1 となります。前回（28 日前）は、4.5 mmol/L と基準範囲内でした。半年間同じ処方が続いていますし、服用している薬からでは高カリウム血症になるとは考えにくいと思うんですが…腎機能も悪化していません。困りました」

「本当ね。まずは患者さんに何か症状が出ていないか聴いてみて、そのうえで医師にカリウム値が上昇傾向なので何か対応が必要かどうか、念のため確認してみましょう」

「今日は前回と同じお薬ですね。前回と比べてカリウム値が少し高いのですが、力が入らないことやしびれなどはありますか？」

患者「いや、特にそういったことはないですね」

「そうですか、わかりました」

(2) 疑義照会

「本日外来を受診された〇〇さんですが、カリウム値が 5.4 mmol/L と少し高く、前回の 4.5 mmol/L と比べると 0.9 上昇しています。患者さんには高カリウム血症の自覚症状は出ていませんが、何か対応は必要でしょうか？」

「そうでしたか。この方は半年間同じ処方で、これまで特にカリウム値が気になったことはないですね。腎機能も悪くなっていないし、今回、高値を示しているのは何故でしょうかね？ 高カリウム血症になりそうな薬は飲んでないですし、一時的なものかもしれません。自覚症状がないとのことですから、次回の外来時に検査値を確認します。今日は処方変更せずにこのままでお願いします」

「わかりました。ありがとうございました」

〈処方変更内容〉
処方変更なし。

処方薬剤の一般名
ジャヌビア：シタグリプチンリン酸塩
クレストール：ロスバスタチンカルシウム

(3) その後の経過

2週間後、この患者はしびれや強い脱力感を訴えて受診。血液検査の結果、カリウム値は6.5 mmol/L (Grade3) まで上昇しており、緊急入院となった。

> 〈病院薬剤師によるヒアリング〉
>
> 　入院後、くわしく話を聴いてみると、患者はバナナを1日8本も食べていたとのことである。バナナには可食部100 g当たり約360 mgのカリウムが含まれており、これは約9.2 mEqに相当する。つまり、この患者はバナナの過剰摂取によって高カリウム血症になったと考えられる。

(4) 解説

　カリウムは食品にも含まれており、知らないうちに過剰摂取になるおそれがある。特に果物はついつい摂取量が多くなってしまいがちなため、注意が必要である。今回のケースでは、カリウム値が上昇した理由に薬剤による影響があまり考えられなかったが、このような場合、患者の食生活を含めた生活習慣について、くわしく聴取する必要があったといえる。

　なお、バナナ1本（可食部100g）には約9.2 mEqのカリウムが含まれており、これはスローケー（塩化カリウム）約1錠のカリウム含有量に相当する（スローケー1錠のカリウム含有量は8 mEq）。

参考文献
- 文部科学省：「日本食品標準成分表2010」, 2010.

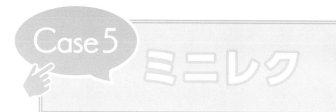

食品（可食部 100 g 当たり）のカリウム含有量

日本食品標準成分表 2010（文部科学省）

		カリウム(mg)	mEq			カリウム(mg)	mEq
穀類	アマランサス	600	15.3	木の実	ピスタチオ	970	24.8
	とうもろこし（玄穀）	290	7.4		落花生	770	19.7
	オートミール	260	6.6		バターピーナッツ	760	19.4
	インスタントラーメン	260	6.6		アーモンド	740	18.9
	ホットケーキ	220	5.6		松の実	620	15.9
	ぶどうパン	210	5.4		くり（中国栗）	560	14.3
	カップ麺（ラーメン）	210	5.4	野菜	切干大根（乾）	3200	81.8
	スパゲティ（乾麺）	200	5.1		とうがらし	2800	71.6
芋類	マッシュポテト（乾）	1200	30.7		かんぴょう（乾）	1800	46.0
	フライドポテト	660	16.9		パセリ	1000	25.6
	やまといも	590	15.1		ゆりね	740	18.9
	さといも	560	14.3		あしたば	540	13.8
	さつまいも	540	13.8		にんにく	530	13.6
	ながいも	430	11.0		モロヘイヤ	530	13.6
	じゃがいも	340	8.7		しそ	500	12.8
豆類	だいず（乾）	1900	48.6		えだまめ	490	12.5
	あずき（乾）	1500	38.4		ほうれん草	490	12.5
	フライビーンズ	710	18.2		かぼちゃ	480	12.3
	納豆	660	16.9		たけのこ	470	12.0
	えんどう豆（塩豆）	610	15.6		サニーレタス	410	10.5
	だいず（ゆで）	570	14.6		セロリ	410	10.5
	いんげん豆（ゆで）	470	12.0				

		カリウム(mg)	mEq			カリウム(mg)	mEq
果物	干しぶどう	740	18.9	海藻類	こんぶ（乾）	7300	186.7
	アボカド	720	18.4		わかめ（素干し）	5200	133.0
	干し柿	670	17.1		とろろこんぶ	4800	122.8
	プルーン（乾）	480	12.3		ひじき（乾）	4400	112.5
	バナナ	360	9.2		あおさ（乾）	3200	81.8
	メロン	350	9.0		味付けのり	2700	69.1
	キウイフルーツ	290	7.4		焼きのり	2400	61.4
	さくらんぼ	260	6.6		塩昆布	1800	46.0
	ざくろ	250	6.4		こんぶ佃煮	770	19.7
	パパイヤ	210	5.4		あおのり（乾）	770	19.7
	ゆず	210	5.4	魚類	煮干し（かたくちいわし）	1200	30.7
	いよかん	190	4.9		かつおぶし	940	24.0
	なつみかん	190	4.9		たたみいわし	790	20.2
きのこ類	まいたけ（乾）	2500	63.9		さわら（焼）	610	15.6
	干ししいたけ（乾）	2100	53.7		あゆ（焼）	510	13.0
	きくらげ（乾）	1000	25.6		たい（焼）	500	12.8
	エリンギ	460	11.8		あじ（焼）	490	12.5
	まつたけ	410	10.5		いわし（丸干）	470	12.0
	ぶなしめじ	380	9.7		たい（生）	440	11.3
	えのきたけ	340	8.7		ひらめ	440	11.3
	まいたけ（生）	330	8.4		ふぐ	430	11.0
					かじき	390	10.0
					かつお	380	9.7

電解質

		カリウム(mg)	mEq			カリウム(mg)	mEq
魚介類	するめ	1100	28.1	乳製品	脱脂粉乳（粉）	1800	46.0
	干しえび	740	18.9		加糖練乳	400	10.2
	いかなごの佃煮	670	17.1		牛乳（低脂肪乳）	190	4.9
	ほや	570	14.6		牛乳（濃厚）	170	4.3
	わかさぎの佃煮	480	12.3		牛乳（脱脂乳）	150	3.8
	車えび	430	11.0		カマンベールチーズ	120	3.1
	ほたて（貝柱）	420	10.7		パルメザンチーズ	120	3.1
	みる貝	420	10.7	お菓子	ポテトチップス	900	23.0
	かつお節の佃煮	410	10.5		チョコレート	440	11.3
	伊勢えび	400	10.2		かりんとう	310	7.9
	大正えび	360	9.2		ポップコーン	300	7.7
肉・卵類	ビーフジャーキー	760	19.4		きんつば	260	6.6
	生ハム	470	12.0	飲み物	日本茶（玉露）	2800	71.6
	鶏ささみ	420	10.7		抹茶（粉）	2700	69.1
	豚ひれ肉	410	10.5		昆布茶（粉）	770	19.7
	かも	400	10.2		ミルクココア（粉）	730	18.7
	サラミ	370	9.5		トマトジュース	260	6.6
	豚もも肉	350	9.0		パイナップルジュース	210	5.4
	鶏むね肉（皮なし）	350	9.0		野菜ジュース	200	5.1
	牛ひれ肉	340	8.7		豆乳	190	4.9
	鶏もも肉（皮なし）	340	8.7		オレンジジュース	180	4.6
	牛もも肉	330	8.4		グレープフルーツジュース	180	4.6
	鶏レバー（肝臓）	330	8.4	漬物	ザーサイ	680	17.4
					きゅうりのぬか漬	610	15.6
					かぶのぬか漬	540	13.8
					からし菜漬	530	13.6
					たくあん漬	500	12.8
					だいこんぬか漬	480	12.3
					うめ干し	440	11.3

電解質──Case 5

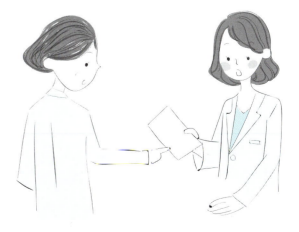

Case 6 ビスフォスフォネート製剤による低カルシウム血症

電解質

処方

処方せん
(この処方せんは、どの保険薬局でも有効です。)

患者	氏名	○○ ○○
	生年月日	昭 20年 ○月 ○日 男・女
	区分	被保険者 / 被扶養者

保健医療機関の所在地及び名称：千葉市中央区亥鼻1丁目8番1号 千葉大学医学部附属病院
電話番号：000-000-0000
保険医氏名：△△ △△

交付年月日：平成28年11月5日
処方せんの使用期間：平成 年 月 日

処方

RP1.
　プレドニン錠5 mg　　　　　　　4 T（3-1）
　　分2　朝・昼（食後30分）　13日分

RP2.
　ネキシウムカプセル20 mg　　　1 C
　　分1　朝（食後30分）　14日分

RP3.
　ダイフェン配合錠　　　　　　　2 T
　　分2　朝・夕（食後30分）　6日分

RP4.
　アクトネル錠17.5 mg　　　　　1 T
　　分1　起床時　2日分
　　月曜日内服

〈〈以下余白〉〉

検査値情報

お薬を安全に服用いただくために必要な検査値の一覧です。

処 方 せ ん （検査値情報［薬局用］）

（この処方せんは、どの保険薬局でも有効です。）

公費負担者番号		保険者番号	
公費負担医療の受給者番号		被保険者証・被保険者手帳の記号・番号	

患者
- 氏名：○○ ○○
- 生年月日：明・大・昭・平 20年 ○月 ○日 男・女
- 区分：被保険者／被扶養者

保健医療機関
- 所在地及び名称：千葉市中央区亥鼻1丁目8番1号 千葉大学医学部附属病院
- 電話番号：000-000-0000
- 診療科名：
- 保険医氏名：△△ △△ ㊞

都道府県番号	点数表番号	医療機関コード

- 交付年月日：平成28年11月5日
- 処方せんの使用期間：平成 年 月 日
- 特に記載のある場合を除き、交付の日を含めて4日以内に保険薬局に提出すること。

変更不可：個々の処方薬について、後発医薬品（ジェネリック医薬品）への変更に差し支えがあると判断した場合には、「変更不可」欄に「レ」又は「×」を記載し、「保険医署名」欄に署名又は記名・押印すること。

処方

★保険薬局にお持ちください★

●検査値情報（直近100日の最新の値を表示。括弧内の日付は測定日）

eGFR	64.8	(10/27)	WBC	15.3 H	(11/05)
CRE	0.89	(10/27)	SEG	87.4 H	(11/05)
シスタチンC	***	( )	ST.	***	( )
AST (GOT)	12 L	(11/05)	HGB	13.2	(11/05)
ALT (GPT)	23	(11/05)	PLT	178	(11/05)
ALP	261	(11/05)	CK	63	(10/10)
T-BIL	0.5	(10/27)	TSH	0.948	(11/05)
K	3.9	(10/27)	HbA1c	6.3 H	(11/05)

●特に注意が必要な薬剤と検査値情報の組合せ（薬剤名は半角20文字分を印字）

〈ダイフェン配合錠〉　　　　　　　腎機能（eGFR, CRE, シスタチンC）
〈アクトネル錠17.5 mg〉　　　　　　腎機能（eGFR, CRE, シスタチンC）
　　　　　　　　　　　　　　　　　Ca　　6.9 L　(11/05)
　　　　　　　　　　　　　　　　　ALB　3.2 L　(11/05)

《《以下余白》》

備考

保険医署名：「変更不可」欄に「レ」又は「×」を記載した場合は、署名又は記名・押印すること。

（直近100日に測定値がない場合は *** で表示）
〈保険薬局の方へ〉
特に注意が必要な検査値を表示しています。ご不明な点がございましたら当院薬剤部ホームページをご参照いただくか、お問合せください。

保険薬局が調剤時に残薬を確認した場合の対応（特に指示がある場合は「レ」又は「×」を記載すること。）
□保険医療機関へ疑義照会した上で調剤　　□保険医療機関へ情報提供

調剤済年月日	平成 年 月 日	公費負担者番号	
保険薬局の所在地及び名称 保険薬剤師氏名	㊞	公費負担医療の受給者番号	

備考 1.「処方」欄には、薬名、分量、用法及び用量を記載すること。
　　 2. この用紙は、日本工業規格A列5番を標準とすること。
　　 3. 療養の給付及び公費負担医療に関する費用の請求に関する省令（昭和51年厚生省令第36号）第1条の公費負担医療については、「保険医療機関」とあるのは「公費負担医療の担当医療機関」と、「保険医氏名」とあるのは「公費負担医療の担当医氏名」と読み替えるものとすること。

(1) 疑義照会までのやりとり

「カルシウム値が 6.9 mg/dL で CTCAE v4.0 の Grade3 です。かなり値が低いので問い合わせた方が良いですよね？」

「アルブミン値も 3.2 mg/dL と低いなぁ。低アルブミン血症ではタンパク結合カルシウムが減るから、カルシウム値も見かけ上低くなるので補正する必要があるよ。計算してみて」

※補正カルシウム値 (mg/dL) ＝血清カルシウム値 (mg/dL) ＋ (4－血清アルブミン値 (g/dL))

「はい──。補正カルシウム値は 7.7 mg/dL で、Grade2 です」

「前回の補正カルシウム値はどうだったのかな？ 手指や唇のしびれなど、低カルシウム血症の症状があるか、患者さんに確認してみた？」

「前回の補正カルシウム値は 8.7 mg/dL で正常範囲内でした。それと、患者さんは気になる症状はないと言っています」

「補正すると 7.7 mg/dL だから、正常範囲から Grade2 へ急激に低下しているわね。問い合わせた方がいいよ」

> 〈処方鑑査のポイント〉
> - 副作用の Grade 評価
> - 症状発現の有無
> - 検査値の推移
> - 有効性の確保
>   ※被疑薬中止による有効性低下：アクトネルを中止すると骨粗鬆症のリスクがあるため、プレドニン（ステロイド製剤）が継続される場合は、カルシウム値回復後に再開する、代替薬を提案する、カルシウム製剤を併用する等、検討が必要。
> - 安全性の確保
>   カルシウム値の低下がアクトネルの影響ではない可能性があるため、次回の検査結果を注視する。

(2) 疑義照会

「前回の補正カルシウム値は 8.7 mg/dL でしたが、今日の補正カルシウム値は 7.7 mg/dL です。低カルシウム血症の症状はないようですが、低カルシウム血症の Grade2 となります。アクトネルによる影響が考えられますが、中止や薬剤の変更は必要でしょうか？」

処方薬剤の一般名
プレドニン：プレドニゾロン
ネキシウム：エソメプラゾールマグネシウム水和物
ダイフェン：スルファメトキサゾール・トリメトプリム
アクトネル：リセドロン酸ナトリウム

「そうですね。急激に低下しているので、今回はアクトネルを中止して様子をみることにしましょう」

〈処方変更内容〉
　中止：アクトネル錠 17.5 mg

(3) 服薬指導

「今回、カルシウム値が低くなっていますので、アクトネルが中止となりました。今は症状がないとのことですが、唇のまわりや手・指にしびれが起きたり、手足のふるえや脱力感など、新たに症状が出てきましたらご連絡ください」

「わかりました。カルシウムのサプリメントや、カルシウムが多く含まれる食品を摂った方が良いのでしょうか？」

「サプリメントを摂りすぎると逆にカルシウム値が高くなりすぎる危険性もあるので、ひじきや干しエビなど、カルシウムを含む食品を少しプラスすると良いかもしれませんね」

〈服薬指導のポイント〉
　増悪する可能性を念頭におく（アクトネルを中止しても、カルシウム値の低下が進行する可能性を考慮し、低カルシウム血症の初期症状を説明する）。

(4) 解説

　ビスフォスフォネート製剤（本症例ではアクトネル）は、カルシウム値を低下させる作用を有するため、低カルシウム血症には禁忌となっている。低カルシウム血症の症状としては、急性のものでは神経筋症状（テタニー、けいれん）、心症状（徐脈、心収縮力低下等）、慢性のものでは知能低下や痴呆、錐体外路症状、ミオパチー、不安や鬱の精神症状、白内障、皮膚の乾燥などが認められる。血液中のカルシウムの約 40 % は、主にアルブミンと結合し、タンパク質と結合したカルシウムは保存用で、体内における積極的な機能はない（結合していないカルシウムだけが身体の機能に影響を及ぼす）。低アルブミン血症の患者では、見かけ上のカルシウム値が低値となるため、アルブミンが 4.0 g/dL 未満の場合、次の式によって補正した値を用いる（4.0 g/dL 以上の時に補正を行うかどうかは、議論の分かれるところである）。

◆Payne の補正式
補正カルシウム値（mg/dL）＝血清カルシウム値（mg/dL）＋（4－血清アルブミン値（g/dL））

Case 7 活性型ビタミン D_3 製剤とカルシウム製剤の併用による高カルシウム血症

処方

処方せん

RP1.
　乳酸カルシウム　　　　　　　　4.2 g
　　分3　朝・昼・夕（食後30分）　7日分

RP2.
　アルファロールカプセル 1 μg　　3 C
　　分1　夕（食後30分）　　　　　7日分

RP3.
　プログラフカプセル 1 mg　　　　2 C
　プログラフカプセル 0.5 mg　　　2 C
　セルセプトカプセル 250 mg　　　6 C
　　分2　朝・夕（食後30分）　　　7日分

RP4.
　プレドニン錠 5 mg　　　　　　　1 T
　オルメテック錠 20 mg　　　　　　1 T
　　分1　朝（食後30分）　　　　　7日分

RP5.
　ネキシウムカプセル 20 mg　　　 1 C
　　分1　夕（食後30分）　　　　　7日分

〈〈以下余白〉〉

電解質——Case 7

検査値情報

お薬を安全に服用いただくために必要な検査値の一覧です。

処 方 せ ん （検査値情報［薬局用］）

（この処方せんは、どの保険薬局でも有効です。）

| 公費負担者番号 | | | | | | | | 保険者番号 | | | | | | | |

| 公費負担医療の受給者番号 | | | | | | | | 被保険者証・被保険者手帳の記号・番号 | ・ |

患者
- 氏名：○○　○○
- 生年月日：明・大・(昭)・平　21年 ○月 ○日　(男)・女
- 区分：被保険者／被扶養者

保健医療機関の所在地及び名称：千葉市中央区亥鼻1丁目8番1号　千葉大学医学部附属病院
電話番号：000-000-0000
診療科名：
保険医氏名：△△　△△　㊞

都道府県番号　点数表番号　医療機関コード

交付年月日：平成28年11月14日
処方せんの使用期間：平成　年　月　日
特に記載のある場合を除き、交付の日を含めて4日以内に保険薬局に提出すること。

~~変更不可~~　個々の処方薬について、後発医薬品（ジェネリック医薬品）への変更に差し支えがあると判断した場合には、「変更不可」欄に「レ」又は「×」を記載し、「保険医署名」欄に署名又は記名・押印すること。

処方

★保険薬局にお持ちください★
●検査値情報（直近100日の最新の値を表示。括弧内の日付は測定日）

```
eGFR        35.2      (11/14)    WBC     10.7  H  (11/14)
CRE          1.56  H  (11/14)    SEG     ***      (     )
シスタチンC   ***      (     )    ST.     ***      (     )
AST (GOT)    14       (11/14)    HGB     13.6  L  (11/14)
ALT (GPT)    17       (11/14)    PLT     232      (11/14)
ALP          298      (11/14)    CK      ***      (     )
T-BIL        ***      (     )    TSH     ***      (     )
K            4.4      (11/14)    HbA1c   ***      (     )
```

●特に注意が必要な薬剤と検査値情報の組合せ（薬剤名は半角20文字分を印字）
〈乳酸カルシウム〉　　　　　　　Ca　10.6 H　(11/14)
　　　　　　　　　　　　　　　ALB　4.3　　(11/14)
〈セルセプトカプセル250 mg〉　腎機能（eGFR, CRE, シスタチンC）

《以下余白》

備考
- 保険医署名：「変更不可」欄に「レ」又は「×」を記載した場合は、署名又は記名・押印すること。
- （直近100日に測定値がない場合は***で表示）
- 〈保険薬局の方へ〉特に注意が必要な検査値を表示しています。ご不明な点がございましたら当院薬剤部ホームページをご参照いただくか、お問合せください。
- 保険薬局が調剤時に残薬を確認した場合の対応（特に指示がある場合は「レ」又は「×」を記載すること。）
  □ 保険医療機関へ疑義照会した上で調剤　　□ 保険医療機関へ情報提供

調剤済年月日：平成　年　月　日　　公費負担者番号
保険薬局の所在地及び名称　保険薬剤師氏名　㊞　　公費負担医療の受給者番号

備考
1. 「処方」欄には、薬名、分量、用法及び用量を記載すること。
2. この用紙は、日本工業規格A列5番を標準とすること。
3. 療養の給付及び公費負担医療に関する費用の請求に関する省令（昭和51年厚生省令第36号）第1条の公費負担医療については、「保険医療機関」とあるのは「公費負担医療の担当医療機関」と、「保険医氏名」とあるのは「公費負担医療の担当医師氏名」と読み替えるものとすること。

(1) 疑義照会までのやりとり

「うちの薬局に初めて来た腎移植後の患者さんなんですが、腎機能がやや低めでカルシウム値がちょっと高いんです。腎機能から考えると薬物の投与量は問題ないと思うんですが、カルシウムについてはどう思いますか？」

「まず、アルブミン値はどう？ アルブミン値が低い場合は、カルシウム値を補正して考える必要があるよね。あともう1つ、カルシウム値が高いということを客観的に評価するためには？」

「ああ、そうでした。この患者さんのアルブミン値は 4.3 g/dL なので、カルシウム値の補正は必要ないと思います。それと、CTCAE v4.0 では Grade1 の高カルシウム血症に当てはまります」

「Grade1 の高カルシウム血症とはいっても、今までどんな値で推移してきたのかがわからないなぁ…患者さんは何か言ってた？」

「はい。最近入院して副甲状腺摘出術を受けたそうです。カルシウム補充を目的にアルファロールと乳酸カルシウムが処方されていると思うので、薬剤性の高カルシウム血症かもしれないですね。これまでの検査値の推移なども含めて医師に確認しましょうか？」

「カルシウムの補充が必要な患者さんね。Grade1 だから自覚症状は特にまだ発現していないと思うけど、カルシウム値が上昇傾向にあるなら減量した方が良いかもしれない。あと、薬物の相互作用は問題なさそうね。検査値の推移は重要だから、確認してみて」

〈処方鑑査のポイント〉
- 副作用の Grade 評価
- 症状発現の有無
- 検査値の推移
- 有効性の確保（被疑薬中止までは不要だが、効力を下げる工夫が必要かもしれない）
- 安全性の確保（Grade1 であり、被疑薬の中止・減量または継続での経過観察も可能と思われる）

処方薬剤の一般名
アルファロール：アルファカルシドール
プログラフ：タクロリムス
セルセプト：ミコフェノール酸モフェチル
プレドニン：プレドニゾロン
オルメテック：オルメサルタンメドキソミル
ネキシウム：エソメプラゾールマグネシウム水和物

(2) 疑義照会

「○○さんの処方についてですが、今回、カルシウム値が 10.6 mg/dL と Grade1 でした。乳酸カルシウム及びアルファロールカプセルについて減量の必要はないでしょうか？今までの治療や検査値の推移がわからなかったので確認のためお電話しました」

「副甲状腺摘出術の術後ですので、カルシウム値が著しく低下する患者さんもいますから、もうしばらく乳酸カルシウムとアルファロールは服用して欲しいと考えています。術後のカルシウム値は 10 mg/dL ほどで推移しており、数日前に乳酸カルシウムを 6 g/日から 4.2 g/日に減量しています。腎機能も長い期間変動はありませんし、今回はこの量で大丈夫だと考えています。処方どおりで経過観察とします」

「カルシウム値の急激な上昇はないのですね。わかりました。このまま調剤いたします。ありがとうございました」

〈処方変更内容〉
処方変更なし。

(3) 服薬指導

「○○さんは副甲状腺摘出術の術後で、カルシウムを補充する必要があり、カルシウム製剤の乳酸カルシウムとアルファロールというお薬が処方されていますが、今日の採血結果でカルシウム値が少し高い値となっていました。先生にこれらのカルシウム製剤の減量等の必要性を確認しましたが、『高い』といっても少し高い程度とのことですので、このまま継続服用となりました。そのような状況ですから、サプリメント等でカルシウムを摂っていただく必要はありませんが、現在何かカルシウムを健康食品等で摂っていますか？」

「特に摂っていません」

「そうですか、わかりました。採血でカルシウム値が確認できますので、カルシウムについては薬で調節していくことになります。とは言いましても、気づかないところでカルシウムを摂取している可能性もありますので、カルシウム値が現状からさらに上がってくると吐き気、強い倦怠感、食欲不振といった症状が出てきます。その場合は先生か私たちまでご連絡ください」

〈服薬指導のポイント〉
- 有効性の確保（副作用の疑いがあるが、継続服用が必要な理由の説明）
- 安全性の確保（サプリメント等でのカルシウム摂取を避ける指導）
- 増悪する可能性を念頭におく（初期症状の説明）

(4) 解説

①高カルシウム血症の原因
- ◆疾患によるもの
  - 原発性副甲状腺機能亢進症
  - 二次性副甲状腺機能亢進症
  - 家族性低カルシウム尿性高カルシウム血症（familial hypocalciuric hypercalcemia：FHH）
  - 遺伝性疾患
  - 悪性腫瘍に伴う高カルシウム血症
    HHM（humoral hypercalcemia of malignancy）
    LOH（local osteolytic hypercalcemia）
  - 慢性肉芽腫性疾患
    サルコイドーシス、結核など
  - 内分泌性疾患
    Basedow 病、副腎不全など
- ◆薬剤性によるもの
  サイアザイド系利尿薬、ビタミン D 製剤、カルシウム製剤、ビタミン A 製剤、エストロゲン製剤、テリパラチド、リチウム

②高カルシウム血症に伴う症状
  全身症状：脱水、倦怠感、易疲労感など
  消化器症状：吐き気・嘔吐、食欲不振、消化性潰瘍、膵炎など
  神経・筋症状：傾眠傾向、近位筋の筋力低下、うつ状態、意識障害など
  尿路系症状：口渇、多飲・多尿、腎機能低下、尿路結石
  心電図異常：QT 間隔短縮など
  その他：関節痛、皮膚掻痒感、帯状角膜症など

本症例の患者はもともと透析患者であり、現在も腎機能低下が認められている。なお、慢性腎臓病に伴う骨・ミネラル代謝異常の診療ガイドライン*1 では、移植後慢性期（1 年以上経過後）において、保存期 CKD（慢性腎臓病）と同様に、該当する CKD ステージに応じたリン、カルシウム、副甲状腺ホルモン（PTH）の測定・管理を行っていくことが妥当であるとされている。

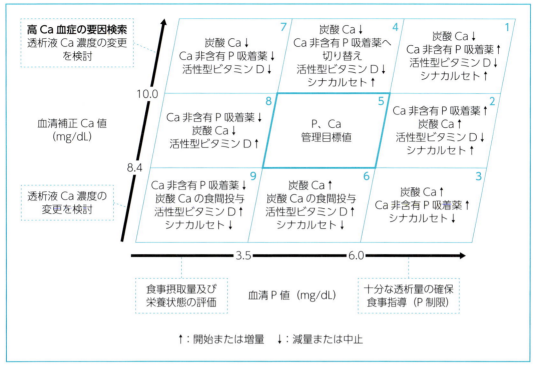

図 透析患者におけるリン (P)、カルシウム (Ca) の治療管理法「9分割図」[*1]

また、薬剤性の高カルシウム血症は、内用剤、注射剤だけでなく外用剤の使用によっても認められた症例が報告[*2]されているので注意が必要である。

参考文献
- [*1] 秋澤忠男 他:「慢性腎臓病に伴う骨・ミネラル代謝異常の診療ガイドライン」、日本透析医学会雑誌 45 (4), 301-356, 2012.
- [*2] 平山尚 他:「活性型ビタミン D_3 外用剤により高カルシウム血症をきたし緊急血液透析を要した急性腎不全の1例」、日本透析医学会雑誌 45 (1), 63-68, 2012.

Case 8 サムスカによる高ナトリウム血症

処方

処方せん
(この処方せんは、どの保険薬局でも有効です。)

公費負担者番号		保険者番号	
公費負担医療の受給者番号		被保険者証・被保険者手帳の記号・番号	

患者
- 氏名：○○　○○
- 生年月日：明・大・(昭)・平　29年　○月　○日　(男)・女
- 区分：被保険者／被扶養者

保健医療機関の所在地及び名称：千葉市中央区亥鼻1丁目8番1号　千葉大学医学部附属病院
電話番号：000-000-0000
診療科名：△△
保険医氏名：△△　△△　㊞

都道府県番号	点数表番号	医療機関コード

交付年月日：平成28年3月7日
処方せんの使用期間：平成　年　月　日　(特に記載のある場合を除き、交付の日を含めて4日以内に保険薬局に提出すること。)

変更不可：個々の処方薬について、後発医薬品(ジェネリック医薬品)への変更に差し支えがあると判断した場合には、「変更不可」欄に「レ」又は「×」を記載し、「保険医署名」欄に署名又は記名・押印すること。

処方：
RP1.
　　フェブリク錠20 mg　　　　　　　0.5 T
　　　分1　朝（食後30分）　　　7日分
RP2.
　　ラシックス錠20 mg　　　　　　　1 T
　　サムスカ錠7.5 mg　　　　　　　　2 T
　　　分1　朝（食後30分）　　　7日分
RP3.
　　コカール錠200 mg　　　　　　　3 T
　　　分3　朝・昼・夕（食後30分）　7日分

〈〈以下余白〉〉

備考
保険医署名：「変更不可」欄に「レ」又は「×」を記載した場合は、署名又は記名・押印すること。

保険薬局が調剤時に残薬を確認した場合の対応（特に指示がある場合は「レ」又は「×」を記載すること。）
□保険医療機関へ疑義照会した上で調剤　　□保険医療機関へ情報提供

調剤済年月日：平成　年　月　日
公費負担者番号：
保険薬局の所在地及び名称　保険薬剤師氏名：㊞
公費負担医療の受給者番号：

備考
1.「処方」欄には、薬名、分量、用法及び用量を記載すること。
2. この用紙は、日本工業規格A列5番を標準とすること。
3. 療養の給付及び公費負担医療に関する費用の請求に関する省令（昭和51年厚生省令第36号）第1条の公費負担医療については、「保険医療機関」とあるのは「公費負担医療の担当医療機関」と、「保険医氏名」とあるのは「公費負担医療の担当医氏名」と読み替えるものとすること。

電解質――Case 8

検査値情報

処方せん (検査情報[薬局用])

お薬を安全に服用いただくために必要な検査値の一覧です。

――（この処方せんは、どの保険薬局でも有効です。）――

公費負担者番号		保険者番号	
公費負担医療の受給者番号		被保険者証・被保険者手帳の記号・番号	

患者
- 氏名：○○ ○○
- 生年月日：明 大 昭 平 29年 ○月 ○日 男・女
- 区分：被保険者 ／ 被扶養者

保健医療機関の所在地及び名称：千葉市中央区亥鼻1丁目8番1号　千葉大学医学部附属病院
電話番号：000-000-0000
診療科名：
保険医氏名：△△ △△　㊞

都道府県番号 ／ 点数表番号 ／ 医療機関コード

交付年月日：平成28年3月7日
処方せんの使用期間：平成　年　月　日
（特に記載のある場合を除き、交付の日を含めて4日以内に保険薬局に提出すること。）

変更不可　個々の処方薬について、後発医薬品（ジェネリック医薬品）への変更に差し支えがあると判断した場合には、「変更不可」欄に「レ」又は「×」を記載し、「保険医署名」欄に署名又は記名・押印すること。

処方

★保険薬局にお持ちください★
●検査値情報（直近100日の最新の値を表示。括弧内の日付は測定日）

eGFR	41.7	(02/28)	WBC	9.3 H	(03/07)
CRE	1.38 H	(03/07)	SEG	69.2 H	(03/07)
シスタチンC	***	( )	ST.	***	( )
AST (GOT)	20	(03/07)	HGB	9.4 L	(03/07)
ALT (GPT)	12	(03/07)	PLT	203	(03/07)
ALP	316	(03/07)	CK	25 L	(03/07)
T-BIL	0.5	(03/07)	TSH	***	( )
K	4.4	(03/07)	HbA1c	***	( )

●特に注意が必要な薬剤と検査値情報の組合せ（薬剤名は半角20文字分を印字）

〈ラシックス錠20 mg〉　Na　147　H　(03/07)
　　　　　　　　　　　K　　4.4　　　(03/07)

〈サムスカ錠7.5 mg〉　腎機能（eGFR, CRE, シスタチンC）
　　　　　　　　　　肝機能（AST, ALT, ALP, T-BIL）
　　　　　　　　　　Na　147　H　(03/07)

〈コカール錠200 mg〉　肝機能（AST, ALT, ALP, T-BIL）
　　　　　　　　　　腎機能（eGFR, CRE, シスタチンC）

《《以下余白》》

備考
保険医署名：「変更不可」欄に「レ」又は「×」を記載した場合は、署名又は記名・押印すること。

（直近100日に測定値がない場合は ***で表示）
〈保険薬局の方へ〉
特に注意が必要な検査値を表示しています。ご不明な点がございましたら当院薬剤部ホームページをご参照いただくか、お問合せください。

保険薬局が調剤時に残薬を確認した場合の対応（特に指示がある場合は「レ」又は「×」を記載すること。）
□ 保険医療機関へ疑義照会した上で調剤　　□ 保険医療機関へ情報提供

| 調剤済年月日 | 平成　年　月　日 | 公費負担者番号 | |
| 保険薬局の所在地及び名称　保険薬剤師氏名 | ㊞ | 公費負担医療の受給者番号 | |

備考　1.「処方」欄には、薬名、分量、用法及び用量を記載すること。
　　　2. この用紙は、日本工業規格A列5番を標準とすること。
　　　3. 療養の給付及び公費負担医療に関する費用の請求に関する省令（昭和51年厚生省令第36号）第1条の公費負担医療については、「保険医療機関」とあるのは「公費負担医療の担当医療機関」と、「保険医氏名」とあるのは「公費負担医療の担当医氏名」と読み替えるものとすること。

（1）疑義照会までのやりとり

「○○さん、こんにちは。お薬は尿酸値を下げる薬と、利尿薬が2種類、痛み止めが1種類出ていますね。このサムスカというお薬は少し強い利尿薬で、人によっては効きすぎてしまう方もいらっしゃるのですが、口の中やのどがひどく渇くようなことはありませんか？」

「2週間くらい前まで入院していて、最初は1錠だったんですが、途中で2錠に増えたんです。量が増えた後、増やす前よりも口が渇く感じが強くなりました。でも、腹水も多いし、腎臓も良くないから、1日500mLまでしか水を飲んではいけないと言われていて…。少し時間がたてば慣れてくるかなとも思ったので、それほど気にしていなかったんですが…。尿量は少し増えた程度で、そっちは特に気になりませんが、水分を摂れないことがつらいですね」

「では、薬の量が増えてから口の中の渇きが強くなったのに、お水を制限されているので、十分に飲めないという状況なんですね。サムスカは効果が強く出過ぎてしまう場合がありますから、もしかしたら1錠くらいで丁度良いのかもしれないですね。サムスカの量について担当の先生と相談してみますので、もう少しお待ちいただけますか？」

「よろしくお願いします」

「○○さんですが、サムスカが15mg処方されていて、ナトリウム値が147mmol/Lと基準範囲の上限値を超えています。2週間前くらいまで入院されていて、そこでサムスカを7.5mg導入されたそうです。その後サムスカが増量されたそうで、それから口渇感が強くなっているとご本人がおっしゃっています。ただ、腹水が多いことと、腎機能が低下していることもあり、1日500mLの飲水制限があって水分摂取があまりできないようなんです。ナトリウム値を下げるフロセミドも併用していますが、ナトリウム値が高めなのと、脱水の進行によって高ナトリウム血症も進行してしまうおそれもあるので、医師に疑義照会をした方が良いと思います」

「○○さんは今回、この薬局に来るのは初めてだから、サムスカの開始前と、増量後のナトリウム値がどのくらいだったかがわからないわね。たしかに、ナトリウム値は軽度の上昇だけど、口渇感が持続しているのに飲水制限があるから、脱水が進行して値が高くなってしまうおそれがあるのが少し怖いところだし…あと、腹水が多いようだから、利尿薬の量は減らしたくないと処方医は考えているかもしれないけど、治療方針は疑義照会をして

処方薬剤の一般名
フェブリク：フェブキソスタット
ラシックス：フロセミド
サムスカ：トルバプタン
コカール：アセトアミノフェン

みないとわからないわね。もともとのベースのナトリウム値がどのくらいだったのかと、今後の方針について確認しましょう。投与量はそれによって変わってくると思うから」

「わかりました。医師に問い合わせてみます」

(2) 疑義照会

「○○さんの処方について、確認したい点が 2 つありお電話しました。まず、サムスカを 15 mg で継続して内服されているとのことですが、本日のナトリウム値が 147 mmol/L と、正常域の上限値を超えており、入院中のナトリウム値と比較して急激に上昇していないかということと、もう 1 つはサムスカの増量後に口渇感が強くなったそうですが、飲水制限があってあまり水分摂取ができないと○○さんから聴いております。しかし、脱水が進行してしまうと、よりナトリウム値が高値となるおそれがあるかと思います。1 週間後に外来を受診する予定だと思うのですが、サムスカは 15 mg で継続される予定ですか？」

「サムスカを導入する前のナトリウム値は 140 mmol/L 程度でした。軽度の上昇ではあるのですが、○○さんは腹水も多く、腎機能も悪いので飲水制限をかけており、今回から減量しようと思っていたところでした。では、サムスカは 1 T/分 1 に減量して下さい」

「減量した場合、腹水のコントロールは大丈夫でしょうか？ 減量が望ましいとは思うのですが、腹水が貯留して浮腫が増強してしまうのも気になります」

「来週、外来を受診してもらうことになっています。そこで 1 週間の体重の推移と、浮腫の状態、検査値を確認してアルブミンの投与や、薬剤調整を行う予定です」

「わかりました。ありがとうございます」

〈処方変更内容〉
　減量：サムスカ錠 7.5 mg　2 T/分 1
　　　→　サムスカ錠 7.5 mg　1 T/分 1

(3) 服薬指導

「○○さん、お待たせしました。サムスカですが、先生に確認したところ、少しナトリウムの値が高めだったのと、飲水制限で水分が満足に摂取できないということなら、脱水を起こさないように量を減らすとのことでした。これまで朝に 2 錠飲んでいたと思いますが、明日からは 1 錠に減らすようにしてください」

「わかりました。先生に言われた範囲内でこまめに水分を摂取するようにします。サムスカの量が減ったことで、腹水が大量に貯まってむくみが急激にひどくなったり、逆に水を飲んでも脱水がこれまでよりもひどくなることがあったらどうすれば良いでしょうか？」

「先生のお話では、来週の診察で検査の結果や症状をみて、お薬の調節をしたり、別のお薬を投与するかを考えるとのことでした。もし、1錠に減らしたことで急激に症状が悪化するようなことがありましたら、病院に連絡をして、お薬をこのまま飲み続けた方が良いのか、すぐに受診した方が良いのかを相談するようにしてください。くれぐれもご自分の判断で薬を飲むのをやめたり、量を変えて飲んだりしないでくださいね」

「わかりました。とりあえず先生の言った量に減らして様子をみてみます。ありがとうございました」

(4) 解説

①サムスカ開始時の注意点

添付文書では次のような注意点が明記されている。

- サムスカ開始後24時間以内に水利尿効果が強く発現するため、少なくとも投与開始4〜6時間後並びに8〜12時間後に血清ナトリウム濃度を測定すること。
- 投与開始翌日から1週間程度は毎日測定し、その後も投与を継続する場合には、適宜測定すること。

基本的に、入院して導入するよう添付文書の警告欄に記載されているので、初回の患者が来局することは少ないと思われるが、初めて来局された患者には継続処方なのか、開始してからどの程度の期間であるかを確認したうえでナトリウム値を評価することが必要である。

②処方鑑査の注意点

急激な血清ナトリウム濃度の上昇により、橋中心髄鞘崩壊症を引き起こすことが知られており、血清ナトリウム濃度が125 mEq/L以下の患者に対しては慎重投与となっている。また、初めて来局された患者については、ナトリウム値がもともとどの程度の値で推移しているのか、継続して来局されている患者については、ナトリウム値の上昇がないかをモニタリングすることが必要である。ナトリウム値が上昇している場合、脱水も伴っていると考えられるので、症状では口渇感や脱水症状の増強の有無、検査値ではUN、CREの上昇がみられる可能性がある。患者から脱水の増悪とされる所見の有無を確認し、検査値を評価することが重要となる。

③服薬指導の注意点

利尿作用に伴う脱水防止のため、適切な水分摂取が大切といえる。ただし、本症例のように飲水制限がある場合、無制限に水分摂取をすると、病態のコントロールに支障をきたすおそれもあるため、患者には医師にどのような指導を受けているのかを確認のうえ、適切に服薬指導することが重要である。

参考文献
- 大塚製薬株式会社：サムスカ錠添付文書, インタビューフォーム．

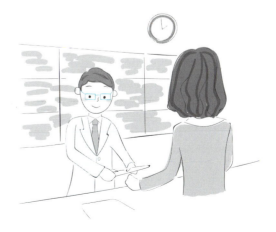

Case 9 フルイトランによる低ナトリウム血症

処方

処方せん
(この処方せんは、どの保険薬局でも有効です。)

患者氏名：○○ ○○
生年月日：昭和35年 ○月 ○日 男・女

保健医療機関の所在地及び名称：千葉市中央区亥鼻1丁目8番1号 千葉大学医学部附属病院
電話番号：000-000-0000
保険医氏名：△△ △△

交付年月日：平成28年10月6日

処方：
RP1.
　フルイトラン錠2mg　　　　　1T
　ミカルディス錠40mg　　　　 1T
　ジャヌビア錠50mg　　　　　 1T
　分1　朝（食後30分）　　　35日分

《以下余白》

検査値情報

処方せん (検査値情報[薬局用])

(この処方せんは、どの保険薬局でも有効です。)

公費負担者番号		保険者番号	
公費負担医療の受給者番号		被保険者証・被保険者手帳の記号・番号	

患者
- 氏名：○○ ○○
- 生年月日：明・大・昭・平 35年 ○月 ○日 男・女
- 区分：被保険者 / 被扶養者

保健医療機関所在地及び名称：千葉市中央区亥鼻1丁目8番1号　千葉大学医学部附属病院
電話番号：000-000-0000
診療科名：
保険医氏名：△△ △△ ㊞

都道府県番号／点数表番号／医療機関コード

交付年月日：平成28年10月6日
処方せんの使用期間：平成　年　月　日（特に記載のある場合を除き、交付の日を含めて4日以内に保険薬局に提出すること。）

変更不可：個々の処方薬について、後発医薬品（ジェネリック医薬品）への変更に差し支えがあると判断した場合には、「変更不可」欄に「レ」又は「×」を記載し、「保険医署名」欄に署名又は記名・押印すること。

処方

★保険薬局にお持ちください★
●検査値情報（直近100日の最新の値を表示。括弧内の日付は測定日）

eGFR	63.9	(10/06)	WBC	5.6	(10/06)
CRE	0.96	(10/06)	SEG	52.7	(10/06)
シスタチンC	0.86	(10/06)	ST.	***	( )
AST (GOT)	20	(10/06)	HGB	13.8 L	(10/06)
ALT (GPT)	18	(10/06)	PLT	259	(10/06)
ALP	316	(10/06)	CK	84	(10/06)
T-BIL	0.7	(10/06)	TSH	***	( )
K	3.9	(10/06)	HbA1c	5.3	(10/06)

●特に注意が必要な薬剤と検査値情報の組合せ（薬剤名は半角20文字分を印字）

〈フルイトラン錠2mg〉　　　Na　130 L　(10/06)
　　　　　　　　　　　　　　K　 3.9　 (10/06)
〈ジャヌビア錠50mg〉　　　腎機能（eGFR, CRE, シスタチンC）

《《以下余白》》

備考

保険医署名：「変更不可」欄に「レ」又は「×」を記載した場合は、署名又は記名・押印すること。

（直近100日に測定値がない場合は ***で表示）
〈保険薬局の方へ〉
特に注意が必要な検査値を表示しています。ご不明な点がございましたら当院薬剤部ホームページをご参照いただくか、お問合せください。

保険薬局が調剤時に残薬を確認した場合の対応（特に指示がある場合は「レ」又は「×」を記載すること。）
□ 保険医療機関へ疑義照会した上で調剤　　□ 保険医療機関へ情報提供

調剤済年月日：平成　年　月　日　　公費負担者番号
保険薬局の所在地及び名称／保険薬剤師氏名　㊞　　公費負担医療の受給者番号

備考 1.「処方」欄には、薬名、分量、用法及び用量を記載すること。
2. この用紙は、日本工業規格A列5番を標準とすること。
3. 療養の給付及び公費負担医療に関する費用の請求に関する省令（昭和51年厚生省令第36号）第1条の公費負担医療については、「保険医療機関」とあるのは「公費負担医療の担当医療機関」と、「保険医氏名」とあるのは「公費負担医療の担当医氏名」と読み替えるものとすること。

(1) 疑義照会までのやりとり

「ずいぶんナトリウム値が低い…。130 mmol/L だとギリギリで CTCAE v4.0 の Grade1 ですね。前回のナトリウム値は 135 mmol/L だったようですが脱水でしょうか？ フルイトランを以前から継続服用してますし、フルイトランの副作用かもしれないですね」

「脱水だと食欲がなくなったり、吐き気が出たりすることもあるから、患者さんに確認した方がいいわね」

「そうですね。確認してみます」

「こんにちは、○○さん。体調はいかがですか？」

患者　「えぇ、少し前にお腹をこわして下痢になりましたけど、今は大丈夫です。だんだん食欲も出てきています」

「そうでしたか。それは大変でしたね。今は治まったんですね。吐き気はいかがですか？」

患者　「吐き気はありません。でも、なんだかだるさが抜けないですね。それと、先生には言い忘れましたが、のどが渇くんです。だから、水を飲むようにしていますけど…なかなか治まりませんね」

「そうですか、のどが渇くんですね。○○さん、最近、手がむくむ感じはないですか？」

患者　「そういった感じはありません」

「ありませんか…。検査値を見るとナトリウム値が低いようですから、ちょっとお薬の調節が必要かもしれませんね。先生に確認をしてみますので少しお待ちいただけますか？」

患者　「はい、わかりました」

(2) 疑義照会

「○○さんの血液検査結果で確認したいことがありまして電話しました。ナトリウム値が低いのですが、少し前にあったという下痢の他に、フルイトランも影響しているのではないかと思うのですが、いかがでしょうか？」

処方薬剤の一般名
フルイトラン：トリクロルメチアジド
ミカルディス：テルミサルタン
ジャヌビア：シタグリプチンリン酸塩水和物

「そうですね。私もそう思いますが、食欲も出てきているとのことですし、様子をみても良いのではないかと思ったのですが」

「それと○○さん、先生に言いそびれてしまったそうですが、のどが渇くので水を飲むようにしているとのことです。でも、渇きが治まらないそうで…。それと倦怠感が抜けないそうです」

「のどの渇きと倦怠感があるんですね。それではフルイトランを中止しましょう。利尿薬を中止するので、○○さんには少し水分摂取を控えるように伝えて下さい。それと、水分を摂る時には一緒に塩分も摂ることが必要ですので、市販されている経口補水液を利用すると良いかもしれません。あるいは食事の時に梅干しを食べるようにするなど、いつもより塩分を少しだけ多めに摂るよう伝えて下さい」

「わかりました。ありがとうございます」

〈処方変更内容〉
中止:フルイトラン錠 2 mg

(3) 服薬指導

「○○さん、お待たせしました。先生と相談して利尿薬のフルイトランを中止することになりました」

「そうですか。利尿薬が中止になるんですね」

「はい。脱水症状が起きているかもしれないとのことです。○○さん、口が渇くので水を多めに飲んでいるそうですが、利尿薬が中止になるので、水分摂取を少し控える必要がありますね。それと、水分を摂る時には一緒に塩分も摂ることが必要ですので、市販されている経口補水液をご利用になると良いと思います。または、お食事の時に梅干しを加えたりすると、いつもより塩分を多く摂ることができますので良いと思います。少しで良いので気をつけてみてください」

「わかりました」

「それと、フルイトランですが、今後のナトリウム値を確認しながら再開するかどうかを先生が判断しますから、それまでは飲まないようにしてください」

「はい」

(4) 解説

ナトリウムイオンは体液中に最も多く存在する陽イオンであり、血清ナトリウム濃度は血清浸透

圧に大きな影響を与え、総体液量を決定する因子の1つである。血清ナトリウム濃度は135～145 mEq/Lが正常範囲とされ、135 mEq/L以下では低ナトリウム血症とされる。軽度では無症候もしくは食欲低下や頭痛、傾眠、中程度では吐き気・嘔吐、昏迷などの各症状を呈する。重度脱水では痙攣、昏睡を呈し、死亡する例もある。

低ナトリウム血症は次の3つに分類される。

①高血糖やマンニトール投与などによる高張性低ナトリウム血症。

②血漿中の脂質やタンパク質など、非水成分の増加によって見かけ上、低ナトリウム状態となる等張性低ナトリウム血症（偽性低ナトリウム血症）。

③ナトリウムやカリウムの不足、水の過剰な摂取が原因の低張性低ナトリウム血症。

ほとんどの低ナトリウム血症は、低張性低ナトリウム血症で、本症例のようにチアジド系利尿薬や、ループ系利尿薬の投与が原因となるのもこの低張性低ナトリウム血症である。

前述のとおり、血清ナトリウム濃度は、総体液量に大きく関わっているため、低ナトリウム血症の患者は脱水状態にある。脱水の症状としては、倦怠感、粘膜や皮膚の乾燥、血圧低下、頻脈などがある。また、その他にも脱水状態では前腕部や大腿部、前胸部の皮膚をつまんで離しても、元の状態にすぐに戻らなかったり（皮膚のツルゴールの低下）、手の爪の先を圧迫した後で、色が元に戻るのに2秒以上かかったりする症状を呈する。

本症例のような下痢や食欲不振、水分摂取過多、利尿薬投与は、低張性脱水（低ナトリウム血症を伴う脱水）の原因となる。

低張性脱水の場合、体液よりも低張な水分を摂取するだけでは、さらに血清ナトリウム濃度が低下し、かえって症状を悪化させることになりかねないので注意が必要である。血清ナトリウム濃度が低下すると、細胞内に水分が移動して浮腫をひき起こす。脳内で浮腫が生じた脳浮腫は水中毒とも呼ばれ、重篤な神経症状を呈する。急性の低ナトリウム血症の場合は、頭痛や吐き気などの症状が現れやすいが、ゆっくりと進行した慢性低ナトリウム血症の場合では、症状は軽度である。

本症例は、軽度の低張性低ナトリウム血症であり、原因はフルイトラン（トリクロルメチアジド）投与によるナトリウム、カリウムの喪失、下痢による水分及び電解質の喪失、食欲低下による塩分不足、低張な水分のみの補給と考えられる。症状が軽度の場合であれば、体液よりも低張な水分の摂取制限を行うだけで改善がみられることもあるが、効果が不十分の場合には塩分負荷や利尿薬の投与を行う。塩分負荷については、経口補水液の利用や、梅干しなどの塩分の高い食品を食事に取り入れることが勧められるが、摂取過多の危険もあるため、特に高血圧や心不全、腎機能低下をきたしている患者には注意が必要である。

利尿薬を使用する場合、フロセミドが繁用されるが、これはフロセミドで排泄される尿がナトリウム利尿によるもので、約60～90 mEq/Lと低張であるため、低張尿の排泄はそれだけ余分に水分を排泄しているということを意味しており、血清ナトリウム濃度が上昇して低ナトリウム血症が解消されると考えられるからである。

参考文献

- 柴垣有吾：「より理解を深める！体液電解質異常と輸液　改訂第3版」, 中外医学社, 2007.
- 医療情報科学研究所　編：「病気がみえる vol.3　第4版　糖尿病・代謝・内分泌」, メディックメディア, 2014.
- 医療情報科学研究所　編：「病気がみえる vol.8　第2版　腎・泌尿器」, メディックメディア, 2014.
- 貴邑冨久子・根来英雄：「シンプル生理学　改訂第4版」, 南江堂, 1999.

栄養領域の臨床検査値

　栄養管理はすべての疾患を治療するうえで共通する基本的医療の1つであり、これをおろそかにすると、いかなる治療もその効力を発揮できず、逆に栄養障害に起因するさまざまな合併症を併発してしまうことすらある。

　NST (nutrition support team) は、この栄養管理を適切に実施するとともに、治療効果の促進や医療行為全体の成績向上を支援するものである。現在、国内の多くの病院でNSTが稼働しているが、その施設のほとんどにおいて栄養評価としてSGA (subjective global assessment) とODA (objective data assessment) が実施されている[1]。

　SGAは、体重変化、食物摂取の変化などの主観的な栄養評価であり、ODAは、臨床検査値などの客観的なデータに基づいて行う栄養評価で、血清アルブミン (ALB) 値、血清総タンパク (TP) 値、総コレステロール (T-CHO) 値などを指標としている。

　特にALB値は測定も簡便であることから、多くの施設で汎用されているが、ALB値は生体の炎症や肝・腎機能、脱水などの影響を受けるため、栄養評価指標としてALB値を利用する場合、栄養以外の要因の影響を考慮しなければならない[2]。早期に栄養状態を評価し、生体機能の低下が生じる前に適切な栄養サポートをすることが可能であれば、原疾患の治癒を促進することや、合併症の減少にも有用である。

参考文献
[1] 一般社団法人日本静脈経腸栄養学会　編:「静脈経腸栄養ガイドライン第3版　静脈・経腸栄養を適正に実施するためのガイドライン」, 照林社, 6-12, 2013.
[2] 一般社団法人日本静脈経腸栄養学会　編:「静脈経腸栄養ガイドライン第3版　静脈・経腸栄養を適正に実施するためのガイドライン」, 照林社, 149-152, 2013.

腎機能編

Case 10 腎障害患者へのクラビットの投与

処方

	処　方　せ　ん	
	(この処方せんは、どの保険薬局でも有効です。)	

| 公費負担者番号 | | 保険者番号 | |
| 公費負担医療の受給者番号 | | 被保険者証・被保険者手帳の記号・番号 | |

患者	氏名	○○　○○	保健医療機関の所在地及び名称	千葉市中央区亥鼻1丁目8番1号 千葉大学医学部附属病院
	生年月日	明大(昭)平　6年○月○日　男・(女)	電話番号 診療科名 保険医氏名	000-000-0000 △△　△△　　　㊞
	区分	被保険者　被扶養者	都道府県番号　点数表番号　医療機関コード	

| 交付年月日 | 平成28年11月18日 | 処方せんの使用期間 | 平成　年　月　日 | 特に記載のある場合を除き、交付の日を含めて4日以内に保険薬局に提出すること。 |

| 変更不可 | 個々の処方薬について、後発医薬品（ジェネリック医薬品）への変更に差し支えがあると判断した場合には、「変更不可」欄に「レ」又は「×」を記載し、「保険医署名」欄に署名又は記名・押印すること。 |

処方

RP1.
　　クラビット錠500 mg　　　　　　　　1T
　　分1　朝（食後30分）　　　　　7日分

〈〈以下余白〉〉

| 備考 | 保険医署名 | 「変更不可」欄に「レ」又は「×」を記載した場合は、署名又は記名・押印すること。 |
| | 保険薬局が調剤時に残薬を確認した場合の対応（特に指示がある場合は「レ」又は「×」を記載すること。）
□保険医療機関へ疑義照会した上で調剤　　□保険医療機関へ情報提供 | |

| 調剤済年月日 | 平成　年　月　日 | 公費負担者番号 | |
| 保険薬局の所在地及び名称
保険薬剤師氏名 | ㊞ | 公費負担医療の受給者番号 | |

備考　1.「処方」欄には、薬名、分量、用法及び用量を記載すること。
　　　2. この用紙は、日本工業規格A列5番を標準とすること。
　　　3. 療養の給付及び公費負担医療に関する費用の請求に関する省令（昭和51年厚生省令第36号）第1条の公費負担医療については、「保険医療機関」とあるのは「公費負担医療の担当医療機関」と、「保険医氏名」とあるのは「公費負担医療の担当医氏名」と読み替えるものとすること。

検査値情報

処方せん （検査値情報［薬局用］）

お薬を安全に服用いただくために必要な検査値の一覧です。

（この処方せんは、どの保険薬局でも有効です。）

公費負担者番号	保険者番号
公費負担医療の受給者番号	被保険者証・被保険者手帳の記号・番号

患者
- 氏名：○○ ○○
- 生年月日：明 大 昭 平　6年 ○月 ○日　男・**女**
- 区分：被保険者／被扶養者

保健医療機関の所在地及び名称：千葉市中央区亥鼻1丁目8番1号　千葉大学医学部附属病院
電話番号：000-000-0000
保険医氏名：△△ △△　㊞

交付年月日：平成28年11月18日
処方せんの使用期間：平成　年　月　日（特に記載のある場合を除き、交付の日を含めて4日以内に保険薬局に提出すること。）

処方

変更不可

個々の処方薬について、後発医薬品（ジェネリック医薬品）への変更に差し支えがあると判断した場合には、「変更不可」欄に「レ」又は「×」を記載し、「保険医署名」欄に署名又は記名・押印すること。

★保険薬局にお持ちください★
●検査値情報（直近100日の最新の値を表示。括弧内の日付は測定日）

```
eGFR         21.9       (11/18)    WBC    6.8        (11/18)
CRE          1.74  H    (11/18)    SEG    77.0  H    (11/18)
シスタチンC   ***        (    )     ST.    ***        (    )
AST (GOT)    11    L    (11/18)    HGB    9.9   L    (11/18)
ALT (GPT)    5     L    (11/18)    PLT    207        (11/18)
ALP          210        (11/18)    CK     55         (11/18)
T-BIL        ***        (    )     TSH    ***        (    )
K            5.0        (11/18)    HbA1c  5.9        (11/18)
```

●特に注意が必要な薬剤と検査値情報の組合せ（薬剤名は半角20文字分を印字）
〈クラビット錠500 mg〉　　腎機能（eGFR, CRE, シスタチンC）

〈〈以下余白〉〉

備考

保険医署名：「変更不可」欄に「レ」又は「×」を記載した場合は、署名又は記名・押印すること。

（直近100日に測定値がない場合は ***で表示）

〈保険薬局の方へ〉
特に注意が必要な検査値を表示しています。ご不明な点がございましたら当院薬剤部ホームページをご参照いただくか、お問合せください。

保険薬局が調剤時に残薬を確認した場合の対応（特に指示がある場合は「レ」又は「×」を記載すること。）
□ 保険医療機関へ疑義照会した上で調剤　　□ 保険医療機関へ情報提供

調剤済年月日	平成　年　月　日	公費負担者番号	
保険薬局の所在地及び名称 保険薬剤師氏名	㊞	公費負担医療の受給者番号	

備考　1.「処方」欄には、薬名、分量、用法及び用量を記載すること。
　　　2. この用紙は、日本工業規格A列5番を標準とすること。
　　　3. 療養の給付及び公費負担医療に関する費用の請求に関する省令（昭和51年厚生省令第36号）第1条の公費負担医療については、「保険医療機関」とあるのは「公費負担医療の担当医療機関」と、「保険医氏名」とあるのは「公費負担医療の担当医氏名」と読み替えるものとすること。

(1) 疑義照会までのやりとり

「腎機能の悪い患者さんにクラビットが処方されているようです」

「クラビットは腎排泄型薬剤だから、投与量調節が必要ね。患者さんの腎機能から考えてどのくらい減量すればいい？」

「本日の採血結果は CRE 1.74 mg/dL で eGFR 21.9 mL/分/1.73 m^2 となっています。添付文書では 20≦Ccr＜50 では『初日 500 mg を 1 回、2 日目以降 250 mg を 1 日に 1 回投与する』となっているので、そのように減量してもらえば良いでしょうか？」

「ちょっと待って。その eGFR は体格情報を反映しているの？」

「あ、確認していなかったので聴いてきます──。身長は 150 cm、体重は 45 kg のようです」

「体格情報から計算すると、腎機能はいくつになる？」

「体表面積補正を外した eGFR は 17.4 mL/分/body になります。そうすると、20 未満なので『初日 500 mg を 1 回、3 日目以降 250 mg を 2 日に 1 回投与する』となりますか？」

「そのとおり。eGFR は 1.73 m^2 と仮定した場合の値なので、高齢で体格の小さい患者さんでは体格を考慮しないといけないわね。そうなると、2 段階減量が必要になるわね」

〈処方鑑査のポイント〉
- eGFR だけではなく、体格情報を考慮する必要がある。
- 投与基準は添付文書や「CKD 診療ガイド 2012」を参照。

(2) 疑義照会

「○○さんに、クラビットが通常量で処方されているようですが、腎機能の悪い患者さんなので減量が必要となります」

「そうでしたか。見落としていましたね。腎機能はどれくらいでしたっけ？」

「本日の採血結果では CRE 1.74 mg/dL で、eGFR を計算すると 17.4 mL/分/body となります」

「けっこう腎機能悪いですね…。どれくらい減量すれば良いですか？」

処方薬剤の一般名
クラビット：レボフロキサシン水和物

「添付文書では Ccr＜20 なので『初日 500 mg を 1 回、3 日目以降 250 mg を 2 日に 1 回投与する』となります」

「わかりました。では、本日は 1 錠、以降は 1 日おきに 0.5 錠を 3 日間とします。患者さんに説明をお願いできますか？」

「わかりました」

「よろしくお願いします」

〈処方変更内容〉
　減量：クラビット錠 500 mg　1 Ｔ／分 1　朝（食後 30 分）　7 日分
　　→　　クラビット錠 500 mg　1 Ｔ／分 1　朝（食後 30 分）　1 日分
　　　　　クラビット錠 500 mg　0.5 Ｔ／分 1　朝（食後 30 分）1 日おき　3 日分

(3) 服薬指導

「○○さん、お待たせしました。本日、抗菌薬のクラビットが処方されていますが、腎機能の値があまり良くないですね。クラビットは腎臓で主に排泄されますので、先生と相談して腎機能に合わせた投与量に変更となりました」

「そうですか。腎臓は以前から悪いと言われていてねぇ」

「飲み方が少し複雑なんですが、まず、本日 1 錠飲んでください。以降は 1 日おきに半錠飲んでいただきます。本日以降は 20、22、24 日に飲んでください。それでおしまいです」

「なかなか難しいわね。カレンダーにメモしておくね。それで、今日の分はもう飲んじゃうから。お水ある？」

「用意しますね。それと、クラビットは牛乳やヨーグルト、他にマグネシウムなどの金属類と同時に服用すると吸収が落ちてしまうので、服用前後 2 時間はそういったものを摂るのは避けるようにしてください」

「わかったわ。ありがとう」

〈投薬後の雑談〉
「クラビット錠の添付文書には、腎機能に応じた減量基準が記載されていますが、記載されていない薬剤も多いですよね。そういう場合はどのように判断すれば良いでしょうか？」

「そうね。例えば、フロモックス錠（セフカペンピボキシル塩酸塩水和物）は腎排泄型薬剤だけど、添付文書には腎機能に応じた減量基準は記載されていないわね。『CKD診療ガイド 2012』には、そのようなケースも含めて減量基準が記載されているので参考になるわよ」

「そうですか。参考にしてみます」

(4) 解説

　クラビットのように、腎排泄型薬剤を腎機能が低下した患者に対して投与する場合は、投与量を調節する必要がある。なお、クラビットの添付文書には推奨用量が記載されており（表1）、その根拠は、患者の腎機能別血中濃度のデータを基に考えられている（表2）。

表1　クラビット錠添付文書（抜粋）

6. 腎機能低下患者では高い血中濃度が持続するので、下記の用法・用量を目安として、必要に応じて投与量を減じ、投与間隔をあけて投与することが望ましい（「薬物動態」の項参照）。

腎機能 Ccr（mL/min）	用法・用量
20≦Ccr＜50	初日 500 mg を1回、2日目以降 250 mg を1日に1回投与する。
Ccr＜20	初日 500 mg を1回、3日目以降 250 mg を2日に1回投与する。

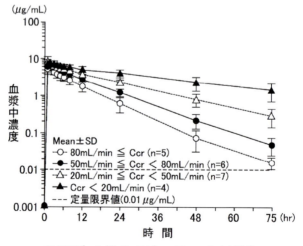

表2　クラビット錠単回投与時の血漿中濃度（腎機能障害患者）

※クラビット錠インタビューフォームより抜粋

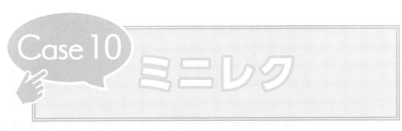

腎機能の評価方法(クレアチニン、eGFR、体表面積補正、Ccr(クレアチニンクリアランス))

腎排泄型の薬剤は、腎臓の糸球体で濾過されて排泄されるため、患者の糸球体濾過量(GFR:glomerular filtration rate)に応じて投与量を調節する必要がある。GFRを測定する方法には、イヌリンを使用した方法があるが、測定が煩雑なため、日常臨床ではあまり使用されていない。

クレアチニンは主に筋肉から生成される物質で、糸球体で濾過された後、ほとんど再吸収されずに尿へ排泄される。そのため、血清のクレアチニン濃度からGFRを推定する方法が日常臨床では繁用されている。日本腎臓学会では、多施設のイヌリンクリアランスのデータを基に作成した、日本人のGFR推算式を提唱している。

※GFR推算式(eGFR)

eGFR(mL/分/1.73 m^2)=194×Cr$^{-1.094}$×Age$^{-0.287}$(女性は×0.739)

ただし、この推算式で計算される値は、患者の体表面積を1.73と仮定した場合のものであるため、薬物の投与設計においては、患者個々の体表面積に応じた値を使用する必要がある。体表面積の計算方法については、一般的にDuBois式が利用されている。

※GFR推算式を体表面積に対応させた場合の計算式

eGFR(mL/分)=eGFR(mL/分/1.73 m^2)×体表面積(m^2)/1.73

※DuBois式

体表面積(m^2)=体重(kg)$^{0.425}$×身長(cm)$^{0.725}$×0.007184

また、Cockcroft-Gaultの式も、臨床現場では汎用されている。

※Cockcroft-Gaultの式

Ccr(mL/分)={(140−年齢)×体重(kg)}/{72×血清クレアチニン値(mg/dL)}(女性は×0.85)

体格を考慮したeGFRの方がより患者の腎機能を正確に評価することが可能と考えられるが、年齢や体格によっては過大評価となるケースも多いため、算出される数値を鵜呑みにせず、症例や薬剤の性質に応じて薬剤投与量が適正かどうかを検討しなければならない。

Case 11 腎障害患者へのサワシリンの投与

処方

処方せん
(この処方せんは、どの保険薬局でも有効です。)

患者	氏名	○○　○○
	生年月日	明・大・昭・平 16 年 ○月 ○日　男・**女**
	区分	被保険者／被扶養者

保健医療機関の所在地及び名称：千葉市中央区亥鼻1丁目8番1号　千葉大学医学部附属病院
電話番号：000-000-0000
保険医氏名：△△　△△　㊞

交付年月日：平成 28 年 10 月 6 日

特に記載のある場合を除き、交付の日を含めて4日以内に保険薬局に提出すること。

変更不可：個々の処方薬について、後発医薬品（ジェネリック医薬品）への変更に差し支えがあると判断した場合には、「変更不可」欄に「レ」又は「×」を記載し、「保険医署名」欄に署名又は記名・押印すること。

処方

RP1.
　ビオフェルミン R 散　　　　　　　　　　6 g
　　分3　朝・昼・夕（食後30分）　10日分

RP2.
　サワシリンカプセル 250 mg　　　　　　3 C
　オーグメンチン配合錠 250 RS　　　　　3 T
　　分3　朝・昼・夕（食後30分）　10日分

〈〈以下余白〉〉

備考
保険医署名：「変更不可」欄に「レ」又は「×」を記載した場合は、署名又は記名・押印すること。

保険薬局が調剤時に残薬を確認した場合の対応（特に指示がある場合は「レ」又は「×」を記載すること。）
□ 保険医療機関へ疑義照会した上で調剤　　□ 保険医療機関へ情報提供

検査値情報

処方せん (検査値情報[薬局用])

お薬を安全に服用いただくために必要な検査値の一覧です。
(この処方せんは、どの保険薬局でも有効です)

公費負担者番号		保険者番号	
公費負担医療の受給者番号		被保険者証・被保険者手帳の記号・番号	

患者
- 氏名：○○ ○○
- 生年月日：明・大・昭・平 16年 ○月 ○日 男・女
- 区分：被保険者 / 被扶養者

保健医療機関
- 所在地及び名称：千葉市中央区亥鼻1丁目8番1号　千葉大学医学部附属病院
- 電話番号：000-000-0000
- 診療科名：
- 保険医氏名：△△ △△ ㊞

都道府県番号	点数表番号	医療機関コード

交付年月日：平成28年10月6日
処方せんの使用期間：平成 年 月 日　特に記載のある場合を除き、交付の日を含めて4日以内に保険薬局に提出すること。

~~変更不可~~　個々の処方薬について、後発医薬品（ジェネリック医薬品）への変更に差し支えがあると判断した場合には、「変更不可」欄に「レ」又は「×」を記載し、「保険医署名」欄に署名又は記名・押印すること。

処方

★保険薬局にお持ちください★
●検査値情報（直近100日の最新の値を表示。括弧内の日付は測定日）

eGFR	25.4	(10/06)	WBC	12.7 H	(10/06)
CRE	1.57 H	(10/06)	SEG	74.7 H	(10/06)
シスタチンC	***	( )	ST.	***	( )
AST (GOT)	19	(10/06)	HGB	13.4	(10/06)
ALT (GPT)	11	(10/06)	PLT	375	(10/06)
ALP	196	(10/06)	CK	63	(10/06)
T-BIL	0.6	(10/06)	TSH	***	( )
K	4.1	(10/06)	HbA1c	***	( )

●特に注意が必要な薬剤と検査値情報の組合せ（薬剤名は半角20文字分を印字）
〈サワシリンカプセル250 mg〉　　　腎機能（eGFR, CRE, シスタチンC）

〈〈以下余白〉〉

備考

保険医署名：「変更不可」欄に「レ」又は「×」を記載した場合は、署名又は記名・押印すること。

（直近100日に測定値がない場合は***で表示）
〈保険薬局の方へ〉
特に注意が必要な検査値を表示しています。ご不明な点がございましたら当院薬剤部ホームページをご参照いただくか、お問合せください。

保険薬局が調剤時に残薬を確認した場合の対応（特に指示がある場合は「レ」又は「×」を記載すること。）
□ 保険医療機関へ疑義照会した上で調剤　　□ 保険医療機関へ情報提供

| 調剤済年月日 | 平成 年 月 日 | 公費負担者番号 | |
| 保険薬局の所在地及び名称　保険薬剤師氏名 | ㊞ | 公費負担医療の受給者番号 | |

備考
1.「処方」欄には、薬名、分量、用法及び用量を記載すること。
2. この用紙は、日本工業規格A列5番を標準とすること。
3. 療養の給付及び公費負担医療に関する費用の請求に関する省令（昭和51年厚生省令第36号）第1条の公費負担医療については、「保険医療機関」とあるのは「公費負担医療の担当医療機関」と、「保険医氏名」とあるのは「公費負担医療の担当医氏名」と読み替えるものとすること。

(1) 疑義照会までのやりとり

「サワシリンとオーグメンチンが同時に処方されています。両方アモキシシリンを含むので、これは疑義照会した方が良いでしょうか？」

「実はこれは市中肺炎に対する処方で、十分なアモキシシリンの量を投与するための組み合わせね。オーグメンチンはβラクタマーゼ阻害薬であるクラブラン酸を含有しているけど、そちらの量は増量しないで、アモキシシリンの量を増やしているのよ。クラブラン酸の量はこれで十分で、増量し過ぎると下痢などの副作用が出るおそれがあるしね…。ちなみに、オーグメンチンのアモキシシリンとクラブラン酸の配合比だけど、日本だと2：1で、海外では4：1なのよ」

「『JAID/JSC 感染症治療ガイドライン―呼吸器感染症―』に記載がありますね。ではこの量で調剤しても良いということですか？」

「検査値は確認した？ 患者さんは高齢だし、腎機能が低下しているみたいだけど…。そのような場合、この量で大丈夫なの？」

「サワシリンとオーグメンチンの添付文書には、腎機能による具体的な減量基準の記載がありませんね…。『CKD 診療ガイド 2012』だと、アモキシシリンは eGFR が 10〜50 mL/分の場合には、それ以上の場合と比較して投与間隔を延長するとの記載がありますが、明確ではないようです。サワシリンを加えて 1 回量を増やしていますが、どう考えたら良いでしょう？」

「アモキシシリンの PK/PD パラメータは知ってる？ 時間依存的に効果を示すから、一定の血中濃度を維持することが大事よね。オーグメンチンのインタビューフォームだと、クラブラン酸は腎機能低下による影響は小さいようだし…」

「では、オーグメンチンの用法用量はこのままで、サワシリンの投与量を考える必要があるかもしれませんね。ただ、明確な減量基準がありませんが…」

「腎排泄寄与率が高い薬剤の投与調節法の 1 つに、Giusti-Hayton 法*というのがあるけど知ってる？ これに基づいて補正係数を算出すると、G＝1－0.527（1－25.4/100）≒0.60 となるから、アモキシシリンの用量は 60％ ほどが適切ということになるわね」

「とすると、サワシリンの併用は必要ないということになりますね」

「そうね。でも、これも 1 つの方法だから…。もともと日本の用量設定は少なすぎるとの見解もあるし、病勢によっては一見過量と思われる投与量が必要な場合もあるしね。医師と相談してみましょう」

処方薬剤の一般名
ビオフェルミン R：耐性乳酸菌
サワシリン：アモキシシリン
オーグメンチン：クラブラン酸カリウム・アモキシシリン

* Giusti-Hayton 法
　G＝1－Rr（1－Ccr_{PT}/Ccr_{Normal}）
　※G：補正係数　Rr：尿中排泄率　Ccr_{PT}：患者のクレアチニンクリアランス
　　Ccr_{Normal}：腎機能正常者のクレアチニンクリアランス（通常は 100 mL/分とする）

(2) 疑義照会

「本日処方の出ております○○さんですが、高齢であることに加えて腎機能が低下しているようです。サワシリンは腎機能が低下すると排泄が遅延します。また、オーグメンチンの場合、クラブラン酸は腎機能低下の影響をあまり受けません。アモキシシリンは時間依存的に効果を示すので、サワシリンの投与回数は3回のままで、1回量を減量してはどうでしょうか？　あるいは、状態は重症ではなさそうですから、オーグメンチンだけでも良いと考えますが？」

「そうですか。肺炎の疑いがありますが重症ではないし…たしかに腎機能の低下も認められますね。わかりました。今回はサワシリンを中止にして、オーグメンチンを3T/分3とします。症状が改善しないようであれば早めに受診するように患者さんにお伝えください」

「わかりました。それと吐き気や下痢にも注意するようお伝えします」

〈処方変更内容〉
　中止：サワシリンカプセル 250 mg

(3) 服薬指導

「○○さん、本日は抗菌薬と、他に症状を抑えるお薬が処方されています。これまでにお薬のアレルギーや副作用のご経験はありますか？」

「いえ、ありません」

「先生からは2種類の抗菌薬を組み合わせるとのお話があったと思いますが、腎臓の機能を考慮して、オーグメンチンというお薬のみを処方することを先生と相談しました──。次回の診察は4日後ですね。お薬は休むことなく飲んでください」

「あの、薬を減らしても大丈夫なんですか？」

「診察の結果、重症ではないとのことですから、オーグメンチン1種類のみで様子をみるそうです。とはいえ、お辛いと思いますので、症状を抑えるお薬もしっかりと飲んでください。お薬を飲んでも発熱が続いたり、症状が良くならない時は早めに連絡して受診してください。それと、今回のお薬には、下痢や気持ちが悪くなるといった副作用が現れることがあります。また、発疹などのアレルギー症状についても注意してください。気になることがありましたら遠慮なくご連絡ください」

「わかりました。ありがとうございます」

〈服薬指導のポイント〉
- 抗菌薬のアレルギー歴
- サワシリンが中止になった理由（腎臓からの排泄の能力に合わせて、サワシリンの処方を中止）
- 下痢、消化器症状の副作用
- 状態が悪化するようであれば早めに受診するよう奨める

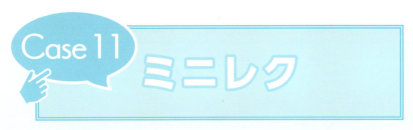

抗菌薬の PK/PD*（濃度依存、時間依存の概念）

◆ PK-PD の概念（PK-PD パラメータとは）

　薬物を体内へ投与すると、その薬物ごとのコンパートメントモデルに従った動態を示す。血中濃度を測定して目標濃度域にコントロールすることは、腎機能、肝機能、遺伝子多型などの影響因子を内包する「薬物動態（PK）」の個別化療法である。特に抗菌薬については菌の強さ（MIC：最小発育阻止濃度）を薬力学（PD）的パラメータとして血中濃度の目標域に補正をかけることにより、さらに治療を最適化することができる。

　このように PK-PD パラメータとは、薬物の用量と血中濃度を紐づける PK パラメータと、作用部位における薬物濃度と効果を関係づける PD パラメータとの関係を解析した指標のことである。抗菌薬については主に次の指標が挙げられる。

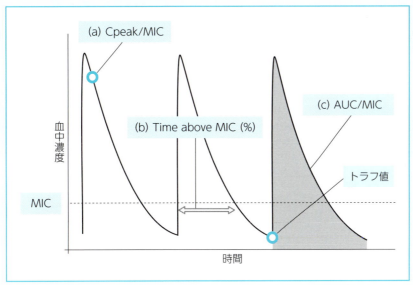

図　抗菌薬の PK-PD パラメータ

パラメータ	(a) Cpeak/MIC Cpeak に対する MIC 比	(b) Time above MIC (%) 血中濃度が MIC 以上 維持されている時間の 投与間隔に対する比 (%)	(c) AUC/MIC AUC の MIC に対する比
薬物の種類	・ニューキノロン系 ・アミノグリコシド系 ・アムホテリシン B ・キャンディン系	・ペニシリン系 ・セフェム系 ・カルバペネム系 ・エリスロマイシン	・クラリスロマイシン ・アジスロマイシン ・テトラサイクリン系 ・バンコマイシン ・ボリコナゾール
薬物の特徴	濃度依存性殺菌作用と長い持続効果 (PAE)	時間依存性殺菌作用と短い PAE	時間依存性殺菌作用と長い持続効果 PAE
投与方法調節の方針	1 回投与量を多くする	投与回数を分割する	1 日の総投与量を増やす ※臨床上はトラフ値を代替指標として用いることが多い

※PAE (post antibiotic effect)：抗菌薬の血中濃度が低下した後でも持続する効果。

参考文献
- 木村利美　編著：「図解　よくわかる TDM　第 3 版」，じほう，2014.
- 篠崎公一　他　監訳：「薬物動態学と薬力学の臨床応用　TDM の正しい理解のために」，メディカル・サイエンス・インターナショナル，2009.
- 一般社団法人日本感染症学会、公益社団法人日本化学療法学会 JAID/JSC 感染症治療ガイド・ガイドライン作成委員会呼吸器感染症 WG：「JAID/JSC 感染症治療ガイドライン―呼吸器感染症―」，日本化学療法学会雑誌 62 (1)，2014.
- 平田純生　他　監修，一般社団法人日本腎臓病薬物療法学会　編：「腎臓病薬物療法専門・認定薬剤師テキスト」，じほう，2013.

* PK：Pharmacokinetics
PD：Pharmacodynamics

腎機能──Case 11

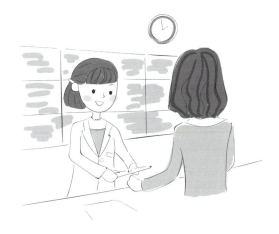

Case 12 腎障害患者への NSAIDs の投与

処方

処方せん
(この処方せんは、どの保険薬局でも有効です。)

患者	氏名	○○ ○○
	生年月日	昭23年 ○月 ○日 男
	区分	被保険者

保健医療機関所在地及び名称: 千葉市中央区亥鼻1丁目8番1号 千葉大学医学部附属病院
電話番号: 000-000-0000
保険医氏名: △△ △△

交付年月日: 平成28年10月6日

RP1.
　ロキソプロフェン Na 錠 60 mg「トーワ」　　　3 T
　レバミピド錠 100 mg「EMEC」　　　　　　　3 T
　　分3　朝・昼・夕（食後30分）　　　35日分

〈〈以下余白〉〉

検査値情報

処　方　せ　ん （検査値情報［薬局用］）

（この処方せんは、どの保険薬局でも有効です。）

| 公費負担者番号 | | 保険者番号 | |
| 公費負担医療の受給者番号 | | 被保険者証・被保険者手帳の記号・番号 | |

患者
- 氏名：○○　○○
- 生年月日：明大昭平　23年○月○日　（男）・女
- 区分：被保険者／被扶養者

保健医療機関の所在地及び名称：千葉市中央区亥鼻１丁目８番１号　千葉大学医学部附属病院
電話番号：000-000-0000
診療科名：
保険医氏名：△△　△△　㊞

都道府県番号／点数表番号／医療機関コード

交付年月日：平成28年10月6日
処方せんの使用期間：平成　年　月　日　（特に記載のある場合を除き、交付の日を含めて4日以内に保険薬局に提出すること。）

変更不可：個々の処方薬について、後発医薬品（ジェネリック医薬品）への変更に差し支えがあると判断した場合には、「変更不可」欄に「レ」又は「×」を記載し、「保険医署名」欄に署名又は記名・押印すること。

処方

★保険薬局にお持ちください★
●検査値情報（直近100日の最新の値を表示。括弧内の日付は測定日）

項目	値		日付	項目	値		日付
eGFR	30.8		(10/06)	WBC	3.8	L	(10/06)
CRE	1.78	H	(10/06)	SEG	86.9		(10/06)
シスタチンC	***		( )	ST.	***		( )
AST (GOT)	29		(10/06)	HGB	8.6		(10/06)
ALT (GPT)	43	H	(10/06)	PLT	240		(10/06)
ALP	***		( )	CK	62		(10/06)
T-BIL	230		(10/06)	TSH	***		( )
K	4.6		(10/06)	HbA1c	9.5	H	(10/06)

●特に注意が必要な薬剤と検査値情報の組合せ（薬剤名は半角20文字分で印字）
〈ロキソプロフェンNa錠60 mg〉　　　腎機能（eGFR, CRE, シスタチンC）

《〈以下余白〉》

備考
- 保険医署名：「変更不可」欄に「レ」又は「×」を記載した場合は、署名又は記名・押印すること。
- （直近100日に測定値がない場合は***で表示）
- 〈保険薬局の方へ〉特に注意が必要な検査値を表示しています。ご不明な点がございましたら当院薬剤部ホームページをご参照いただくか、お問合せください。
- 保険薬局が調剤時に残薬を確認した場合の対応（特に指示がある場合は「レ」又は「×」を記載すること。）
  □ 保険医療機関へ疑義照会した上で調剤　　□ 保険医療機関へ情報提供

調剤済年月日：平成　年　月　日
公費負担者番号：
保険薬局の所在地及び名称　保険薬剤師氏名　㊞
公費負担医療の受給者番号

備考
1. 「処方」欄には、薬名、分量、用法及び用量を記載すること。
2. この用紙は、日本工業規格A列5番を標準とすること。
3. 療養の給付及び公費負担医療に関する費用の請求に関する省令（昭和51年厚生省令第36号）第1条の公費負担医療については、「保険医療機関」とあるのは「公費負担医療の担当医療機関」と、「保険医氏名」とあるのは「公費負担医療の担当医氏名」と読み替えるものとすること。

(1) 疑義照会までのやりとり

「ロキソプロフェンが処方されていますが、この患者さん腎機能が悪いようです。体格は通常の男性ですので、eGFR 30 程度です。重篤な腎障害には禁忌ですが…」

「そうね…。薬の変更を考えた方が良いかもね」

「COX-2 阻害薬はどうでしょうか？」

「COX-2 阻害薬でも、急性腎障害のリスクがあるといわれているから…。腎障害の患者さんにはアセトアミノフェンが推奨されているけど」

「アセトアミノフェンも高度腎障害には禁忌ですよね？」

「アセトアミノフェンは急性腎不全をひき起こすリスクは低いけど、長期高用量使用により腎機能低下、慢性腎不全のリスクがあるから、できるだけ短期間で少量の投与とすることが望ましいとされているわね。ただ、アメリカでは慢性腎臓病（CKD）患者に対する解熱鎮痛薬としてアセトアミノフェンを推奨しているわ。NSAIDs の局所投与は一般的に腎障害のリスクとはならないから、腰痛などの場合、まず湿布薬などの局所療法を行うべきではないかしら」

「そうなんですね。医師に疑義照会してみます」

(2) 疑義照会

「○○さんのロキソプロフェンのことなんですが、eGFR 30.8 で、中等度から高度低下です。添付文書上では重篤な腎障害には禁忌となっています。どうでしょうか？」

「腎機能…見ていなかったよ。では、アセトアミノフェン 200 mg　6 T/分 3 に変更します。レバミピドは中止にします」

「わかりました。痛みはどの部分でしょうか？　腰痛など局所の痛みなら湿布薬への変更という選択肢もありますが？」

「この患者さんは手術後の痛みで内服しているので、内服のままで良いですよ」

〈処方変更内容〉
　変更：ロキソプロフェン Na 錠 60 mg　3 T/分 3　朝・昼・夕（食後 30 分）
　　　→　アセトアミノフェン錠 200 mg　6 T/分 3　朝・昼・夕（食後 30 分）
　中止：レバミピド錠 100 mg

(3) 服薬指導

「ロキソプロフェンをはじめとした NSAIDs と呼ばれる鎮痛薬は、腎臓に負担がかかりやすく、○○さんの腎機能を悪化させる懸念があります。そのため、先生と相談して、腎臓にあまり負担をかけない鎮痛薬のアセトアミノフェンに変更することとなりました。ただし、アセトアミノフェンも腎機能が悪い時は十分に注意して使用する必要がありますので、飲み始めてから体調の変化などがありましたらご連絡ください」

(4) 解説

- CKD 患者への解熱鎮痛薬はアセトアミノフェンが推奨されている。アセトアミノフェンは中枢神経系でプロスタグランジン (PG) 合成を阻害して解熱鎮痛作用をもたらすが、末梢の PG 合成にはほとんど作用しない。このため、NSAIDs のような消化性潰瘍や、腎虚血、抗血小板作用がなく安全性が高いとされている。
- NSAIDs は、PG 合成阻害作用により、優れた解熱鎮痛作用を有するが、PG の低下から腎虚血となり、腎前性急性腎不全 (ARF)、重症になると急性尿細管壊死をきたすリスクがある。薬物アレルギーとして、急性間質性腎炎をきたすこともあり、まれにネフローゼ症候群を呈することもある。
- NSAIDs の局所投与は一般的に腎障害のリスクとはならないため、腰痛などでは、まず湿布薬などの局所療法を行うべきである。
- COX-2 阻害薬であっても、急性腎障害をきたすという報告がある。また、COX-2 阻害薬は、心血管イベントのリスクを増大させるとの報告もあるため注意すること。
- アセトアミノフェンは、急性腎不全をひき起こすリスクは低いが、長期高用量使用により腎機能低下、慢性腎不全のリスクがあるため、できるだけ短期間で少量の投与とすることが望ましいとされている。アメリカでは、CKD 患者に対する解熱鎮痛薬としてアセトアミノフェンが推奨されている。
- 低用量のアスピリンは、腎機能に対する悪影響は少ないとされている。

Case 12 ミニレク

腎障害（重篤、重度、高度、中等度、軽度）の基準は？

　医薬品の添付文書には、腎機能に応じた減量や中止の推奨（禁忌）について記載されているものがある。また、腎機能の指標が具体的に記載されており、Ccr（クレアチニンクリアランス）やCRE（クレアチニン）に従った減量基準や禁忌が定められているものもある。

（例）アクトネル錠（リセドロン酸ナトリウム水和物）
　　禁忌「高度な腎障害のある患者（クレアチニンクリアランス値が約30 mL/分未満の患者では排泄が遅延するおそれがある）」

しかし、「中等度の腎障害に禁忌」などといった具体的な腎機能の指標が添付文書に記載されていない医薬品も多く存在する。

　添付文書での腎機能の程度の表現としては、「重篤・重度・高度・中等度・軽度」の腎障害などがあるが、具体的にこれらをどの程度の腎障害として捉えるかというと、CKD（慢性腎臓病）の診断基準の1つに、日本腎臓学会が提唱するeGFRがある。この基準ではeGFRの値によって腎機能が6段階に区分されており、添付文書の記載もこれを参考にすることができる。例えば「高度腎障害」であれば、G4〜G5期（eGFR 30未満）が考えられる。

表1　eGFR基準（「CKD診療ガイド2012」（日本腎臓学会））

GFR区分 (mL/分/1.73 m²)			
G1	正常または高値	≧90	
G2	正常または軽度低下	60〜89	
G3a	軽度〜中等度低下	45〜59	50〜59
			40〜49
G3b	中等度〜高度低下	30〜44	30〜39
G4	高度低下	15〜29	
G5	末期腎不全	<15	

　また、CTCAE v4.0においても、次のような基準が示されているが、これについても数値の意味合いはほとんど変わらないといえる。

表2　慢性腎疾患におけるCTCAE分類

	Ccr または eGFR (mL/分/1.73 m²)
Grade1（軽症）	施設基準範囲下限〜60以上
Grade2（中等症）	30〜59
Grade3（重症）	15〜30
Grade4（生命を脅かす）	15未満
Grade5（有害事象による死亡）	死亡

添付文書の腎機能に関する記載が、「Ccr 30 mL/分未満」のように明確でない場合、「CKD診療ガイド2012」を用いることで、腎機能の程度や推移といった患者の状態に合った薬物及びその投与量を検討する必要がある。

Case 13 腎障害患者へのプラザキサの投与

処方

処 方 せ ん	
（この処方せんは、どの保険薬局でも有効です。）	

| 公費負担者番号 | | 保 険 者 番 号 | |
| 公費負担医療の受給者番号 | | 被保険者証・被保険者手帳の記号・番号 | ・ |

患者
- 氏名：○○ ○○
- 生年月日：明大昭平 19年 ○月 ○日 男・女
- 区分：被保険者／被扶養者

保健医療機関の所在地及び名称：千葉市中央区亥鼻1丁目8番1号　千葉大学医学部附属病院
電話番号：000-000-0000
診療科名：
保険医氏名：△△ △△　（印）

都道府県番号／点数表番号／医療機関コード

交付年月日：平成28年10月6日
処方せんの使用期間：平成　年　月　日（特に記載のある場合を除き、交付の日を含めて4日以内に保険薬局に提出すること。）

変更不可：個々の処方薬について、後発医薬品（ジェネリック医薬品）への変更に差し支えがあると判断した場合には、「変更不可」欄に「レ」又は「×」を記載し、「保険医署名」欄に署名又は記名・押印すること。

処方

RP1.
　ニューロタン錠 25 mg　　　　　　　　0.5 T
　アルダクトンA錠 25 mg　　　　　　　1 T
　ラシックス錠 20 mg　　　　　　　　　1 T
　　分1　朝（食後30分）　　　　　35日分

RP2.
　プラザキサカプセル 75 mg　　　　　　4 C
　レバミピド錠 100 mg「EMEC」　　　　2 T
　　分2　朝・夕（食後30分）　　　35日分

《〈以下余白〉》

備考
保険医署名：「変更不可」欄に「レ」又は「×」を記載した場合は、署名又は記名・押印すること。

保険薬局が調剤時に残薬を確認した場合の対応（特に指示がある場合は「レ」又は「×」を記載すること。）
□ 保険医療機関へ疑義照会した上で調剤　　□ 保険医療機関へ情報提供

調剤済年月日：平成　年　月　日　　公費負担者番号
保険薬局の所在地及び名称／保険薬剤師氏名　（印）　　公費負担医療の受給者番号

備考
1. 「処方」欄には、薬名、分量、用法及び用量を記載すること。
2. この用紙は、日本工業規格A列5番を標準とすること。
3. 療養の給付及び公費負担医療に関する費用の請求に関する省令（昭和51年厚生省令第36号）第1条の公費負担医療については、「保険医療機関」とあるのは「公費負担医療の担当医療機関」と、「保険医氏名」とあるのは「公費負担医療の担当医氏名」と読み替えるものとすること。

腎機能──Case 13

検査値情報

お薬を安全に服用いただくために必要な検査値の一覧です。

処方せん （検査値情報［薬局用］）

（この処方せんは、どの保険薬局でも有効です。）

公費負担者番号		保険者番号	
公費負担医療の受給者番号		被保険者証・被保険者手帳の記号・番号	

患者
- 氏名：○○ ○○
- 生年月日：明・大・昭・平 19年 ○月 ○日 男・女

保健医療機関
- 所在地及び名称：千葉市中央区亥鼻1丁目8番1号　千葉大学医学部附属病院
- 電話番号：000-000-0000
- 診療科名：
- 保険医氏名：△△ △△　㊞

都道府県番号／点数表番号／医療機関コード

区分：被保険者・被扶養者

交付年月日：平成28年10月6日
処方せんの使用期間：平成　年　月　日（特に記載のある場合を除き、交付の日を含めて4日以内に保険薬局に提出すること。）

変更不可：個々の処方薬について、後発医薬品（ジェネリック医薬品）への変更に差し支えがあると判断した場合には、「変更不可」欄に「レ」又は「×」を記載し、「保険医署名」欄に署名又は記名・押印すること。

処方

★保険薬局にお持ちください★
●検査値情報（直近100日の最新の値を表示。括弧内の日付は測定日）

項目	値	日付	項目	値	日付
eGFR	53.6	(10/06)	WBC	7.1	(10/06)
CRE	0.80 H	(10/06)	SEG	56.3	(10/06)
シスタチンC	***	( )	ST.	***	( )
AST (GOT)	25	(10/06)	HGB	16.0	(10/06)
ALT (GPT)	18	(10/06)	PLT	240	(10/06)
ALP	230	(10/06)	CK	62	(10/06)
T-BIL	0.9	(10/06)	TSH	***	( )
K	4.5	(10/06)	HbA1c	5.8	(10/06)

●特に注意が必要な薬剤と検査値情報の組合せ（薬剤名は半角20文字分を印字）
〈アルダクトンA錠25 mg〉　　　　K　　4.5　（10/06）
〈ラシックス錠20 mg〉　　　　　　Na　143　（10/06）
　　　　　　　　　　　　　　　　K　　4.5　（10/06）
〈プラザキサカプセル75 mg〉　　腎機能（eGFR，CRE，シスタチンC）

《〈以下余白〉》

備考

保険医署名：「変更不可」欄に「レ」又は「×」を記載した場合は、署名又は記名・押印すること。

（直近100日に測定値がない場合は***で表示）
〈保険薬局の方へ〉
特に注意が必要な検査値を表示しています。ご不明な点がございましたら当院薬剤部ホームページをご参照いただくか、お問合せください。

保険薬局が調剤時に残薬を確認した場合の対応（特に指示がある場合は「レ」又は「×」を記載すること。）
□保険医療機関に疑義照会した上で調剤　　□保険医療機関へ情報提供

| 調剤済年月日 | 平成　年　月　日 | 公費負担者番号 | |
| 保険薬局の所在地及び名称　保険薬剤師氏名 | ㊞ | 公費負担医療の受給者番号 | |

備考
1. 「処方」欄には、薬名、分量、用法及び用量を記載すること。
2. この用紙は、日本工業規格A列5番を標準とすること。
3. 療養の給付及び公費負担医療に関する費用の請求に関する省令（昭和51年厚生省令第36号）第1条の公費負担医療については、「保険医療機関」とあるのは「公費負担医療の担当医療機関」と、「保険医氏名」とあるのは「公費負担医療の担当医師名」と読み替えるものとすること。

(1) 疑義照会までのやりとり

「○○さんに対するプラザキサの用量…。どう考える？」

「えっと…。ちょっと調べてみます——。患者さんは72歳女性、クレアチニン値が0.8なので、eGFRは53.6 mL/分/1.73 m² となります…。○○さんは身長153 cm、体重46 kgですので、これを考慮して体表面積補正のないeGFRを計算すると43.5 mL/分/bodyです。減量基準である中等度腎機能障害に該当しますね」

「そうね。体格を考慮すると中等度腎機能障害があると考えられるから、プラザキサは1回110 mg、1日2回への減量が推奨されるわね。ちなみに他の経口抗凝固薬としてどのような選択肢がある？」

「リクシアナ（エドキサバントシル酸塩）、イグザレルト（リバーロキサバン）、エリキュース（アピキサバン）があります」

「そうね。その中でもエリキュースは腎排泄率が小さく、○○さんに適していると考えられるわね。プラザキサの減量か、プラザキサからエリキュースへの変更ということで確認して」

「わかりました。さっそく疑義照会してみます」

(2) 疑義照会

「○○さんに処方されたプラザキサの用量について確認したいことがあります。患者さんの体格を考慮し、腎機能を計算するとeGFR/bodyが43.5 mL/分です。添付文書の1回110 mg、1日2回への減量が推奨されますがどうでしょうか？」

「そうですか。減量した方が良さそうですね」

「他には、腎排泄率が小さいエリキュースへの変更という選択肢もあります。腎機能が低下した患者さんに適していると考えられますが？」

「○○さんはご高齢ですし、今後腎機能が悪化していく可能性もあります。なるべく腎排泄率の少ない薬剤が望ましいですね。エリキュース1回5 mg、1日2回へ変更してください」

「わかりました。ありがとうございます」

処方薬剤の一般名
ニューロタン：ロサルタンカリウム
アルダクトン：スピロノラクトン
ラシックス：フロセミド
プラザキサ：ダビガトランエテキシラートメタンスルホン酸塩

〈処方変更内容〉
　変更：プラザキサカプセル 75 mg　4 C/分 2　朝・夕（食後 30 分）
　　→　エリキュース錠 5 mg　2 T/分 2　朝・夕（食後 30 分）

（3）服薬指導

「○○さん、お待たせしました。これまで飲んでいた血液を固まりにくくするお薬ですが、これに変えて今回から新しいお薬が処方されています」

「前から不整脈があると言われていて…。薬を飲まないと脳梗塞を起こすかもしれないとも言われていましたけど…」

「これまで処方されていたプラザキサというお薬ですが、○○さんの腎臓の機能では副作用が強く出る懸念があります。そこで先生と相談したところ、○○さんの腎臓の機能を考慮してエリキュースというお薬に変更になりました。こちらも血液をサラサラにするお薬でプラザキサと同じ効果があります。1 回 5 mg、1 日 2 回朝夕食後に服用してください」

「わかりました。あの、以前テレビで、こういうお薬って出血の副作用があるとか、脳出血になる場合があるって言ってましたけど…。怖いんですが、やっぱり飲まなきゃいけないんですか？」

「ご心配の点は、たしかにどうしても出血しやすくなってしまいます。でも、脳梗塞はもっと怖い病気です。脳梗塞を予防するためには、このお薬をしっかりと飲み続けていく必要があります。お薬を飲んでいて我慢できない頭痛、明らかな血便、血尿という症状が現れた場合、体の中で大きな出血が起こっている可能性があるので、すぐに受診してください。あと、鼻血や歯茎からの出血などはすぐに命に関わるものではないですから、症状が現れたからといって自己判断でお薬を飲むのをやめないでくださいね」

「わかりました。多少出血しやすくなっても脳梗塞を予防するために飲み続けることが大事なんですね」

「はい、そうです。とはいっても、普通に生活していて出血しやすくなれば不安になると思います。お困りになったらいつでも私たちにご相談ください。それから今後、検査や手術等を行う前には、主治医の先生にこのお薬を飲んでいることを必ず伝えてください。お薬手帳にシールを貼っておくのでこれを見せれば大丈夫ですよ」

「ありがとうございます」

処方薬剤の一般名
エリキュース：アピキサバン

〈服薬指導のポイント〉
①服薬アドヒアランスの管理
　　患者の服薬アドヒアランスを妨げる最大の要因は「出血に対する恐れ」であるから、「抗凝固薬のゴール＝脳梗塞を予防すること」を十分に確認するとともに、脳出血のリスクの方が脳梗塞予防のベネフィットより確率的に低いことを説明すること。
②出血の管理
- 万が一出血した場合、どのように対応すれば良いかを事前に説明しておくこと。
- 鼻血や歯肉出血等の小出血については、対処法（Case 37 ミニレク（p.279）参照）を教えておくとともに、すぐに命に関わることではないので、それだけで決して服薬を止めないように伝えること。
- 我慢できない頭痛、明らかな血便、血尿といった、内臓からの出血を疑う徴候の場合であれば、すみやかに受診するよう伝えること。

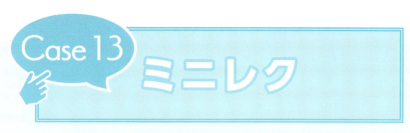

DOAC（直接作用型経口抗凝固薬）と腎機能

本症例では腎機能を考慮し、プラザキサからエリキュースへの処方変更となったが、参考にしたDOACそれぞれのPKパラメータは次のとおりとなっている。

表　DOACとPKパラメータ

DOAC	禁忌	腎排泄率	高度腎障害患者の投与データ[*1]		
			AUC	$t_{1/2}$	C_{max}
プラザキサ	Ccr＜30	85%	6.31倍	2.03倍	2.11倍
イグザレルト	Ccr＜15	33%	1.64倍	1.14倍	1.35倍
エリキュース	Ccr＜15[*2]	27%	1.38倍	1.11倍	1.04倍
リクシアナ	Ccr＜15	48.6%	1.88倍	1.97倍	1.08倍

[*1] 正常腎機能患者データとの比較。
[*2] 非弁膜症性心房細動患者の場合。
※データは各薬剤のインタビューフォーム及び承認審査報告書を基に算出。

プラザキサは腎排泄率が高く、また、他のDOACとは異なり、Ccr（クレアチニンクリアランス）が30 mL/分未満で禁忌となる。

患者は中等度腎機能障害のため、処方をプラザキサの1回110 mg、1日2回に減量しても投与可能であると考えられる。しかし、本症例の場合、年齢から今後腎機能が悪化していく可能性を考慮し、DOACの中でも腎排泄率の少ないエリキュースを選択した。

Case 14　腎障害患者へのワーファリンの投与

処方

処方せん
（この処方せんは、どの保険薬局でも有効です。）

患者	氏名	○○　○○
	生年月日	明・大・昭・平　10年　○月　○日　男・女
	区分	被保険者／被扶養者
	交付年月日	平成28年10月6日

保険医療機関の所在地及び名称：千葉市中央区亥鼻1丁目8番1号　千葉大学医学部附属病院
電話番号　000-000-0000
保険医氏名　△△　△△

処方せんの使用期間　平成　年　月　日

処方

RP1.
　ワーファリン錠1mg　　　　　　2T
　分1　夕（食後30分）　　　28日分

RP2.
　ラシックス錠20mg　　　　　　1T
　フルイトラン錠1mg　　　　　1T
　分1　朝（食後30分）　　　28日分

〈〈以下余白〉〉

備考：保険医署名

検査値情報

処方せん （検査値情報[薬局用]）

お薬を安全に服用いただくために必要な検査値の一覧です。

《この処方せんは、どの保険薬局でも有効です。》

公費負担者番号		保険者番号	
公費負担医療の受給者番号		被保険者証・被保険者手帳の記号・番号	・

患者
- 氏名： ○○ ○○
- 生年月日： 明・大・(昭)・平 10年 ○月 ○日 (男)・女
- 区分： 被保険者 / 被扶養者

保健医療機関所在地及び名称： 千葉市中央区亥鼻1丁目8番1号　千葉大学医学部附属病院
電話番号： 000-000-0000
診療科名：
保険医氏名： △△ △△　　(印)

都道府県番号	点数表番号	医療機関コード

交付年月日： 平成28年10月6日
処方せんの使用期間： 平成 年 月 日　（特に記載のある場合を除き、交付の日を含めて4日以内に保険薬局に提出すること。）

変更不可： 個々の処方薬について、後発医薬品（ジェネリック医薬品）への変更に差し支えがあると判断した場合には、「変更不可」欄に「レ」又は「×」を記載し、「保険医署名」欄に署名又は記名・押印すること。

処方

★保険薬局にお持ちください★
●検査値情報（直近100日の最新の値を表示。括弧内の日付は測定日）

```
eGFR      34.3        (10/06)    WBC    4.2  H    (10/06)
CRE        1.54  H    (10/06)    SEG   54.6       (10/06)
シスタチンC  ***         (    )    ST.    ***       (    )
AST (GOT)  38         (10/06)    HGB   13.2       (10/06)
ALT (GPT)  27         (10/06)    PLT   228        (10/06)
ALP       230         (10/06)    CK     61        (10/06)
T-BIL      0.8        (10/06)    TSH    ***       (    )
K          3.8        (10/06)    HbA1c  6.6       (10/06)
```

●特に注意が必要な薬剤と検査値情報の組合せ（薬剤名は半角20文字分を印字）
```
〈ワーファリン錠1mg〉       腎機能 (eGFR, CRE, シスタチンC)
                         PT-INR    2.24  H    (10/06)
〈ラシックス錠20mg〉        Na       143        (10/06)
                         K         3.8        (10/06)
〈フルイトラン錠1mg〉       Na       143        (10/06)
                         K         3.8        (10/06)
```

《《以下余白》》

備考
- 保険医署名：「変更不可」欄に「レ」又は「×」を記載した場合は、署名又は記名・押印すること。
- （直近100日に測定値がない場合は ＊＊＊ で表示）
- 〈保険薬局の方へ〉特に注意が必要な検査値を表示しています。ご不明な点がございましたら当院薬剤部ホームページをご参照いただくか、お問合せください。
- 保険薬局が調剤時に残薬を確認した場合の対応（特に指示がある場合は「レ」又は「×」を記載すること。）
  □ 保険医療機関へ疑義照会した上で調剤　　□ 保険医療機関へ情報提供

調剤済年月日	平成 年 月 日	公費負担者番号	
保険薬局の所在地及び名称 保険薬剤師氏名	(印)	公費負担医療の受給者番号	

備考 1.「処方」欄には、薬名、分量、用法及び用量を記載すること。
　　 2. この用紙は、日本工業規格A列5番を標準とすること。
　　 3. 療養の給付及び公費負担医療に関する費用の請求に関する省令（昭和51年厚生省令第36号）第1条の公費負担医療については、「保険医療機関」とあるのは「公費負担医療の担当医療機関」と、「保険医氏名」とあるのは「公費負担医療の担当医師名」と読み替えるものとすること。

(1) 疑義照会までのやりとり

「ワーファリン錠が処方されていますね。検査値では PT-INR をみればいいから…。今日は 2.24 なので大丈夫みたいですね」

「うん。PT-INR から判断すると問題なさそうね。その他の検査値情報は確認した？」

「あれ？ ワーファリンの検査値情報に『腎機能』と記載されています。この患者さん、eGFR が 34.3 mL/分/1.73 m² なので腎機能が悪いですね。それと…体格ですが、身長は 150 cm、体重は 38 kg と小柄な方ですね。Ccr は 20.2 mL/分です」

「なぜ腎機能に注意が必要なのか、添付文書を確認して」

「はい──。禁忌の項には『重篤な腎障害のある患者』とあります。それと『本剤の代謝・排泄の遅延で出血することがある』とあります。でも、ワーファリンは肝代謝型の薬剤ではなかったですか？」

「そうね。腎機能が悪い場合に PT-INR が著明に増加するということはないけど、実はね、ワーファリンは腎機能の低下に従って出血のリスクが高くなるといわれていて、PT-INR が安全域だからといっても必ずしも大丈夫とは言い切れないのよ。それに、飲み始めて 1ヵ月はリスクが高いといわれているの」

「えっ…。知らなかったです」

「じゃあ、まず禁忌であることを疑義照会する前に、患者さんにこれまでの状況を聴きましょう」

「わかりました」

「○○さん、こんにちは。ワーファリンというお薬はいつから飲んでいますか？」

患者「ああ、血をサラサラにする薬ですね。心臓の手術の後からだから、飲み始めて 2 週間くらいです…。先週まで入院していまして…」

「今回のワーファリンを飲む量は、退院された時と変わりないでしょうか？」

患者「退院した時も 2 錠でしたから同じです」

「飲み始めてから出血しやすくなったり、便や尿に血が混じったりするといった症状はありませんでしたか？」

処方薬剤の一般名
ワーファリン：ワルファリンカリウム
ラシックス：フロセミド
フルイトラン：トリクロルメチアジド

「うーん。特に変わったことはありませんね」

「ありがとうございます」

(2) 疑義照会

「○○さんのワーファリンのことで連絡させていただきました。PT-INR は 2.24 で、特に出血などの自覚症状はないとのことです。しかし、Ccr が 20.2 mL/分で、重篤な腎障害があります。ワーファリンの添付文書によると、重篤な腎障害のある患者さんにはワーファリンは禁忌とされています」

「たしかに腎機能の悪い方なので注意が必要ですね。でも、機械弁を入れているのでワーファリンしか選択肢がないんですよ」

「そうでしたか。ワーファリンは肝臓で代謝されますが、腎障害の患者は大出血のリスクが高いとされています。ですが、他に選択肢がなければやむを得ないですね」

「患者さんには、出血の自覚症状や対処方法の理解度などを確認してもらえますか？」

「わかりました」

〈処方変更内容〉
　処方変更なし。

(3) 服薬指導

「○○さん、お待たせしました。ワーファリンを飲むにあたって、日常生活で気をつけることは何か聴いていますか？」

「血が止まりにくくなるから、ひげそりや歯磨きの時はやさしくするように言われています」

「そうですね。他にも、あざが知らないうちにできていることなども出血傾向のサインの1つになりますよ」

「わかりました」

「もし出血した場合、どうしたら良いか聴いていますか？」

「すぐ病院に行けばいいんですよね？」

薬剤師：「ちょっとした切り傷や鼻血なら、圧迫止血などご自身で対応できますよ。ただし、それでも対処できなかったり、便や尿に血が混じったりという時は、すぐに受診してください。それから、決してご自身の判断でお薬を飲むのを中止しないでください」

患者：「わかりました」

薬剤師：「最後にワーファリンを飲んでいる間、食事などで食べたり飲んだりしてはいけないものについて聴いていますか？」

患者：「納豆とか青野菜は食べたらダメなんですよね…。効き目に影響があるとか…」

薬剤師：「ワーファリンの効果が弱くなってしまうので、納豆、青汁、クロレラは絶対に食べないでください。たしかに青野菜も食べ過ぎはダメですが、一般的な食事で摂る量であれば特に気にしなくて大丈夫ですよ」

患者：「わかりました。ありがとうございます」

〈服薬指導のポイント〉
- 一概に腎機能のみで禁忌に該当すると判断しない。
- ワーファリンの内服量や期間、PT-INR から迅速な受診や休薬が必要かどうか判断する。
- 患者に出血時の対処方法や食事等、基本的な事項に関する理解度を確認・指導する。

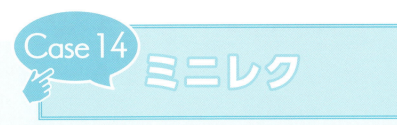

腎機能と出血の関係（ワルファリン内服時の腎障害と出血の関係）

　ワルファリンは肝代謝型薬剤であるが、腎機能低下によって大出血リスクが上昇することが示唆されている。2003年5月1日～2010年3月31日の研究期間において、心房細動でワルファリンの内服を開始した66歳以上の1万2,403例の患者について後ろ向きコホート研究を行った報告がある。対象患者はワルファリン導入1年前もしくは90日後以内に血清クレアチニンを測定しており、CKD-EPI式により算出された推定糸球体濾過量（eGFR）に基づき、90以上、60～89、45～59、30～44、15～29、15未満（mL/分/1.73 m^2）の6群に分類して評価されている。その結果、ワルファリン服用30日間の補正後出血率は、eGFR値が90 mL/分/1.73 m^{2}超の人で6.1/100人年（95％信頼区間：1.9～19.4）だったのに対し、15 mL/分/1.73 m^{2}未満の人で63.4/100人年（同：24.9～161.6）と高率だった。この傾向は、主に消化管出血によるもので、eGFR値が15 mL/分/1.73 m^{2}未満の人の同発症リスクは、90 mL/分/1.73 m^{2}超の人の3.5倍に上った。頭蓋内出血については、腎機能低下によるリスクの増大は認められなかった。

　つまり、PT-INRが治療域内で管理されていたとしても、腎障害の程度によって出血（主に消化管出血）の危険性が変わってくるため、注意が必要である。

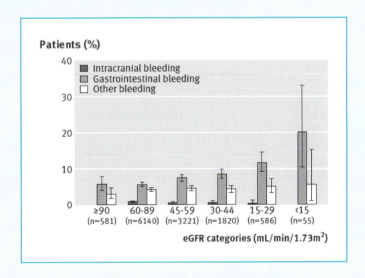

参考文献
- Jun M. et al：The association between kidny function and major bleeding in older adults with atrial fibrillation starting warfarin treatment：population based observational study., BMJ. 2015 Feb 3. 350：h246.

Case 15 腎障害患者へのティーエスワンの投与

処方

処方せん
(この処方せんは、どの保険薬局でも有効です。)

公費負担者番号		保険者番号	
公費負担医療の受給者番号		被保険者証・被保険者手帳の記号・番号	

患者
- 氏名：○○ ○○
- 生年月日：明・大・昭・平 11年 ○月 ○日 (男)・女
- 区分：被保険者／被扶養者

保健医療機関の所在地及び名称
- 千葉市中央区亥鼻1丁目8番1号
- 千葉大学医学部附属病院
- 電話番号 000-000-0000
- 診療科名
- 保険医氏名 △△ △△ 印

都道府県番号	点数表番号	医療機関コード

- 交付年月日：平成28年10月6日
- 処方せんの使用期間：平成 年 月 日
  （特に記載のある場合を除き、交付の日を含めて4日以内に保険薬局に提出すること。）

変更不可：個々の処方薬について、後発医薬品（ジェネリック医薬品）への変更に差し支えがあると判断した場合には、「変更不可」欄に「レ」又は「×」を記載し、「保険医署名」欄に署名又は記名・押印すること。

処方

RP1.
　　ティーエスワン配合OD錠T25　　　　　　　4T
　　　分2　朝・夕（食後30分）　　　28日分

RP2.
　　ビオスリー配合錠　　　　　　　　　　　　3T
　　　分3　朝・昼・夕（食後30分）　28日分

RP3.
　　ロペラミド塩酸塩カプセル1mg「タイヨー」　2C
　　　下痢の時　　　　　　　　　　　10回分
　　　4時間あけて使用可

〈〈以下余白〉〉

備考
- 保険医署名：「変更不可」欄に「レ」又は「×」を記載した場合は、署名又は記名・押印すること。
- 保険薬局が調剤時に残薬を確認した場合の対応（特に指示がある場合は「レ」又は「×」を記載すること。）
  □ 保険医療機関へ疑義照会した上で調剤　　□ 保険医療機関へ情報提供

- 調剤済年月日：平成 年 月 日
- 公費負担者番号：
- 保険薬局の所在地及び名称／保険薬剤師氏名：印
- 公費負担医療の受給者番号：

備考
1. 「処方」欄には、薬名、分量、用法及び用量を記載すること。
2. この用紙は、日本工業規格A列5番を標準とすること。
3. 療養の給付及び公費負担医療に関する費用の請求に関する省令（昭和51年厚生省令第36号）第1条の公費負担医療については、「保険医療機関」とあるのは「公費負担医療の担当医療機関」と、「保険医氏名」とあるのは「公費負担医療の担当医氏名」と読み替えるものとすること。

検査値情報

		お薬を安全に服用いただくために必要な検査値の一覧です。					

処 方 せ ん （検査値情報［薬局用］）

(この処方せんは、どの保険薬局でも有効です。)

公費負担者番号		保険者番号	
公費負担医療の受給者番号		被保険者証・被保険者手帳の記号・番号	・

患者	氏 名	○○ ○○		保健医療機関の所在地及び名称	千葉市中央区亥鼻1丁目8番1号千葉大学医学部附属病院
	生年月日	明大昭平 11年 ○月 ○日	男・女	電話番号 診療科名 保険医氏名	000-000-0000 △△ △△ （印）
	区 分	被保険者	被扶養者	都道府県番号 　点数表番号　 医療機関コード	
交付年月日		平成28年10月6日		処方せんの使用期間	平成　年　月　日	特に記載のある場合を除き、交付の日を含めて4日以内に保険薬局に提出すること。

処方	~~変更不可~~	個々の処方薬について、後発医薬品（ジェネリック医薬品）への変更に差し支えがあると判断した場合には、「変更不可」欄に「レ」又は「×」を記載し、「保険医署名」欄に署名又は記名・押印すること。
		★保険薬局にお持ちください★
		●検査値情報（直近100日の最新の値を表示。括弧内の日付は測定日）
		eGFR　　55.8　（10/06）　WBC　4.4　（10/06）
		CRE　　　0.99　（10/06）　SEG　61.6 H（10/06）
		シスタチンC　***　（　　）　ST.　***　（　　）
		AST（GOT）　16　（10/06）　HGB　9.3 L（10/06）
		ALT（GPT）　11　（10/06）　PLT　465 H（10/06）
		ALP　　　195　（10/06）　CK　　60 L（10/06）
		T-BIL　　0.4　（10/06）　TSH　***　（　　）
		K　　　　4.8　（10/06）　HbA1c　***　（　　）
		●特に注意が必要な薬剤と検査値情報の組合せ（薬剤名は半角20文字分を印字）
		〈ティーエスワン配合OD錠T25〉　腎機能（eGFR, CRE, シスタチンC）
		肝機能（AST, ALT, ALP, T-BIL）
		骨髄抑制（WBC, SEG, ST., HGB, PLT）
		〈〈以下余白〉〉

備考	保険医署名	「変更不可」欄に「レ」又は「×」を記載した場合は、署名又は記名・押印すること。	（直近100日に測定値がない場合は *** で表示） 〈保険薬局の方へ〉 特に注意が必要な検査値を表示しています。ご不明な点がございましたら当院薬剤部ホームページをご参照いただくか、お問合せください。
	保険薬局が調剤時に残薬を確認した場合の対応（特に指示がある場合は「レ」又は「×」を記載すること。） □保険医療機関へ疑義照会した上で調剤　　□保険医療機関へ情報提供		

調剤済年月日	平成　年　月　日	公費負担者番号	
保険薬局の所在地及び名称 保険薬剤師氏名	（印）	公費負担医療の受給者番号	

備考 1.「処方」欄には、薬名、分量、用法及び用量を記載すること。
　　 2. この用紙は、日本工業規格A列5番を標準とすること。
　　 3. 療養の給付及び公費負担医療に関する費用の請求に関する省令（昭和51年厚生省令第36号）第1条の公費負担医療については、「保険医療機関」とあるのは「公費負担医療の担当医療機関」と、「保険医氏名」とあるのは「公費負担医療の担当医氏名」と読み替えるものとすること。

(1) 疑義照会までのやりとり

「腎機能が低下している患者さんにティーエスワン（TS-1）が処方されています。TS-1 は腎排泄型の薬剤だと思うのですが、大丈夫でしょうか？」

「患者さんの腎機能はどのくらい？」

「本日の採血結果はクレアチニン値 0.99 mg/dL で eGFR 48.9 mL/分です。Ccr を計算したところ 45.6 mL/分でした。あと、4 週間前の Ccr は 56 mL/分でした」

「たしかに、前回から腎機能が低下しているわね。TS-1 は腎排泄型薬剤だから、腎機能が低下すると薬剤の代謝（排泄の抑制）への影響も少なからずあると思う。まず患者さんに、副作用症状が現れていないか確認して」

「患者さんに症状を確認しました。最近は、下痢や口内炎が現れるそうです」

「副作用症状がみられているようね。添付文書だと、重篤な腎障害のある患者さんでは副作用が強く現れるおそれがあるとされているわね。この患者さんは重度の腎障害ではないけど、腎機能の低下による副作用出現の可能性がありそうね。腎機能に応じた投与量なのか確認しましょう」

「添付文書やインタビューフォーム、『CKD 診療ガイド 2012』を確認しましたが、腎機能に応じた投与量の記載がありません。この場合は、何を参考にしたら良いでしょうか？」

「TS-1 適正使用ガイドには、腎機能を考慮した推奨投与量が記載されているから、それを参考にするといいんじゃない。それと、TS-1 の減量を考慮する際は、TS-1 を単独投与している場合と、シスプラチンを併用している場合で減量基準が異なるから注意して」

「この患者さんは単独投与ですから、1 段階減量が推奨されますね。医師に投与量について問い合わせてみます」

(2) 疑義照会

「○○さんに TS-1 が通常量（初回基準量）で処方されていますが、本日の採血結果では腎機能の低下が認められます。また、患者さんのお話では、下痢に加えて口内炎が現れるようになったそうです。腎機能の低下が副作用発現リスクを上昇させるといわれていますが、投与量について減量の必要はないでしょうか？」

処方薬剤の一般名
ティーエスワン：テガフール・ギメラシル・オテラシルカリウム
ビオスリー：酪酸菌

「そうでしたか。たしかに、Ccr値が初回より少しずつ低下し始めているので、腎機能の低下が副作用の出現に影響していそうですね。今後の副作用の出現を考慮して、今回は投与量の調節を行いたいと思います。どの程度の減量が適切ですか？」

「TS-1適正使用ガイドによると、TS-1単独投与において、60＞Ccr≧30に該当する場合、1段階減量が推奨されています」

「では、1段階減量とします。前回の投与量が100 mg/日でしたので、今回は80 mg/日とします。患者さんに減量の説明をお願いできますか？ それと、副作用症状の出現についても注意するよう伝えて下さい」

「わかりました」

〈処方変更内容〉
　減量：ティーエスワン配合OD錠T25　4 T/分2
　　→　ティーエスワン配合OD錠T20　4 T/分2

(3) 服薬指導

「○○さん、本日、TS-1が処方されていますが、○○さんの腎臓の機能が低くなってきていることと、下痢に加えて口内炎も現れているとのことでしたので、先生に相談しましたら、前回より少ない量に変更となりました」

「そうですか。今回から飲む量が減るんですね。抗がん薬の量が少なくなることで副作用が軽くなるといいんですが」

「腎臓の機能が弱っていると、副作用が強く出ることがあります。今回、お薬の量が変更されていますが、服用中に口内炎や下痢だけでなく、その他にも気になる症状がみられたら、先生や私たちに連絡してください」

「わかりました。自分でも治療日誌などで副作用をチェックします」

(4) 解説

①腎機能と副作用発現

　Ccrが低値な症例ほど副作用発現率が高く、また、CTCAE v4.0のGrade3以上の副作用発現率も高くなる（図1）。基準投与量と減量投与量（主に1段階減量）で比較すると、Ccrが正常群（Ccr≧80 mL/分）の場合では発現率に差は認められなかった。また、中等度（50＞Ccr≧30 mL/分）や、重度障害群（30 mL/分＞Ccr）の場合では、減量投与群において副作用発現率の低下及びGrade3以上の副作用発現率の低下が認められている。しかし、減量投与で開始したとしても重度腎障害患者では、腎機能正常者と比較すると副作用発現率（Grade3以上の副作用発現も含む）は高くなるので注意が必要である。

表　TS-1 投与前の Ccr 推定値と TS-1 投与後の副作用発現率の関係 (TS-1 配合 OD 錠インタビューフォーム)

Ccr 推定値 (mL/分)	基準量投与開始症例		減量投与開始症例	
	副作用発現率	高度 (Grade3) 以上副作用発現率	副作用発現率	高度 (Grade3) 以上副作用発現率
80≦	79.2 % (835/1054)	26.8 % (282/1054)	70.7 % (224/317)	24.3 % (77/317)
50≦ <80	80.8 % (1087/1345)	32.3 % (434/1345)	71.7 % (309/431)	26.0 % (112/431)
30≦ <50	87.4 % (319/365)	42.5 % (155/365)	79.9 % (123/154)	33.8 % (52/154)
<30	90.0 % (18/20)	75.0 % (15/20)	82.4 % (14/17)	47.1 % (8/17)

② TS-1 の投与量

単独投与（胃がん術後補助化学療法を含む）

Ccr (mL/分)	≧80	80> ≧60	60> ≧30	投与不可
投与開始量	初回基準量	初回基準量（必要に応じて 1 段階減量#）	原則として 1 段階以上の減量#（30〜40 未満は 2 段階減量#が望ましい）	Ccr：30 mL/分未満

シスプラチン併用療法

Ccr (mL/分)	≧80	80> ≧60*	
投与開始量	初回基準量	初回基準量（必要に応じて 1 段階減量#）	Ccr：50 mL/分未満*における試験結果はない

* 非小細胞肺がんにおける治験時には Ccr が 60 mL/分未満における試験結果はありません。
　進行胃がんを対象とした TS-1＋CDDP 併用試験（SPIRITS 試験）において、投与前 Ccr が 50-60 mL/分の症例（21/148 例）では、好中球数減少、ヘモグロビン減少、食欲不振の発現率が高い傾向を示しました。なお、Ccr が 50 mL/分未満における試験結果はありません。

最低投与量は 40 mg/回

図　腎機能に応じた TS-1 の投与開始量（TS-1 適正使用ガイド）

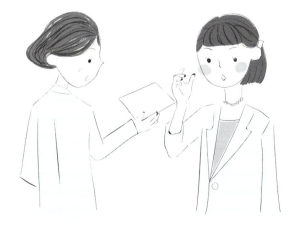

Case 16 腎障害患者へのセララの投与

処方

処方せん
(この処方せんは、どの保険薬局でも有効です。)

公費負担者番号		保険者番号	
公費負担医療の受給者番号		被保険者証・被保険者手帳の記号・番号	

患者
- 氏名：○○ ○○
- 生年月日：明・大・昭・平 20年 ○月 ○日 男・女
- 区分：被保険者／被扶養者

保健医療機関の所在地及び名称：千葉市中央区亥鼻1丁目8番1号　千葉大学医学部附属病院
電話番号：000-000-0000
診療科名：
保険医氏名：△△ △△　㊞

| 都道府県番号 | 点数表番号 | 医療機関コード |

交付年月日：平成28年10月6日
処方せんの使用期間：平成　年　月　日（特に記載のある場合を除き、交付の日を含めて4日以内に保険薬局に提出すること。）

変更不可：個々の処方薬について、後発医薬品（ジェネリック医薬品）への変更に差し支えがあると判断した場合には、「変更不可」欄に「レ」又は「×」を記載し、「保険医署名」欄に署名又は記名・押印すること。

処方：

RP1.
　セララ錠50 mg　　　　　　　　　　1 T
　　分1　朝（食後30分）　　35日分

RP2.
　アーチスト錠2.5 mg　　　　　　　　2 T
　カンデサルタン錠8 mg「あすか」　　1 T
　　分1　朝（食後30分）　　35日分

RP3.
　アーチスト錠2.5 mg　　　　　　　　1 T
　　分1　夕（食後30分）　　35日分

RP4.
　ワーファリン錠1 mg　　　　　　　　1 T
　　分1　夕（食後30分）　　35日分

〈〈以下余白〉〉

備考
- 保険医署名：「変更不可」欄に「レ」又は「×」を記載した場合は、署名又は記名・押印すること。
- 保険薬局が調剤時に残薬を確認した場合の対応（特に指示がある場合は「レ」又は「×」を記載すること。）
  □ 保険医療機関へ疑義照会した上で調剤　　□ 保険医療機関へ情報提供

調剤済年月日：平成　年　月　日
公費負担者番号：
保険薬局の所在地及び名称／保険薬剤師氏名：㊞
公費負担医療の受給者番号：

備考
1. 「処方」欄には、薬名、分量、用法及び用量を記載すること。
2. この用紙は、日本工業規格A列5番を標準とすること。
3. 療養の給付及び公費負担医療に関する費用の請求に関する省令（昭和51年厚生省令第36号）第1条の公費負担医療については、「保険医療機関」とあるのは「公費負担医療の担当医療機関」と、「保険医氏名」とあるのは「公費負担医療の担当医氏名」と読み替えるものとすること。

腎機能

検査値情報

			お薬を安全に服用いただくために必要な検査値の一覧です。		

処 方 せ ん　　（検査値情報［薬局用］）

(この処方せんは、どの保険薬局でも有効です。)

公費負担者番号		保険者番号	
公費負担医療の受給者番号		被保険者証・被保険者手帳の記号・番号	

患者	氏名	○○　○○		保健医療機関の所在地及び名称 電話番号 診療科名 保険医氏名	千葉市中央区亥鼻1丁目8番1号 千葉大学医学部附属病院 000-000-0000 △△　△△ ㊞
	生年月日	明大昭平	20年 ○月 ○日　男・女		
	区分	被保険者	被扶養者	都道府県番号　点数表番号　医療機関コード	

交付年月日	平成28年10月6日	処方せんの使用期間	平成 年 月 日	特に記載のある場合を除き、交付の日を含めて4日以内に保険薬局に提出すること。

処方	~~変更不可~~	個々の処方薬について、後発医薬品（ジェネリック医薬品）への変更に差し支えがあると判断した場合には、「変更不可」欄に「レ」又は「×」を記載し、「保険医署名」欄に署名又は記名・押印すること。

★保険薬局にお持ちください★
●検査値情報（直近100日の最新の値を表示。括弧内の日付は測定日）

```
   eGFR        39.5      (10/06)    WBC       4.3      (10/06)
   CRE         1.40  H   (10/06)    SEG       ***      (    )
   シスタチンC   ***      (    )     ST.       ***      (    )
   AST (GOT)    24       (10/06)    HGB      16.0      (10/06)
   ALT (GPT)    17       (10/06)    PLT       177      (10/06)
   ALP         105   L   (10/06)    CK        128      (10/06)
   T-BIL       ***       (    )     TSH       ***      (    )
   K           4.6       (10/06)    HbA1c     5.2      (10/06)
```

●特に注意が必要な薬剤と検査値情報の組合せ（薬剤名は半角20文字分を印字）

```
〈セララ錠50 mg〉             腎機能 (eGFR, CRE, シスタチンC)
                            K         4.6       (10/06)
〈ワーファリン錠1 mg〉         腎機能 (eGFR, CRE, シスタチンC)
                            PT-INR    2.01  H   (10/06)
```

《《以下余白》》

備考	保険医署名	「変更不可」欄に「レ」又は「×」を記載した場合は、署名又は記名・押印すること。	(直近100日に測定値がない場合は***で表示) 〈保険薬局の方へ〉 特に注意が必要な検査値を表示しています。ご不明な点がございましたら当院薬剤部ホームページをご参照いただくか、お問合せください。
	保険薬局が調剤時に残薬を確認した場合の対応（特に指示がある場合は「レ」又は「×」を記載すること。） □保険医療機関へ疑義照会した上で調剤　　□保険医療機関へ情報提供		

調剤済年月日	平成 年 月 日	公費負担者番号	
保険薬局の所在地及び名称 保険薬剤師氏名	㊞	公費負担医療の受給者番号	

備考　1.「処方」欄には、薬名、分量、用法及び用量を記載すること。
　　　2. この用紙は、日本工業規格A列5番を標準とすること。
　　　3. 療養の給付及び公費負担医療に関する費用の請求に関する省令（昭和51年厚生省令第36号）第1条の公費負担医療については、「保険医療機関」とあるのは「公費負担医療の担当医療機関」と、「保険医氏名」とあるのは「公費負担医療の担当医氏名」と読み替えるものとすること。

(1) 疑義照会までのやりとり

「今回初めて来られた患者さんです。腎機能が良くないのですが、セララが処方されています」

「腎機能障害の程度はどれくらい？」

「Cockcroft-Gaultの式で計算するとCcrが45 mL/分です。添付文書ではセララは中等度腎機能障害で禁忌となります」

「医師に疑義照会する必要があるわね。ちなみにこの患者さんのカリウム値はどのくらい？」

「4.6 mmol/Lで正常範囲内です」

「カリウム値から考えると投与は問題なさそうね。これまでの推移も知りたいから、あわせて確認してみましょう」

(2) 疑義照会

「〇〇さんにセララが処方されていますが、Ccrを計算すると45 mL/分でした。高カリウム血症を誘発するおそれがあるので、中等度腎機能障害の患者さんにはセララは禁忌となっています」

「思っていたよりも腎機能が悪かったんですね…。カリウム値はいくつでしたっけ？」

「カリウム値は4.6 mmol/Lで正常範囲内です」

「そうですか。この患者さんは1年以上前から同用量で継続してセララを服用していますが、腎機能、カリウム値とも横ばいなので今回はこのまま調剤していただき、今後も腎機能とカリウム値の推移を確認していただけますか？」

「わかりました。患者さんには高カリウム血症の症状を説明しておきますね」

「よろしくお願いします」

〈処方変更内容〉
処方変更なし。

処方薬剤の一般名
セララ：エプレレノン
アーチスト：カルベジロール
ワーファリン：ワルファリンカリウム

(3) 服薬指導

「○○さん、お待たせしました。これまでと同様に、セララが処方されていますが、○○さんは少し腎機能が良くないので、セララの服用でカリウム値が上がる可能性があります。カリウム値が上がると、手足のしびれや脱力感、吐き気、下痢などの症状が現れますから、そのような症状が現れた場合は連絡してください」

「そうなんですか…。何か気をつけることはありますか？」

「バナナやアボカドといった果物にはカリウムが多く含まれています。あまり食べ過ぎないように気をつけて下さい」

「わかりました。どうもありがとうございます」

(4) 解説

セララ（エプレレノン）は、腎遠位尿細管及び集合管上皮細胞におけるナトリウム（Na^+）再吸収促進、カリウム（K^+）排泄促進の作用を有するアルドステロンを阻害するため、カリウム値が上昇するおそれがあり、高カリウム血症の患者には禁忌とされている。また、腎機能の低下により、カリウム排泄が低下するため、中等度以上の腎機能障害患者も禁忌とされている。

その一方で、セララは主として肝臓で代謝されるため、腎機能低下による血中濃度上昇の影響は少なく、カリウム値が上昇していない場合は、安全に投与可能と考えられる。そのためセララ投与中は、血清カリウム値を定期的にモニタリングすることが重要である。

表 腎機能障害患者及び健康成人における薬物動態パラメータ

	対象	t_{max} (h)	C_{max} (ng/mL)	AUC_{0-24} (ng・h/mL)	CL/F (L/h)
反復投与5日目	健康成人	1.57±0.610	1870±519	11700±2530	8.89±1.98
	軽度腎機能障害患者	2.29±0.953	1670±493	12000±5430	10.1±4.72
	健康成人	1.59±0.566	1560±466	11400±4190	9.75±3.16
	中等度腎機能障害患者	2.00±0.901	1650±526	13300±7120	9.53±4.74
	健康成人	2.26±1.03	1780±500	12200±4430	9.16±3.22
	重度腎機能障害患者	2.10±0.998	2160±701	16000±5790	6.96±2.44
	健康成人	2.14±0.627	1590±292	9120±2220	11.5±2.80
	血液透析患者	1.11±0.647*	1710±355	7330±1630	14.3±3.23

平均値±標準偏差
CL/F（CL：全身クリアランス　F：バイオアベイラビリティ）
* $p<0.05$ (ANCOVA)

Case 17 シスタチンCを考慮する症例

処方

	処　方　せ　ん	
	(この処方せんは、どの保険薬局でも有効です。)	

公費負担者番号								保険者番号							

公費負担医療の受給者番号							被保険者証・被保険者手帳の記号・番号		．

患者	氏名	○○　○○	保健医療機関の所在地及び名称 電話番号 診療科名 保険医氏名	千葉市中央区亥鼻1丁目8番1号 千葉大学医学部附属病院 000-000-0000 △△　△△　　　　　　　㊞
	生年月日	明大昭平　16年 ○月 ○日　男・女		
	区分	被保険者　被扶養者	都道府県番号　点数表番号　医療機関コード	

交付年月日	平成28年7月19日	処方せんの使用期間	平成　年　月　日	特に記載のある場合を除き、交付の日を含めて4日以内に保険薬局に提出すること。

処方	変更不可	個々の処方薬について、後発医薬品（ジェネリック医薬品）への変更に差し支えがあると判断した場合には、「変更不可」欄に「レ」又は「×」を記載し、「保険医署名」欄に署名又は記名・押印すること。
		RP1. 　　ファモチジンOD錠20 mg「トーワ」　　　2T 　　分2　朝・夕（食後30分）　　　35日分 〈〈以下余白〉〉

備考	保険医署名	「変更不可」欄に「レ」又は「×」を記載した場合は、署名又は記名・押印すること。
	保険薬局が調剤時に残薬を確認した場合の対応（特に指示がある場合は「レ」又は「×」を記載すること。） □保険医療機関へ疑義照会した上で調剤　　□保険医療機関へ情報提供	

調剤済年月日	平成　年　月　日	公費負担者番号	
保険薬局の所在地及び名称 保険薬剤師氏名	㊞	公費負担医療の受給者番号	

備考　1. 「処方」欄には、薬名、分量、用法及び用量を記載すること。
　　　2. この用紙は、日本工業規格A列5番を標準とすること。
　　　3. 療養の給付及び公費負担医療に関する費用の請求に関する省令（昭和51年厚生省令第36号）第1条の公費負担医療については、「保険医療機関」とあるのは「公費負担医療の担当医療機関」と、「保険医氏名」とあるのは「公費負担医療の担当医氏名」と読み替えるものとすること。

腎機能──Case 17

検査値情報

お薬を安全に服用いただくために必要な検査値の一覧です。

処 方 せ ん （検査値情報［薬局用］）

（この処方せんは、どの保険薬局でも有効です）

公費負担者番号		保険者番号	
公費負担医療の受給者番号		被保険者証・被保険者手帳の記号・番号	

患者
- 氏名：○○ ○○
- 生年月日：明・大・（昭）・平 16年 ○月 ○日 （男）・女
- 区分：被保険者／被扶養者

保健医療機関所在地及び名称：千葉市中央区亥鼻1丁目8番1号　千葉大学医学部附属病院
電話番号：000-000-0000
診療科名：
保険医氏名：△△ △△　㊞

| 都道府県番号 | 点数表番号 | 医療機関コード |

交付年月日：平成28年7月19日
処方せんの使用期間：平成 年 月 日

特に記載のある場合を除き、交付の日を含めて4日以内に保険薬局に提出すること。

変更不可：個々の処方薬について、後発医薬品（ジェネリック医薬品）への変更に差し支えがあると判断した場合には、「変更不可」欄に「レ」又は「×」を記載し、「保険医署名」欄に署名又は記名・押印すること。

★保険薬局にお持ちください★

● 検査値情報（直近100日の最新の値を表示。括弧内の日付は測定日）

eGFR	75.1	(7/19)	WBC	6.0	(7/19)	
CRE	0.80	(7/19)	SEG	51.0	(7/19)	
シスタチンC	2.08 H	(6/17)	ST.	***	( )	
AST (GOT)	16	(7/19)	HGB	14.2	(7/19)	
ALT (GPT)	14	(7/19)	PLT	162	(7/19)	
ALP	206	(7/19)	CK	9 L	(7/19)	
T-BIL	0.9	(7/19)	TSH	***	( )	
K	3.8	(7/19)	HbA1c	***	( )	

● 特に注意が必要な薬剤と検査値情報の組合せ（薬剤名は半角20文字分を印字）
〈ファモチジンOD錠20mg〉　　　　腎機能（eGFR, CRE, シスタチンC）

〈〈以下余白〉〉

備考

保険医署名：「変更不可」欄に「レ」又は「×」を記載した場合は、署名又は記名・押印すること。

（直近100日に測定値がない場合は*** で表示）
〈保険薬局の方へ〉
特に注意が必要な検査値を表示しています。ご不明な点がございましたら当院薬剤部ホームページをご参照いただくか、お問合せください。

保険薬局が調剤時に残薬を確認した場合の対応（特に指示がある場合は「レ」又は「×」を記載すること。）
□ 保険医療機関へ疑義照会した上で調剤　　□ 保険医療機関へ情報提供

| 調剤済年月日 | 平成 年 月 日 | 公費負担者番号 | |
| 保険薬局の所在地及び名称　保険薬剤師氏名 | ㊞ | 公費負担医療の受給者番号 | |

備考
1.「処方」欄には、薬名、分量、用法及び用量を記載すること。
2. この用紙は、日本工業規格A列5番を標準とすること。
3. 療養の給付及び公費負担医療に関する費用の請求に関する省令（昭和51年厚生省令第36号）第1条の公費負担医療については、「保険医療機関」とあるのは「公費負担医療の担当医療機関」と、「保険医氏名」とあるのは「公費負担医療の担当医氏名」と読み替えるものとすること。

(1) 疑義照会までのやりとり

「ファモチジンが処方されているけど、投与量に問題はない？」

「eGFR が 75.1 mL/分/1.73 m² なので特に問題はないと思いますが…」

「それとシスタチン C が測定されているようだけど確認した？」

「あ…。見ていませんでした…。1ヵ月前の値ですが 2.08 mg/L です」

「年齢、体格は？」

「75 歳男性で、体格を確認したところ身長が 165 cm、体重は 42 kg のようです」

「シスタチン C を用いて eGFR を計算するといくつになる？」

「eGFRcys は 23.6 mL/分/body ですね…。クレアチニンから出される eGFRcre（75.1 mL/分/1.73 m²）より低くなっています。どちらを信じたらいいんでしょう？」

「この患者さんのように高齢で痩せ形の人の場合、クレアチニンが低くなるから腎機能を過大評価してしまうので注意が必要ね。シスタチン C はそうした影響を受けにくいから、シスタチン C を用いて腎機能を評価した方が正確な可能性があるわ。測定値は今日の値ではないけど、腎機能が大きく改善するということは考えにくいと思うわ」

「ファモチジンは減量した方が良いということになりますね」

「そうね。併用薬でシスタチン C に影響を与えそうな薬剤はない？」

「そうですね——。薬歴とお薬手帳で確認しましたが、そのような薬剤は併用していません」

「併用薬のことも含めて、医師に情報提供したうえで確認した方が良さそうね」

「わかりました。確認します」

(2) 疑義照会

「○○さんにファモチジンが通常量で処方されているのですが、以前のシスタチン C から考えると腎機能が悪く、ファモチジンを使用する場合は減量が必要ではないかと考えます」

「そうですか。たしかに高齢で痩せ形だから、クレアチニンが上がりにくいかもしれませんね。シスタチン C から考えると腎機能はどれくらいになりそうですか？」

「eGFRcys は 23.6 mL/分/body です。それとシスタチン C に影響しそうな併用薬はありません」

「けっこう腎機能が悪いんですね…」

「はい。ファモチジンを使用するのであれば、10 mg 錠 1 日 1 回への減量を考慮した方が良いかと思います」

「わかりました。では、ファモチジン OD 錠 10 mg　1 T/分 1　朝食後に変更しましょう」

「わかりました」

〈処方変更内容〉
　減量：ファモチジン OD 錠 20 mg　2 T/分 2
　　→　ファモチジン OD 錠 10 mg　1 T/分 1

(3) 服薬指導

「○○さん、○○さんの腎臓の機能ですが少し低下しています。今飲んでいるファモチジンというお薬は腎臓によって排泄されますが、腎機能が低下していると排泄が十分に行われません。そこで、○○さんの腎機能に応じた量にお薬を調節する必要があります。先生と相談して、今回から 10 mg 錠を 1 日 1 回 1 錠に変更することとなりました。これは腎機能が正常な方の 40 mg に相当する量になりますので、効果は同じですよ」

「そこまで少ない量になるんですね。わかりました」

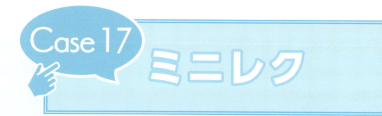

Case 17 ミニレク

シスタチン C の有用性と注意点

①シスタチン C の臨床的意義

　腎機能の評価にはクレアチニン（CRE）が広く用いられている。しかし、CRE は筋肉量、年齢、性別などの影響を受けるため、特に高齢者などの筋肉量の少ない患者に対して、腎機能を過大評価する場合がある。また、CRE は腎機能がある程度低下（イヌリンクリアランスとして 40〜50 mL/分程度まで）しないと上昇が認められないため、軽度の腎機能障害を見逃してしまうおそれがある。近年、これらの問題を克服するべく、新たな腎機能の指標としてシスタチン C が注目されている。シスタチン C は全身の有核細胞で、一定量かつ恒常的に産生される低分子タンパク質である。95 % 以上が糸球体で濾過され、そのほとんどが近位尿細管で再吸収された後にアミノ酸に分解されるので、シスタチン C は糸球体濾過量（GFR）に依存する。腎機能の指標としてのシスタチン C は、次のような特徴を有する。

- 筋肉量、年齢、性別の影響を受けにくく、筋肉量の少ない高齢者や女性などにおいて CRE と比較してより正確に腎機能を評価できる。
- GFR：70 mL/分程度からシスタチン C は上昇を始めるため、軽度腎機能障害を発見できる（表1）。

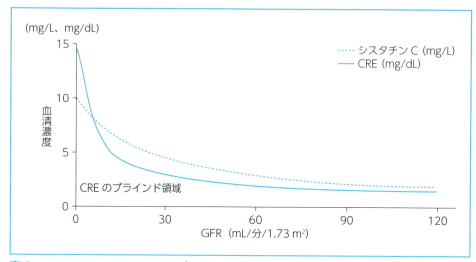

表1　シスタチン C と CRE の反応性*1

②調剤時におけるシスタチン C の活用法

　現時点ではシスタチン C の測定は 3ヵ月に 1 回しか保険上算定できないという制限があることなどからシスタチン C を測定しているケースはまれであるといって良いだろう。しかし、CRE とシスタチン C に乖離がある症例で、CRE を基に腎機能を評価すると、腎排泄薬の過量投

与を招くおそれがあるので十分注意する必要がある。

　シスタチン C による GFR 推算式についてはいくつかの報告があるが、日本の「CKD 診療ガイド 2012」で推奨されている GFR 推算式は次のとおりである。

- 男性：eGFRcys (mL/分/1.73 m^2) = (104×シスタチン C$^{-1.019}$×0.996^{Age}) − 8
- 女性：eGFRcys (mL/分/1.73 m^2) = (104×シスタチン C$^{-1.019}$×0.996^{Age}×0.929) − 8

※標準的な体格（体表面積：1.73 m^2）ではない症例に対しては、体表面積補正を考慮する。

　特に高齢者などの筋肉量が通常とは異なる症例における腎機能評価には eGFRcys を用いることが推奨される。しかし、より正確な腎機能の評価のためには、尿量など可能な限り多くの情報をもとに総合的に判断した方が良い。そのため、CRE とシスタチン C に乖離がある症例では、薬局内で結論づけるのではなく、医師や病院薬剤師と、より多くの情報をもとに十分協議したうえで腎排泄薬の投与を検討するべきであると考える。

③シスタチン C に影響する因子

　シスタチン C は内因性物質であり、さまざまな因子により影響を受けることが示唆されており、注意が必要といえる（表 2）。ただし、現在のところシスタチン C に影響する因子について一定の見解は得られていない。そのため、eGFRcys は低値であるが、副腎皮質ステロイド薬を併用しているなど、シスタチン C が腎機能以外の影響を受けている可能性がある場合においても、それを情報提供したうえで医師や病院薬剤師と協議し、判断するべきであると考える。

表 2　シスタチン C に影響を与えうる因子

薬剤	副腎皮質ステロイド薬[2,3] シクロスポリン[3]
疾患	甲状腺機能障害[4,5,6] 直腸がん、メラノーマ[7] HIV 感染[8]

参考文献

[1] 下条文武　他：「シスタチン C（GFR マーカー）」, 検査と技術 29 (5), 1119-1121, 2001.
[2] Yashiro M., Kamata T., Segawa H. et al : Comparisons of cystatin C with creatinine for evaluation of renal function in chronic kidney disease., Clin. Exp. Nephrol. 13, 598-604, 2009.
[3] Cimerman N., Brguljan PM., Krasovec M., Suskovic S., Kos J. : Serum cystatin C, a potent inhibitor of cysteine pro-teinases, is elevated in asthmatic patients., Clin. Chim. Acta. 300, 83-95, 2000.
[4] Fricker M., Wiesli P., Brandle M. et al : Impact of thyroid dysfunction on serum cystatin C., Kidney Int. 63, 1944-1947, 2003.
[5] Wiesli P., Schwegler B., Spinas GA. et al : Serum cystatin C is sensitive to small changes in thyroid function., Clin. Chim. Acta. 338, 87-90, 2003.

*6 Manetti L., Pardini E., Genovesi M. et al : Thyroid function differently affects serum cystatin C and creatinine concentrations., J. Endocrinol. Invest. 28, 346-349, 2005.
*7 Kos J., tabuc B., Cimerman N., Brunner N. : Serum cystatin C, a new marker of glomerular filtration rate, is increased during malignant progression [Letter]., Clin. Chim. Acta. 44, 2556-2557, 1998.
*8 Colle A., Tavera C., Prevot D., Leung-Tack J., Thomas Y., Manuel Y., Benveniste J., Leibowitch J. : Cystatin C levels in sera of patients with human immunodeficiency virus infection. A new avidin-biotin ELISA assay for its meas-urement., J. Immunoassay 13, 47-60, 1992.

腎機能──Case 17

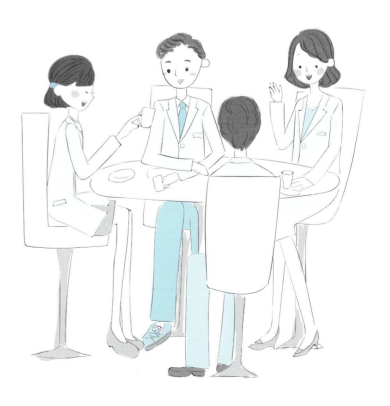

Case 18 酸化マグネシウムによる高マグネシウム血症

処方

	処 方 せ ん	
	(この処方せんは、どの保険薬局でも有効です。)	

公費負担者番号		保険者番号	
公費負担医療の受給者番号		被保険者証・被保険者手帳の記号・番号	

患者
- 氏名: ○○ ○○
- 生年月日: 明・大・㊵・平 24年 ○月 ○日 ⑱・女
- 区分: 被保険者 / 被扶養者

保健医療機関の所在地及び名称: 千葉市中央区亥鼻1丁目8番1号 千葉大学医学部附属病院
電話番号: 000-000-0000
診療科名:
保険医氏名: △△ △△ ㊞

都道府県番号	点数表番号	医療機関コード

交付年月日: 平成28年11月6日
処方せんの使用期間: 平成 年 月 日（特に記載のある場合を除き、交付の日を含めて4日以内に保険薬局に提出すること。）

変更不可: 個々の処方薬について、後発医薬品（ジェネリック医薬品）への変更に差し支えがあると判断した場合には、「変更不可」欄に「レ」又は「×」を記載し、「保険医署名」欄に署名又は記名・押印すること。

処方

RP1.
　シロスタゾールOD錠50 mg「サワイ」　　　2T
　分2 朝・夕（食後30分）　　　35日分

RP2.
　アーガメイト20％ゼリー25 mg　　　2個
　分2 朝・夕（食後30分）　　　35日分

RP3.
　マグミット錠250 mg　　　3T
　分3 朝・昼・夕（食後30分）　　　35日分

RP4.
　アロプリノール錠100 mg「サワイ」　　　1T
　分1 朝（食後30分）　　　35日分
　透析日のみ服用（週2）

《以下余白》

備考
- 保険医署名: 「変更不可」欄に「レ」又は「×」を記載した場合は、署名又は記名・押印すること。
- 保険薬局が調剤時に残薬を確認した場合の対応（特に指示がある場合は「レ」又は「×」を記載すること。）
  □ 保険医療機関へ疑義照会した上で調剤　　□ 保険医療機関へ情報提供

調剤済年月日	平成 年 月 日	公費負担者番号	
保険薬局の所在地及び名称 保険薬剤師氏名	㊞	公費負担医療の受給者番号	

備考 1.「処方」欄には、薬名、分量、用法及び用量を記載すること。
　　 2. この用紙は、日本工業規格A列5番を標準とすること。
　　 3. 療養の給付及び公費負担医療に関する費用の請求に関する省令（昭和51年厚生省令第36号）第1条の公費負担医療については、「保険医療機関」とあるのは「公費負担医療の担当医療機関」と、「保険医氏名」とあるのは「公費負担医療の担当医氏名」と読み替えるものとすること。

腎機能──Case 18

検査値情報

処　方　せ　ん　（検査値情報［薬局用］）

（この処方せんは、どの保険薬局でも有効です。）

お薬を安全に服用いただくために必要な検査値の一覧です。

公費負担者番号		保険者番号	
公費負担医療の受給者番号		被保険者証・被保険者手帳の記号・番号	

患者
- 氏名：○○　○○
- 生年月日：明・大・昭・平　24年　○月　○日　（男）・女
- 区分：被保険者／被扶養者

保健医療機関の所在地及び名称：千葉市中央区亥鼻1丁目8番1号　千葉大学医学部附属病院
電話番号：000-000-0000
診療科名：
保険医氏名：△△　△△　㊞

都道府県番号	点数表番号	医療機関コード

交付年月日：平成28年11月6日
処方せんの使用期間：平成　年　月　日（特に記載のある場合を除き、交付の日を含めて4日以内に保険薬局に提出すること。）

変更不可：個々の処方薬について、後発医薬品（ジェネリック医薬品）への変更に差し支えがあると判断した場合には、「変更不可」欄に「レ」又は「×」を記載し、「保険医署名」欄に署名又は記名・押印すること。

処方

★保険薬局にお持ちください★

●検査値情報（直近100日の最新の値を表示。括弧内の日付は測定日）

eGFR	11.0	(11/06)	WBC	3.6 L	(11/06)
CRE	4.58 H	(11/06)	SEG	72.0	(11/06)
シスタチンC	***	( )	ST.	2.0	(11/06)
AST (GOT)	10	(11/06)	HGB	9.5 L	(11/06)
ALT (GPT)	4	(11/06)	PLT	260	(11/06)
ALP	302	(11/06)	CK	9 L	(11/06)
T-BIL	0.9	(11/06)	TSH	***	( )
K	4.7	(11/06)	HbA1c	***	( )

●特に注意が必要な薬剤と検査値情報の組合せ（薬剤名は半角20文字分を印字）
〈アロプリノール錠100 mg〉　　　腎機能（eGFR，CRE，シスタチンC）

〈〈以下余白〉〉

備考

保険医署名：「変更不可」欄に「レ」又は「×」を記載した場合は、署名又は記名・押印すること。

（直近100日に測定値がない場合は *** で表示）
〈保険薬局の方へ〉
特に注意が必要な検査値を表示しています。ご不明な点がございましたら当院薬剤部ホームページをご参照いただくか、お問合せください。

保険薬局が調剤時に残薬を確認した場合の対応（特に指示がある場合は「レ」又は「×」を記載すること。）
□ 保険医療機関へ疑義照会した上で調剤　　□ 保険医療機関へ情報提供

調剤済年月日	平成　年　月　日	公費負担者番号	
保険薬局の所在地及び名称 保険薬剤師氏名	㊞	公費負担医療の受給者番号	

備考　1.「処方」欄には、薬名、分量、用法及び用量を記載すること。
　　　2. この用紙は、日本工業規格Ａ列5番を標準とすること。
　　　3. 療養の給付及び公費負担医療に関する費用の請求に関する省令（昭和51年厚生省令第36号）第1条の公費負担医療については、「保険医療機関」とあるのは「公費負担医療の担当医療機関」と、「保険医氏名」とあるのは「公費負担医療の担当医氏名」と読み替えるものとすること。

(1) 疑義照会までのやりとり

「透析をしている慢性腎不全の患者さんに酸化マグネシウムの処方がありますが、マグネシウム値がなくてわかりません」

「マグネシウム値が上がっている可能性があるけど、マグネシウム値は検査されていないことも多いから、問い合わせてマグネシウム値を確認しましょう。もし、検査していないようであれば次回検査してもらいましょう。ところで、酸化マグネシウムはどんな用法用量で服用しているの？」

「マグミット錠を3T／分3で毎日服用しています。排便は1日1回程度あるそうです」

「屯服ではないみたいね。現状で何か高マグネシウム血症と思われる症状はあるの？」

「自覚症状はないようですが…。最近は血圧が低いと話していました」

「高マグネシウム血症による影響を考慮する必要があるわね。その点もふまえて聴いてみましょう」

「わかりました」

(2) 疑義照会

「本日受診された○○さんですが、腎不全によるマグネシウムの蓄積を考慮して、マグネシウム値の測定を追加されてはいかがでしょうか？」

「たしかに腎不全患者での高マグネシウム血症は注意しなければなりませんね。何か症状があったんですか？」

「自覚症状はないようですが、最近は血圧が低いと話されていました」

「そうですか…。では、次回受診時にはマグネシウム値の測定を追加しておきます」

「よろしくお願いします」

〈処方変更内容〉
処方変更なし。

処方薬剤の一般名
アーガメイト：ポリスチレンスルホン酸カルシウム
マグミット：酸化マグネシウム

(3) 服薬指導

「○○さん、マグミットというお薬はマグネシウム製剤なんですが、腎機能が低下していると排泄される量が減るので、マグネシウム値の上昇には注意が必要です。先生と相談して、次回来院の際にマグネシウム値を測定することとなりました」

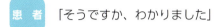「そうですか、わかりました」

「ところで最近、気力が極端に落ちたり、吐き気がするということはありますか？」

患者「いえ、特に気になることはありませんが…」

「そうですか、それでは今回のマグミットはこのまま飲んでいただいて大丈夫です。次回のマグネシウム値の測定結果をみて、マグミットを継続して問題ないか、お薬を変更するかが決まると思います」

患者「わかりました」

〈次回来局時〉

「この前受診された○○さん、マグミットからアミティーザ（ルビプロストン）に変更になっているわ」

「処方変更になったんですね。マグネシウム値はどのくらいですか？」

「3.4 mg/dL だから、高くなっていたみたいね」

「そうでしたか…。ところで今回処方されたアミティーザは、腎不全の患者さんでも服用できるんですか？」

「慎重投与にはなっているけど、1回24 μgを1日1回使用することができるわよ」

「そうなんですね。他にも服薬指導する際の注意点を調べてみます」

(4) 解説

◆ 酸化マグネシウム製剤の適正使用

　2015年10月に、酸化マグネシウム製剤の製造販売会社の連名による適正使用に関する注意喚起文書が発出され、次の点について注意する旨が求められている。
- 腎障害患者及び高齢患者では、高マグネシウム血症を起こしやすいため特に注意が必要であり、処方は必要最小限にとどめること。

- 定期的にマグネシウム値を測定すること。
- 高マグネシウム血症発現に注意すること。

表　高マグネシウム血症時の症状

血中マグネシウム濃度	症状
4.9 mg/dL〜	悪心・嘔吐、起立性低血圧、徐脈、皮膚潮紅、筋力低下、傾眠、全身倦怠感、無気力、腱反射の減弱など
6.1〜12.2 mg/dL	ECG異常（PR、QT延長）など
9.7 mg/dL〜	腱反射消失、随意筋麻痺、嚥下障害、房室ブロック、低血圧など
18.2 mg/dL〜	昏睡、呼吸筋麻痺、血圧低下、心停止など

※一部改変
中村孝司：日本医事新報 3540, 177-178, 1992.
木村琢磨：「意識障害の原因が酸化マグネシウム投与による高マグネシウム血症であった症例」、JIM 18 (11), 942-943, 2008.

〈アミティーザ服用時の注意点〉
- 吐き気・下痢は、服用初期に起こりやすいため、そのような場合は医師、薬剤師に相談する。
- 服用後の吐き気の副作用は23％に認められるため、食後の服用を指導する（食後服用により、吐き気が軽減される）。
- 飲み忘れた場合は、次の服用時間に通常量を服用し、まとめて2倍量を服用しない。

Case 18 ミニレク

慢性腎臓病（CKD）患者に対する便秘薬

　便秘症には器質性便秘と機能性便秘がある。器質性便秘は大腸の腫瘍や閉塞など、腸そのものの疾患によるため、原因疾患の治療によって多くの場合が改善する。一方、機能性便秘は胃、小腸、大腸などの消化器官の機能低下によるものであり、便秘薬を使用するのはほとんどが機能性便秘の場合である。

　便秘症治療薬は、浸透圧下剤と刺激性下剤に分類される。浸透圧下剤としては、酸化マグネシウム、ソルビトール、ラクツロースなどが挙げられ、刺激性下剤としては、センノシド、ピコスルファートなどが挙げられる。

　機能性便秘では、酸化マグネシウムが第一選択となるが、CKD患者の場合、マグネシウムの排泄が遅延するため、高マグネシウム血症を起こす危険性がある。また、腹痛を生じることがあるので、大腸刺激剤のセンナやセンノシドも使用が難しいといえる。そのため、ソルビトールやラクツロースが選択肢となってくる。

　最近では、腎機能障害患者にも使用できる新たな薬剤として、ルビプロストンが注目されている。ルビプロストンは、小腸粘膜上皮細胞にあるClC-2クロライドチャネルを活性化し、腸管内への水分分泌を促進することで便を軟らかくする効果がある。ただし、腎機能障害患者に対しては慎重投与とされており、減量が必要となるが、他のどの便秘薬とも併用可能である。また、単剤では効果が乏しい患者に対しては、大腸刺激剤などの便秘薬と併用すると、排便コントロールが行いやすいと考えられている。

※ルビプロストン
- 添付文書上、通常1回24 μgを1日2回、朝夕食後に服用する。
- 腎機能障害患者に対しては、慎重投与となっており、1回24 μgを1日1回から開始する。

Column

薬剤性急性腎障害の症例

　薬剤性急性腎障害とは、医薬品の服用によって腎臓の機能が数時間から数週間のうちに低下することであり、KDIGO (Kidney Disease：Improving Global Outcomes) ガイドライン (2012) では、次のいずれかを満たすものと定義されている。
- 48時間以内に血清クレアチニン値 (CRE) が 0.3 mg/dL 以上に上昇。
- 7日以内の発症と認識される、または推測される CRE のベースラインから 1.5 倍の上昇。
- 尿量が6時間以上にわたって 0.5 mL/kg/時以下。

　薬剤性急性腎障害の原因薬剤としては、NSAIDs、降圧薬 (ACEI、ARB など)、抗菌薬、造影剤、抗がん薬などが挙げられる。腎臓の障害部位及び発症機序等により症状は異なるが、早期に認められる症状としては、食欲不振、嘔吐、下痢、体重減少、倦怠感、発熱、乏尿、浮腫などがある。また、血液検査においては、CRE、血清尿素窒素 (UN) の上昇で示される高窒素血症が共通してみられる症状である。

　急性腎障害を起こしやすいリスク因子としては、高齢、腎機能の低下、発熱、脱水などが挙げられる。このため、急性腎障害の予防には、腎機能を考慮した適切な薬剤投与方法の実施と、脱水を予防することが重要である。

　薬剤性急性腎障害が疑われた場合、まず原因薬剤の投与を中止し、水電解質代謝の維持及び栄養管理を考慮する必要がある。

〈参考症例 (20代　女性)〉
- ◆経過

　　がん性疼痛に対し、ジクロフェナクナトリウム徐放カプセル 37.5 mg　2C/分2 が処方された。しかし、疼痛コントロール不良のため、オキシコンチン錠 (オキシコドン塩酸塩) 10 mg/日が追加となった。1週間後、オキシコンチン錠が 20 mg/日へ増量となり、さらにオキノーム散 (オキシコドン塩酸塩) 5 mg が追加となった。

　　増量後も疼痛が続いたが、オキノーム散の内服に抵抗があり、また、他院からの処方も含め、ジクロフェナクナトリウム徐放カプセルを1日4〜5回程度内服していたことが明らかとなった。1ヵ月後の受診の際の CRE は 0.46 mg/dL から 0.81 mg/dL に上昇しており、経過観察となった。

　　さらに2週間後、貧血症状を訴えて受診し、血液検査を行ったところ、CRE が 9.77 mg/dL、UN が 45 mg/dL、血清カリウム値が 6.6 mEq/L であったため、急性腎障害との診断により緊急入院となり、CHDF (持続的血液濾過透析法) が導入された。その後、徐々に腎機能や高カリウム血症は改善し、状態は安定した。

◆ 解説

　合併症のない若年女性においても、NSAIDs の過量投与は腎障害の大きなリスク因子となる。

　本症例の患者は、時間外外来での受診をくり返しており、1ヵ月間通常外来の受診がなく、採血も実施されていなかった。また、他院からの処方も含まれていたため、ジクロフェナクナトリウムを最大用量の 2〜2.5 倍服用していた。

　このような場合、すべての医療機関からの処方と OTC 服用歴を把握することで過量投与を回避することが可能となるが、本症例では疼痛コントロールが不十分であったため、患者が NSAIDs を過量服用していたという背景もあり、結果として急性腎障害に至ったといえる（適確な疼痛管理が前提であることはいうまでもない）。

　本症例では、1ヵ月間で CRE が 0.35 mg/dL（1.8 倍）に上昇しており、これは CTCAE V4.0 では Grade1 に該当する。さらにその後の 2 週間で 9.31 mg/dL（21 倍）に上昇し（Grade4 に該当）、CHDF の導入となった（2 週間で Grade1 から Grade4 まで重篤化したことになる）。重要なのは、Grade1 に上昇した段階で対策を講じることといえるが、本症例の場合、いずれかの段階で急激な CRE の上昇が起こっていると思われるため、薬剤性急性腎障害に該当すると考えられる。

　NSAIDs による急性腎障害の症例としては、歯科医より処方された NSAIDs の服用により、3 日後に CRE が約 3 倍まで上昇した症例も報告されている。このように、リスク因子を抱えていない患者においても、服用開始後早期に発症することがあるため、慎重な経過観察と十分な服薬指導が重要となる。

表　CTCAE v4.0 による Grade 分類（急性腎不全）

	Grade1	Grade2	Grade3	Grade4	Grade5
急性腎不全	・クレアチニンが >0.3 mg/dL 増加 ・ベースラインの 1.5-2 倍に増加	・クレアチニンがベースラインの >2-3 倍に増加	・クレアチニンがベースラインよりも >3 倍 または >4.0 mg/dL 増加 ・入院を要する	・生命を脅かす ・人工透析を要する	・死亡

参考文献
- 一般社団法人日本腎臓病薬物療法学会　編：「腎臓病薬物療法専門・認定薬剤師テキスト」，じほう，2013.
- 厚生労働省：「重篤副作用疾患別対応マニュアル　急性腎不全」，2007.

肝機能編

Case 19 肝障害患者へのマイスリーの投与

処方

処方せん
(この処方せんは、どの保険薬局でも有効です。)

患者	氏名	○○　○○
	生年月日	明大昭平 17年 ○月 ○日 （男）・女
	区分	被保険者／被扶養者

保健医療機関の所在地及び名称：千葉市中央区亥鼻1丁目8番1号　千葉大学医学部附属病院
電話番号　000-000-0000
保険医氏名　△△　△△

交付年月日：平成28年10月2日

処方

RP1.
　ウルソ錠100 mg　　　　　　　　　6 T
　　分3　朝・昼・夕（食後30分）　90日分

RP2.
　リーバクト配合顆粒 4.15 g/包　　3包
　　分3　朝・昼・夕（食後30分）　90日分

RP3.
　マイスリー錠 10 mg　　　　　　　1 T
　　分1　寝る前　　　　　　　　　30日分

《《以下余白》》

肝機能

肝機能——Case 19

検査値情報

処　方　せ　ん　（検査値情報［薬局用］）

（この処方せんは、どの保険薬局でも有効です）

お薬を安全に服用いただくために必要な検査値の一覧です。

公費負担者番号		保険者番号	
公費負担医療の受給者番号		被保険者証・被保険者手帳の記号・番号	

患者
- 氏名：○○　○○
- 生年月日：明・大・昭・平　17年　○月　○日　男・女
- 区分：被保険者／被扶養者

保健医療機関所在地及び名称：千葉市中央区亥鼻1丁目8番1号　千葉大学医学部附属病院
電話番号：000-000-0000
診療科名：
保険医氏名：△△　△△　㊞

都道府県番号／点数表番号／医療機関コード

交付年月日：平成28年10月2日
処方せんの使用期間：平成　年　月　日（特に記載のある場合を除き、交付の日を含めて4日以内に保険薬局に提出すること。）

変更不可：個々の処方薬について、後発医薬品（ジェネリック医薬品）への変更に差し支えがあると判断した場合には、「変更不可」欄に「レ」又は「×」を記載し、「保険医署名」欄に署名又は記名・押印すること。

処方

★保険薬局にお持ちください★

●検査値情報（直近100日の最新の値を表示。括弧内の日付は測定日）

項目	値		日付	項目	値	日付
eGFR	98.6		(10/02)	WBC	4.6 L	(10/02)
CRE	0.60		(10/02)	SEG	56.2	(10/02)
シスタチンC	***		( )	ST.	***	( )
AST (GOT)	155	H	(10/02)	HGB	12.0	(10/02)
ALT (GPT)	128	H	(10/02)	PLT	230	(10/02)
ALP	230	H	(10/02)	CK	52	(10/02)
T-BIL	3.1	H	(10/02)	TSH	***	( )
K	3.7		(10/02)	HbA1c	6.0	(10/02)

●特に注意が必要な薬剤と検査値情報の組合せ（薬剤名は半角20文字分を印字）

〈〈以下余白〉〉

備考

保険医署名：「変更不可」欄に「レ」又は「×」を記載した場合は、署名又は記名・押印すること。

（直近100日に測定値がない場合は *** で表示）
〈保険薬局の方へ〉
特に注意が必要な検査値を表示しています。ご不明な点がございましたら当院薬剤部ホームページをご参照いただくか、お問合せください。

保険薬局が調剤時に残薬を確認した場合の対応（特に指示がある場合は「レ」又は「×」を記載すること。）
□ 保険医療機関へ疑義照会した上で調剤　　□ 保険医療機関へ情報提供

調剤済年月日	平成　年　月　日	公費負担者番号	
保険薬局の所在地及び名称　保険薬剤師氏名	㊞	公費負担医療の受給者番号	

備考　1.「処方」欄には、薬名、分量、用法及び用量を記載すること。
　　　2. この用紙は、日本工業規格A列5番を標準とすること。
　　　3. 療養の給付及び公費負担医療に関する費用の請求に関する省令（昭和51年厚生省令第36号）第1条の公費負担医療については、「保険医療機関」とあるのは「公費負担医療の担当医療機関」と、「保険医氏名」とあるのは「公費負担医療の担当医氏名」と読み替えるものとすること。

（1）疑義照会までのやりとり

「〇〇さん、最近お変わりはありませんか？」

「眠れない時にマイスリーという睡眠薬を飲んでいるんだけど、最近、飲んだ翌朝も眠気が残ってることがあるんです」

「マイスリーは 10 mg を 1 錠服用しているんですね。何時頃飲んでいるんですか？」

「眠る直前だから 21 時頃に飲んでいます。よく眠れるのはいいんだけど、朝起きると、頭がぼーっとするんです。他に何か良い薬はありませんか？」

〈薬剤師の頭の中〉

「マイスリーは超短時間型の睡眠薬のはず…。飲む時間も遅くないし、翌朝まで眠気が残るのは何が原因なのかな？」

「朝、眠気が残るのは嫌ですよね。少し調べてみてもいいですか？」

「〇〇さんですが、マイスリーで翌朝も眠気が残るっておっしゃっています」

「肝機能の検査結果が以前よりも少し悪くなっているみたいね。マイスリーの添付文書には、重篤な肝障害のある患者は血中濃度が上昇するから禁忌って書いてあるから、まずは肝機能障害が重篤かどうか、Grade で評価してみればいいんじゃない？」

「わかりました——。CTCAE v.4.0 の Grade では、AST と ALT、T-BIL が Grede2 で、ALP が Grade1 ですね。そうすると、Grade2 なので中等度の肝機能障害がありそうですね」

「マイスリーのインタビューフォームを見てみると、『肝硬変患者にマイスリー錠 20 mg を経口投与した場合、健康成人とくらべて C_{max} は 2.0 倍、AUC は 5.3 倍大きい』って書いてあるわ。半減期も 9 時間くらいに延びているし…」

「中等度の肝機能障害なので禁忌には当たらないですが、半減期が延びて、翌朝に効果が持ち越している可能性がありますね。医師に疑義照会してみます」

「代替の案はどうするの？ 調べてから電話した方がいいんじゃない？」

「まず、マイスリーは現在 10 mg を服用しているので、5 mg へ減量するのはどうでしょうか？ あとは…他の睡眠薬ですが、肝機能障害がある場合はどの薬剤も慎重投与です

処方薬剤の一般名
ウルソ：ウルソデオキシコール酸
リーバクト：イソロイシン・ロイシン・バリン
マイスリー：ゾルピデム酒石酸塩

ね。薬剤の代謝を比べてみると、ロルメタゼパムだけがグルクロン酸抱合で、他はCYPが関与しているようです」

「肝機能障害がある場合は、CYPよりもグルクロン酸抱合の方が代謝は単純なので、ロルメタゼパムも使いやすいかもしれないわよ」

(2) 疑義照会

「○○さんですが、マイスリーを服用していて翌朝まで眠気が残っているそうです。中等度の肝機能障害があり、マイスリーの血中濃度が上昇して、作用が強く現れている可能性があります。マイスリーの減量や、他剤への変更はいかがですか？」

「たしかに中等度の肝機能障害がありますね。眠気が翌朝まで残っているとは知りませんでした。マイスリーは効果があるようなので、とりあえずマイスリーを5 mgにして様子をみたいと思います。それでも眠気が残るようであれば、他剤への切替えを検討します」

「わかりました。患者さんには減量になったことをお伝えします」

〈処方変更内容〉
　減量：マイスリー錠10 mg　1 T/分1
　　　→　マイスリー錠5 mg　1 T/分1

(3) 服薬指導

「○○さん、先ほどの眠気が翌朝まで残る件ですが、少し肝機能の値が悪いのでそれが原因だと考えられます。先生と相談して、マイスリーは5 mgに減量することになりました」

「先生から肝臓の値が少し悪いことは伺ってました。それが原因だったんですね」

「次回いらっしゃる時に、マイスリーを減らしてどうなったか教えてください」

「はい。何かあったら連絡しますね。ありがとうございます」

(4) 解説

　肝障害時には肝臓の薬物代謝に関与する酵素の活性が減少する。CYP系の活性は急性肝疾患時にはほとんど変化しないか、または軽度の低下を示す。しかし、慢性になり、肝硬変が高度になるに従い、明らかな低下を示す。特にChild-PughスコアB、Cになると多くの薬の代謝が低下する。一方、CYP以外の活性の低下は一般的に軽度であり、例えば、グルクロン酸抱合能、硫酸抱合能、アルコール脱水素酵素活性などは慢性疾患でもその低下は比較的軽度といわれている。

そのため、肝障害時に使用しやすいベンゾジアゼピン系の催眠・鎮静薬としては、グルクロン酸抱合で代謝されるロルメタゼパムがある。

表1 主なベンゾジアゼピン系の催眠・鎮静薬（短期～中期作用型）の代謝と肝障害

	一般名	代謝	肝障害に対する記載	
			禁忌	慎重投与
短期作用型	トリアゾラム	CYP3A4	—	肝障害またはその既往
	ゾルピデム酒石酸塩	CYP3A4、2C9、1A2	重篤な肝障害	肝障害
	ゾピクロン	CYP3A4、2C8	—	肝障害
	エスゾピクロン	CYP3A4、2E1	—	肝障害
	ブロチゾラム	CYP3A4	—	肝障害
中期作用型	リルマザホン塩酸塩水和物	CYP3A4	—	肝障害
	ロルメタゼパム	グルクロン酸抱合	—	肝障害
	フルニトラゼパム	CYP2C19、3A4	—	肝障害

◆ **マイスリー錠の添付文書**

● 薬物動態（肝障害患者（外国人データ））

肝硬変患者8例にマイスリー錠20 mgを経口投与したところ、同年齢の健康成人にくらべてC_{max}は2.0倍、AUCは5.3倍大きかった。

表2 肝硬変患者における薬物速度論的パラメータ

対象	T_{max} (h)	C_{max} (ng/mL)	$t_{1/2}$ (h)	$AUC_{0-\infty}$ (ng・h/mL)
肝硬変患者	0.69±0.54	499±215	9.91±7.57*	4203±3773
健康成人	0.72±0.42	250±57	2.15±0.25	788±279

(Mean±S.D. *のみ n=7)

参考文献
- 加藤隆一：「臨床薬物動態学　改訂第4版―臨床薬理学・薬物療法の基礎として―」，南江堂，2009.

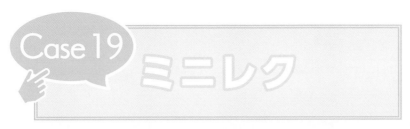

Case 19 ミニレク

肝障害（重篤、重度、高度、中等度、軽度）の基準は？

　添付文書に記載されている肝機能障害に関する禁忌の表現方法には次のようなさまざまなものがある。

- 肝障害
- 肝機能障害
- 慢性肝炎における肝機能障害
- 中等度あるいは重度の肝障害
- 高度の肝機能障害
- 重篤な肝障害
- 重篤な肝機能障害
- 重度の肝障害患者
- 重度の肝機能障害患者（Child-Pugh 分類 C）
- 重度の肝機能障害（Child-Pugh 分類 C の肝硬変に相当）

◆ **薬局で肝機能障害の重症度を評価する場合**

　肝予備能を総括的に表す簡便な指標として、Child-Pugh スコアによる重症度分類があり、Child-Pugh 分類によって投与量を規定する薬剤も存在する。例えば、ベシケア錠（コハク酸ソリフェナシン）の添付文書では、用法及び用量に関連する使用上の注意欄に次のような記載がある。

> 「中等度の肝機能障害患者（Child-Pugh 分類 B）への投与は 1 日 1 回 2.5 mg から開始し、慎重に投与する。投与量の上限は 1 日 1 回 5 mg までとする。軽度の肝機能障害患者（Child-Pugh 分類 A）への投与は 1 日 1 回 5 mg から開始し、増量に際しては副作用発現に留意し、患者の状態を十分に観察しながら慎重に行うこと」

　ただし、判定項目に用いられている肝性脳症や腹水は薬局では評価しづらいため、Child-Pugh スコアによる重症度分類を使用する場合、医師への疑義照会が必要になる場合がある。

表 Child-Pugh 分類とスコアリング

	スコア		
	1	2	3
血清ビリルビン (mg/dL) (原発性胆汁性肝硬変の場合)	<2 <4	2〜3 4〜10	>3 >10
血清アルブミン (g/dL)	>3.5	2.8〜3.5	<2.8
プロトロンビン時間	<4秒延長	4〜6秒延長	>6秒延長
肝性脳症	なし	1〜2度	3〜4度
腹水	なし	軽度	中等度

A：5〜6点（軽度）　B：7〜9点（中等度）　C：10〜15点（重度）

　また、薬局で簡便に肝機能の評価判定を行うものとして、有害事象共通用語規準である CTCAE v4.0 を使用する方法がある。

　肝機能を評価するための検査値にはさまざまなものがあるが、千葉大学病院では AST、ALT、ALP、T-BIL の 4 項目を院外処方箋に表示している（これらの CTCAE v4.0 の Grade については p.12 を参照）。

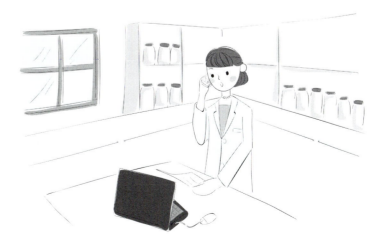

Case 20 肝障害患者へのベシケアの投与

処方

処方せん （この処方せんは、どの保険薬局でも有効です。）

患者：
- 氏名：○○ ○○
- 生年月日：昭和11年 ○月 ○日 男・女
- 区分：被保険者

保健医療機関の所在地及び名称：千葉市中央区亥鼻1丁目8番1号　千葉大学医学部附属病院
電話番号：000-000-0000
保険医氏名：△△ △△

交付年月日：平成28年12月1日

処方

RP1.
　リーバクト配合顆粒 4.15 g/包　　　3包
　　分3　朝・昼・夕（食後30分）　　42日分

RP2.
　ラシックス錠 10 mg　　　　　　　1 T
　パリエット錠 10 mg　　　　　　　1 T
　ベシケア OD 錠 5 mg　　　　　　　1 T
　　分1　朝（食後30分）　　　　　42日分

〈〈以下余白〉〉

肝機能

検査値情報

処方せん (検査値情報［薬局用］)

お薬を安全に服用いただくために必要な検査値の一覧です。

(この処方せんは、どの保険薬局でも有効です)

公費負担者番号		保険者番号	
公費負担医療の受給者番号		被保険者証・被保険者手帳の記号・番号	・

患者
- 氏名：○○ ○○
- 生年月日：明・大・昭・平 11年 ○月 ○日 男・女
- 区分：被保険者／被扶養者

- 保健医療機関の所在地及び名称：千葉市中央区亥鼻1丁目8番1号　千葉大学医学部附属病院
- 電話番号：000-000-0000
- 診療科名：
- 保険医氏名：△△ △△　㊞

都道府県番号　点数表番号　医療機関コード

交付年月日：平成28年12月1日
処方せんの使用期間：平成　年　月　日
(特に記載のある場合を除き、交付の日を含めて4日以内に保険薬局に提出すること。)

変更不可　個々の処方薬について、後発医薬品（ジェネリック医薬品）への変更に差し支えがあると判断した場合には、「変更不可」欄に「レ」又は「×」を記載し、「保険医署名」欄に署名又は記名・押印すること。

処方

★保険薬局にお持ちください★

●検査値情報（直近100日の最新の値を表示。括弧内の日付は測定日）

eGFR	81.5	(12/01)		WBC	4.2	(12/01)
CRE	0.70	(12/01)		SEG	59.0 H	(12/01)
シスタチンC	***	( )		ST.	***	( )
AST (GOT)	170 H	(12/01)		HGB	16.1	(12/01)
ALT (GPT)	155 H	(12/01)		PLT	113 L	(12/01)
ALP	199	(12/01)		CK	90	(12/01)
T-BIL	3.2 H	(12/01)		TSH	***	( )
K	4.7	(12/01)		HbA1c	4.9	(12/01)

●特に注意が必要な薬剤と検査値情報の組合せ（薬剤名は半角20文字分を印字）

〈ラシックス錠10 mg〉　　　Na　137　(12/01)
　　　　　　　　　　　　　K　　4.7　(12/01)

〈ベシケア OD 錠 5 mg〉　　腎機能（eGFR, CRE, シスタチンC）

〈〈以下余白〉〉

備考

保険医署名：「変更不可」欄に「レ」又は「×」を記載した場合は、署名又は記名・押印すること。

（直近100日に測定値がない場合は ***で表示）

〈保険薬局の方へ〉
特に注意が必要な検査値を表示しています。ご不明な点がございましたら当院薬剤部ホームページをご参照いただくか、お問合せください。

保険薬局が調剤時に残薬を確認した場合の対応（特に指示がある場合は「レ」又は「×」を記載すること。）
☐保険医療機関へ疑義照会した上で調剤　　☐保険医療機関へ情報提供

調剤済年月日	平成　年　月　日	公費負担者番号	
保険薬局の所在地及び名称　保険薬剤師氏名	㊞	公費負担医療の受給者番号	

備考　1.「処方」欄には、薬名、分量、用法及び用量を記載すること。
　　　2. この用紙は、日本工業規格A列5番を標準とすること。
　　　3. 療養の給付及び公費負担医療に関する費用の請求に関する省令（昭和51年厚生省令第36号）第1条の公費負担医療については、「保険医療機関」とあるのは「公費負担医療の担当医療機関」と、「保険医氏名」とあるのは「公費負担医療の担当医氏名」と読み替えるものとすること。

(1) 疑義照会までのやりとり

「この患者さん、今回からベシケアOD錠5mgが新しく追加になっています。そういえば、前回来局された時に『夜中もトイレに起きて困っている』とおっしゃってました。ベシケアOD錠5mgの『特に注意が必要な検査値』には腎機能があります。この患者さんは高齢者ですが、腎機能は特に問題なさそうです。ということは、特に減量や薬剤変更の必要はないので、処方どおりで調剤しようと思います」

「ちょっと待って。ベシケア錠の薬物動態について知ってる？ たしかに重度腎機能障害患者では、低用量から開始し、慎重に投与する必要がある薬剤だけど、実はコハク酸ソリフェナシンは、主に肝臓で代謝される肝代謝型薬物だから、患者さんの肝機能についても確認する必要があるんじゃない？」

「そうなんですか。たしかに、『主に肝臓のCYP3A4により代謝される』とインタビューフォームに記載されています。あっ、しかも肝機能障害の程度に応じて投与量が設定されているんですね。最近は『肝機能障害患者では慎重に投与すること』と単に記載されているのではなく、Child-Pugh分類に応じた具体的な投与量設定がなされている場合があるのでわかりやすいです」

「この患者さんの肝機能は、Child-Pugh分類ではどれに該当するの？」

「分類表から判断すると…。あれっ!? Child-Pugh分類の判定には、腹水などの身体所見も判断項目に含まれるんですね。身体所見がわからないので正確な分類はできないですが、血清ビリルビン値が3点、他の血清肝酵素値もCTCAE v4.0のGrade2〜3に該当しているので、肝機能障害がありそうです。全体的な様子から判断すると、Child-Pugh分類ではB分類くらいに該当しそうな感じです」

「用量について疑義照会することになりそうね。疑義照会する前に患者さんに確認すべきことは？」

「肝機能障害時に出現する自覚症状について確認したいと思います。Child-Pugh分類にも用いられている脳症や腹水について確認します」

「最近、寝つきが悪いとか、昼夜逆転している、または気分がこれまでとくらべて変わったと感じる点はありませんか？」

「夜中にトイレに起きることが多くなって困っていますが、寝つきが悪くなったとかはありませんね。気分ですか…。急に落ち込んだり、自分がわからなくなったりするようなこともないです」

処方薬剤の一般名
リーバクト：イソロイシン・ロイシン・バリン
ラシックス：フロセミド
パリエット：ラベプラゾールナトリウム
ベシケア：コハク酸ソリフェナシン

「頻尿のお薬が今回処方されているので、良くなるといいですね。ちなみに、腹水やむくみなどの症状はいかがですか？」

「以前から腹水は少し溜まっていると先生から言われています。今日も診察してもらった後に、腹水を少しだけですが抜いてもらいました」

「そうですか。お話ありがとうございます。もう少しお掛けになってお待ちください」

「肝性脳症と思われる自覚症状はありませんでした。腹水は以前から溜まっているそうですので、低アルブミン血症も存在しているかもしれません」

「患者さんからの情報収集もできたので、疑義照会しましょう」

「はい、わかりました」

(2) 疑義照会

「本日、外来受診された○○さんの処方内容について疑義照会があります。ベシケア OD 錠 5 mg が初めて処方されています。ご提出いただいた検査値情報には、アルブミン値やプロトロンビン活性値が記載されていませんが、血清肝酵素値などから判断すると、中等度程度の肝機能障害がありそうです。ベシケアの開始用量は、5 mg/日からで大丈夫でしょうか？」

「腹水が少量あるんですが、現時点では肝性脳症は出現していません。Child-Pugh 分類では 8 点ですので、分類 B に該当します。肝機能障害は認められますが、状態としては比較的安定しています」

「そうですか、○○さんは分類 B に該当するんですね。ベシケアは肝代謝型薬物で、肝機能障害の程度により、開始用量と上限投与量が規定されています。○○さんの場合、開始用量が 1 日 1 回 2.5 mg、上限投与量が 1 日 1 回 5 mg となります。本日の処方用量は通常量ですが、減量した用量から開始した方が良いかと考えますが、いかがでしょうか？」

「なるほど、そうなんですか。特に上限投与量から開始しなければならない理由はありませんので、推奨用量の 1 日 1 回 2.5 mg へ変更してください」

「わかりました。そのように処方内容を変更します」

〈処方変更内容〉
　減量：ベシケア OD 錠 5 mg　1 T/分 1
　　　→ 　ベシケア OD 錠 2.5 mg　1 T/分 1

(3) 服薬指導

「〇〇さん、今日は過活動膀胱を治療するベシケアというお薬が処方されています。〇〇さんは肝機能が少し良くないので、少なめの用量から始めることになりました。1日1回1錠を食後30分以内に飲んでください」

「先生からも新しいお薬を出しておくねと言われました。新しいお薬なので副作用が気になります…。何か気をつけることはありますか？」

「ベシケアですが、服用した約半数の患者さんで副作用が認められています。ただし、症状は軽い場合が多いので安心してください。主な副作用としては、口の中が渇くことや便秘、視界に靄がかかったように見えるといったものなどがあります。気になる症状が現れた時には、先生か私たちへご相談ください。それと、お薬が効いているかどうかの目安にもなるので、夜、トイレに起きる回数なども気にかけてみてください」

「そうですか、ひどい副作用が出ることは少ないんですね。用量も少なめということなので安心しました。これで夜中にトイレに起きる回数が少なくなれば嬉しいです」

「効果が感じられない時は、増量という選択肢もあるので相談してみてください。それと、飲み合わせが良くないお薬もあるので、他のお薬を飲むことになった場合には、ベシケアを飲んでいることを担当の先生や薬剤師にお伝えください。それではお大事に」

(4) 解説

ベシケアOD錠（コハク酸ソリフェナシン）は、過活動膀胱治療薬である。膀胱平滑筋において、ムスカリンM_3受容体拮抗作用を示すことにより、過活動膀胱の症状を改善させる。内服開始8週間後までには、効果が得られるとされている。

◆ **用法・用量**

通常、成人にはコハク酸ソリフェナシンとして5 mgを1日1回経口投与する。なお、年齢・症状により適宜増減可であり、1日最高投与量は10 mgまでである。

コハク酸ソリフェナシンは、主に肝臓で代謝される肝代謝型薬物である。代謝では、主にCYP3A4が関与し、一部CYP1A1、2C8、2C19、2D6及び3A5ならびにグルクロン酸抱合が関与している。未変化体及び主要代謝物は、主なCYP450分子種に阻害作用は示さないとされている。

図　コハク酸ソリフェナシンの代謝構造

　そのため、「用法・用量に関連する使用上の注意」には、肝機能に応じた、すなわちChild-Pugh分類によって投与量が規定されている。これは中等度肝機能障害（Child-Pugh分類B）の患者では、健常人と比較してAUCが1.6倍高く、半減期は2倍に延長した（外国人データ）という薬物動態学的データに基づいている。

◆ **重度肝機能障害患者（Child-Pugh分類Cに該当）**
　・投与禁忌。
◆ **中等度肝機能障害患者（Child-Pugh分類Bに該当）**
　・1日1回2.5 mgから開始し、慎重に投与する。上限投与量は1日1回5 mgまでである。
◆ **軽度肝機能障害患者（Child-Pugh分類Aに該当）**
　・1日1回5 mgから開始できるが、副作用モニタリングや増量に際しては、十分に観察しながら慎重に行う。

　コハク酸ソリフェノシンは、主に肝臓で代謝されるが、一部（約10％以下）は腎臓から排泄される。これは健常人と比較して、重度腎機能障害患者ではAUCが2.1倍へ上昇し、軽度及び中等度腎機能障害患者ではAUCが1.3～1.4倍へ上昇したという薬物動態学的データに基づいている。そのため、腎機能に応じて次のとおり用量が設定されている。

- **重度腎機能障害（Ccr＜30 mL/分）患者**
  - 1日1回2.5 mgから開始し、慎重に投与する。上限投与量は、1日1回5 mgまでである。
- **中等度及び軽度腎機能障害（30 mL/分≦Ccr≦80 mL/分）患者**
  - 1日1回5 mgから開始できるが、副作用モニタリングや増量に際しては、十分に観察しながら慎重に行う。

　また、高齢者では、薬物代謝能が低下する場合が多いことが知られており、コハク酸ソリフェナシンも該当する。非高齢者と比較して、高齢者ではAUCが1.5〜1.8倍へ上昇し、半減期は1.4〜1.6倍へ上昇するとされている。本症例の患者は高齢であったため、より一層慎重に投与すべきと考える。

参考文献
- アステラス製薬株式会社：ベシケアOD錠添付文書，インタビューフォーム.

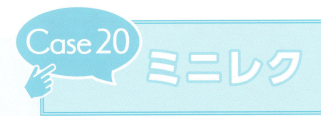

肝機能による薬物動態の変化

　薬物の消失形態は、大まかに分類すると肝代謝型と腎排泄型がある。近年は、腎排泄型薬物に関しては、eGFR（推定糸球体濾過量）値やCcr（クレアチニンクリアランス）値に基づいた推奨投与量を記載したガイドライン等が数多く存在し、腎機能に応じた処方提案を行うことが可能である。

　その一方で、肝代謝型薬物に関しては、血清肝酵素値（AST、ALT、ALP、γ-GTP等）やChild-Pugh分類に基づき、明確な推奨投与量が規定されている薬物は数少ないのが現状である。実際、肝機能低下時における投与量調節法の指標はまだ確立されておらず、臨床現場ではさまざまな肝機能評価結果を参考に、投与量を経験的に決めている場合が少なくない。

　「肝機能の変化により薬物動態がどのように変化するのか？」を総合的に考える際に必要な観点としては，次のようなものがある。

①急性肝障害と慢性肝障害

　急性肝障害では、慢性肝障害と比較して薬物代謝能は大きく変化しないとされている。一例として、急性肝障害時はCYP2D6代謝活性が低下するとの報告があるが、このような場合においても、臨床上はCYP2D6の基質となる薬物の投与量を減ずる必要性はないと結論づけている。

　慢性肝障害では、慢性肝炎とくらべて慢性肝硬変の場合で、より薬物代謝能が低下するとされている。また、慢性肝硬変の場合も、肝硬変が高度になるにしたがって、より薬物代謝能が低下する。一般的に、肝硬変を伴わない慢性肝炎患者では、薬物代謝能は若干低下するものの、臨床上はそれほど重要ではないとされ、多くの場合は薬物投与量を減ずる必要性は低いと考えられている。

②胆汁うっ滞

　胆汁排泄される薬剤は、薬物代謝第Ⅱ相反応（抱合反応）を受けた後に胆汁排泄される。そのため、胆汁うっ滞を呈している場合は、胆汁排泄型薬物の動態変動について考慮する必要がある。胆汁排泄される薬物としては、セフトリアキソン、セフォペラゾン、リファンピシン、シクロスポリン等、数多くの薬物がある。

　胆汁うっ滞が存在する場合、すべてのCYP量が減少しているとされ、その減少量は総ビリルビン値と胆汁酸量が相関しているという報告もある。

　その一方で、うっ滞している胆汁は肝毒性の原因となるため、胆汁うっ滞時は、肝毒性から生体を防御する機構が働く。胆汁うっ滞が存在する場合、取込み型トランスポーター（OATP2等）が減少し、排泄型トランスポーター（MRP3）が増加するとの報告もある。

　このように、胆汁生成・分布にはさまざまな過程が関与するのみならず、胆汁うっ滞によってトランスポーター能も変化するなど、多くの考慮すべき点が存在するため、胆汁排泄型薬物の動態予測を難しくしている。

③肝代謝酵素の変化

　慢性肝障害が薬物代謝酵素活性に及ぼす影響は、第Ⅱ相反応（抱合反応）よりも第Ⅰ相反応（加水分解反応、酸化還元反応）の方が顕著である。これは、酸化反応を担っている CYP 酵素が、他の酵素種よりも肝疾患の影響を受けやすいことに起因する。

　なお、CYP 酵素よりも肝疾患の影響を受けやすい酵素種も存在するが、なぜ酵素種によって肝疾患の影響を受ける程度が異なるのかは明確ではない。

表1　肝代謝酵素の変化

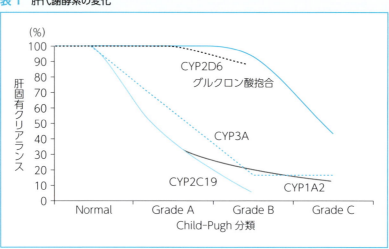

　酸化反応により代謝を受ける薬物については、肝硬変または慢性活動性肝炎患者では、通常量の半量から開始することが推奨されている。抱合反応により代謝される薬物については、酸化反応により代謝を受ける薬物よりも肝障害の影響を受けにくいとされており、肝障害患者において使用が推奨される場合もある。

　また、CYP 酵素においても、その分子種によって肝障害の影響を受ける程度が異なるとされている。

表2　CYP 酵素と肝障害による影響

CYP1A2	↓↓	グルクロン酸抱合	↓〜≒
CYP2A6	↓	硫酸抱合	≒
CYP2C9	↓〜≒	アセチル抱合	↓〜≒
CYP2C19	↓↓	グルタチオン抱合	≒
CYP2D6	↓〜≒	アルコール酸化	≒
CYP2E1	↓		
CYP3A4	↓		

④まとめ

現在、肝機能に応じて薬物投与量を調節する際は、血清肝酵素値（AST、ALT、ALP、γ-GTP等）、血清ビリルビン濃度、Child-Pugh 分類、CTCAE v4.0、NCI Organ Dysfunction Working Group 分類など、さまざまな肝機能評価法が用いられている。これらの中でも最近は、Child-Pugh 分類ごとに AUC 値を記載した薬剤も増えてきている。

薬物代謝活性にはさまざまな要因が関与している。CYP 分子種の分布と活性、胆汁排泄能、肝血流量、併用薬剤の有無、肝障害による血清アルブミン値の低下など、先述した肝機能評価法のみでは一概に推測できないものが多く存在し、これらが肝機能に応じた薬物投与量の算出を難しくしている。

しかし、本項で述べた着目すべき観点を総合的に判断することにより、肝障害が存在する場合においても、最適な投与量を考えていくことは不可能ではない。

肝機能の状態を多角的視点から評価し、薬物代謝にどのような影響を及ぼす可能性があるのかを予測することは大切である。これにより、薬物投与開始後にどのような視点で患者モニタリングを行えば良いかも見当がつくはずである（通常よりも頻回にモニタリングするなど、そのつど対応策を練っていくことが重要である）。

参考文献
- 山田雅晶・吉岡哲也：「肝機能障害のある患者さんへの処方　考え方・注意点と知っておくべき処方例」，レジデントノート 12 (5)，2010.
- 松元一明：「腎・肝機能障害者への抗菌薬の選択」，薬局 64 (9)，2013.
- 増田淳　他：「肝機能が低下している患者」，月刊薬事 57 (10)，2015.
- 今村知世：「肝障害時の薬物療法の注意点―抗がん薬を中心に」，月刊薬事 56 (1)，2014.
- 篠崎公一　他　訳：「薬物動態学と薬力学の臨床応用　TDM の正しい理解のために」，メディカル・サイエンス・インターナショナル，2009.
- U.S.FDA : Guidance for Industry Pharmacokinetics in Patients with Impaired Hepatic Function : Study Design, Data Analysis, and Impact on Dosing and Labeling., 2003.

Case 21 肝障害患者へのアセトアミノフェンの投与

処方

処方せん
(この処方せんは、どの保険薬局でも有効です。)

公費負担者番号		保険者番号	
公費負担医療の受給者番号		被保険者証・被保険者手帳の記号・番号	

患者
- 氏名：〇〇 〇〇
- 生年月日：明・大・昭・平 30年 〇月 〇日 男・⼥
- 区分：被保険者／被扶養者

保健医療機関の所在地及び名称：千葉市中央区亥鼻1丁目8番1号　千葉大学医学部附属病院
- 電話番号：000-000-0000
- 診療科名：
- 保険医氏名：△△ △△　㊞

都道府県番号		点数表番号		医療機関コード	

- 交付年月日：平成28年11月3日
- 処方せんの使用期間：平成　年　月　日（特に記載のある場合を除き、交付の日を含めて4日以内に保険薬局に提出すること。）

変更不可：個々の処方薬について、後発医薬品（ジェネリック医薬品）への変更に差し支えがあると判断した場合には、「変更不可」欄に「レ」又は「×」を記載し、「保険医署名」欄に署名又は記名・押印すること。

処方

RP1.
　プラビックス錠 75 mg　　　　　　　　　1 T
　アロプリノール錠 100 mg「サワイ」　　 1 T
　リバロ OD 錠 1 mg　　　　　　　　　　 1 T
　分1　朝（食後30分）　　　　　35日分

RP2.
　カロナール錠 300 mg　　　　　　　　　2 T
　疼痛時　　　　　　　　　　　　35回分

〈〈以下余白〉〉

備考

保険医署名：「変更不可」欄に「レ」又は「×」を記載した場合は、署名又は記名・押印すること。

保険薬局が調剤時に残薬を確認した場合の対応（特に指示がある場合は「レ」又は「×」を記載すること。）
□ 保険医療機関へ疑義照会した上で調剤　　□ 保険医療機関へ情報提供

調剤済年月日：平成　年　月　日　　公費負担者番号

保険薬局の所在地及び名称／保険薬剤師氏名　㊞　　公費負担医療の受給者番号

備考
1. 「処方」欄には、薬名、分量、用法及び用量を記載すること。
2. この用紙は、日本工業規格A列5番を標準とすること。
3. 療養の給付及び公費負担医療に関する費用の請求に関する省令（昭和51年厚生省令第36号）第1条の公費負担医療については、「保険医療機関」とあるのは「公費負担医療の担当医療機関」と、「保険医氏名」とあるのは「公費負担医療の担当医氏名」と読み替えるものとすること。

肝機能

検査値情報

お薬を安全に服用いただくために必要な検査値の一覧です。

処　方　せ　ん　（検査値情報［薬局用］）

（この処方せんは、どの保険薬局でも有効です。）

公費負担者番号						保険者番号					
公費負担医療の受給者番号						被保険者証・被保険者手帳の記号・番号					．

患者	氏名	○○　○○		保健医療機関所在地及び名称	千葉市中央区亥鼻１丁目８番１号 千葉大学医学部附属病院	
	生年月日	明 大 ㊅ 平	30年　○月　○日　男・㊛	電話番号 診療科名 保険医氏名	000-000-0000 △△　△△	㊞
	区分	被保険者	被扶養者	都道府県番号	点数表番号	医療機関コード

交付年月日	平成 28 年 11 月 3 日	処方せんの使用期間	平成　年　月　日	特に記載のある場合を除き、交付の日を含めて4日以内に保険薬局に提出すること。

処方	~~変更不可~~ 個々の処方薬について、後発医薬品（ジェネリック医薬品）への変更に差し支えがあると判断した場合には、「変更不可」欄に「レ」又は「×」を記載し、「保険医署名」欄に署名又は記名・押印すること。 ★保険薬局にお持ちください★ ●検査値情報（直近100日の最新の値を表示。括弧内の日付は測定日） 　　eGFR　　　　41.3　　　　（11/03）　　WBC　　4.5　　　（11/03） 　　CRE　　　　 1.4　H　（11/03）　　SEG　　56.3　　（11/03） 　　シスタチンC　***　　　　　（　　）　　ST.　　 ***　　　（　　） 　　AST (GOT)　 87　H　（11/03）　　HGB　　16.0　　（11/03） 　　ALT (GPT)　 90　H　（11/03）　　PLT　　240　　 （11/03） 　　ALP　　　　227　　　 （11/03）　　CK　　 62　　　（11/03） 　　T-BIL　　　 0.8　　　 （11/03）　　TSH　　 ***　　　（　　） 　　K　　　　　 3.9　　　 （11/03）　　HbA1c　9.5　H （11/03） ●特に注意が必要な薬剤と検査値情報の組合せ（薬剤名は半角20文字分を印字） 　〈アロプリノール錠100 mg〉　　腎機能（eGFR，CRE，シスタチンC） 　〈カロナール錠300 mg〉　　　 腎機能（eGFR，CRE，シスタチンC） 　　　　　　　　　　　　　　　　肝機能（AST，ALT，ALP，T-BIL） 〈〈以下余白〉〉

備考	保険医署名	「変更不可」欄に「レ」又は「×」を記載した場合は、署名又は記名・押印すること。	（直近100日に測定値がない場合は*** で表示） 〈保険薬局の方へ〉 特に注意が必要な検査値を表示しています。ご不明な点がございましたら当院薬剤部ホームページをご参照いただくか、お問合せください。
	保険薬局が調剤時に残薬を確認した場合の対応（特に指示がある場合は「レ」又は「×」を記載すること。） 　　　　　　　　　　　□ 保険医療機関へ疑義照会した上で調剤　　　　□ 保険医療機関へ情報提供		

調剤済年月日	平成　年　月　日	公費負担者番号	
保険薬局の所在地及び名称 保険薬剤師氏名	㊞	公費負担医療の受給者番号	

備考　1. 「処方」欄には、薬名、分量、用法及び用量を記載すること。
　　　2. この用紙は、日本工業規格Ａ列５番を標準とすること。
　　　3. 療養の給付及び公費負担医療に関する費用の請求に関する省令（昭和51年厚生省令第36号）第1条の公費負担医療については、「保険医療機関」とあるのは「公費負担医療の担当医療機関」と、「保険医氏名」とあるのは「公費負担医療の担当医師氏名」と読み替えるものとすること。

(1) 疑義照会までのやりとり

「処方箋と検査値シートをお預かりします。今日はどうされましたか？」

「いつもの薬の他に、痛みがあったので痛み止めを出してもらいました」

「アセトアミノフェンが追加になったんですね。どんな痛みですか？」

「頭痛です。市販の痛み止めを飲んでいたんですが、先生に相談したらこっちの方がいいからって処方してくれました」

「そうですか、わかりました。少々確認したいことがあるのでお待ちください」

「この患者さん、痛み止めでアセトアミノフェンが追加になったんですが、今日の検査の結果ではAST、ALTが基準範囲を上回っています。肝機能障害の場合、アセトアミノフェンは慎重投与ですよね？」

「そう。重篤な肝障害には禁忌だし、肝障害またはその既往では慎重投与ね。この患者さんの肝機能はどんな感じ？」

「AST、ALTとも、CTCAE v4.0で評価するとGrade1ですから、重篤な肝障害ではないと思います」

「そうね…。でも、そもそもこの人、どうして肝機能が悪いの？」

「薬歴を確認してみます──。あ、以前使用していたフェブキソスタットで肝障害が起きてますね」

「『薬剤性肝障害の既往あり』ということね…。この患者さんにアセトアミノフェンはどう思う？」

「避けた方がいいと思います」

「代替薬はあるかしら？」

「うーん…。NSAIDsを使いたいところですが、この患者さんは腎機能も良くないので…」

「もしかしたら、医師もそれを気にしてアセトアミノフェンにしたのかもしれないわね」

処方薬剤の一般名
プラビックス：クロピドグレル硫酸塩
リバロ：ピタバスタチンカルシウム
カロナール：アセトアミノフェン

「念のため、肝機能障害をどう評価しているか問い合わせてみます」

(2) 疑義照会

「今、お時間よろしいでしょうか？」

「はい、なんでしょう？」

「○○さんの処方についてです。今回、頭痛に対してアセトアミノフェンを追加されていますが、肝機能障害はあるものの、腎機能を考慮したうえでの選択ということでしょうか？」

「はい、そうですね。フェブキソスタットによる薬剤性肝障害の影響が残っているのですが、市販のNSAIDsを使用していたようなので、アセトアミノフェンを処方しました。こちらでも検査値はモニターしますが、そちらでも今後確認していただけますか？ それと、肝機能障害の初期症状を伝え忘れたので、服薬指導の時に伝えてください。あと、コメントで1日3回までと追加してください」

「わかりました、ありがとうございました」

〈処方変更内容〉
　処方変更なし（ただし、アセトアミノフェンは1日3回までのコメント追加）。

(3) 服薬指導

「○○さん、お薬のご用意ができました。少しお時間をいただいてもよろしいですか？」

「はい、お願いします」

「今回新しく追加になったアセトアミノフェンですが、まれに肝機能障害が起こることがあります」

「まぁ、フェブキソスタットの時のような？」

「はい、そうです。肝機能障害の初期症状としては、だるい、皮膚が黄色い、食欲がない、熱が出る、力が入りづらいなどがあります。もし、そのような症状が出た場合には、お薬を飲むのを中止して、すぐに先生または私たちに連絡してください」

「なんだか怖いですね…。市販の薬をまた使った方が良いんじゃないかしら？」

「実はですね、○○さんが使っていた市販の痛み止めは、腎臓に悪い影響を与えてしまう可能性があるんです。たしかにアセトアミノフェンは、肝臓に悪い影響を与えることがありますが、その頻度は低いですし、今後も採血等で検査値をモニタリングしていきますので、アセトアミノフェンをお使いください。飲む回数や量ですが、1回2錠を1日3回まででお願いします」

「わかりました。ありがとうございました」

(4) 解説

　アセトアミノフェンは副作用として肝障害を生じうる薬剤であり、重篤な肝障害には禁忌、肝障害またはその既往では慎重投与となっている[*1～*3]。一方、添付文書上は禁忌となっているが、NSAIDsとは異なり、腎血流量に影響を与えないため、透析患者を除く腎障害患者では使いやすい解熱鎮痛剤である。本症例のように、肝障害の既往がある患者でも使用されるケースは少なくない。

　アセトアミノフェンによる肝障害のメカニズムについては、次のように考えられている。
　①肝臓内の薬物代謝酵素であるCYP2E1により、代謝物としてN-acetyl-p-benzoquinonimine（NAPQI）が産生される。
　②NAPQIは、グルタチオンと共有結合することで解毒されるが、グルタチオンが枯渇すると、肝細胞のタンパクに共有結合し、肝細胞壊死をひき起こす[*4]。

　本症例のような肝障害患者に対しての使用において、明確な投与基準は設定されていないが、臨床上、ある程度の肝障害に関しては投与が許容されている。

　アセトアミノフェンの最大投与量が4gまでに引き上げられた後、2.4g以上の用量で4週間以上使用した703名の肝機能正常患者を対象とした特定使用成績調査が実施された。その結果、アセトアミノフェンとの因果関係が否定できない肝機能障害発現患者は30名であったと報告されている[*5]。また一般に、150～250 mg/kgが肝毒性を生じる閾値とされていることからも、一時的な使用であれば、軽度の肝機能障害患者であっても安全に使用できると考えられる[*6]。

　実際に肝機能障害患者にアセトアミノフェンの長期投与を行う場合、定期的な血液検査を実施し、肝機能をモニタリングするとともに、肝機能障害の初期症状を十分指導することが重要である。

参考文献
- [*1] アセトアミノフェン添付文書，インタビューフォーム．
- [*2] 厚生労働省：「重篤副作用疾患別対応マニュアル　薬物性肝障害」，2008．
- [*3] 厚生省（厚生労働省）：「医薬品等の副作用の重篤度分類基準について」，平成4年6月29日薬安第80号．
- [*4] Garry G. Graham et al：Drug safety 28 (3)，2005．
- [*5] 昭和薬品化工株式会社　他：「アセトアミノフェン製剤特定使用成績調査　最終集計結果」，2014．
- [*6] 一般社団法人日本中毒学会　編：「急性中毒標準診療ガイド」，じほう，2008．

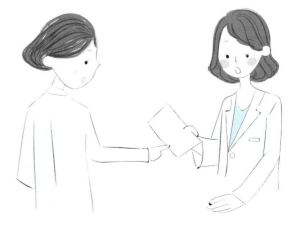

Case 22 ブイフェンドによる肝障害

処方

処方せん
(この処方せんは、どの保険薬局でも有効です。)

患者：○○ ○○
生年月日：昭和36年○月○日 男
保健医療機関の所在地及び名称：千葉市中央区亥鼻1丁目8番1号 千葉大学医学部附属病院
電話番号：000-000-0000
保険医氏名：△△ △△

交付年月日：平成28年10月5日

処方：

RP1.
  カルボシステイン錠250 mg「トーワ」　　3T
  アンブロキソール錠15 mg「トーワ」　　3T
  分3　朝・昼・夕（食後30分）　　28日分

RP2.
  レルベア100エリプタ30吸入用　　1個
  吸入　1回1吸入　分1　夕　　総量

RP3.
  ブイフェンド錠200 mg　　2T
  分2　朝・夕（食後2時間）　　28日分

《《以下余白》》

肝機能

検査値情報

		処　方　せ　ん	（検査値情報[薬局用]）	

お薬を安全に服用いただくために必要な検査値の一覧です。

（この処方せんは、どの保険薬局でも有効です）

公費負担者番号		保　険　者　番　号	
公費負担医療の受給者番号		被保険者証・被保険者手帳の記号・番号	

患者
- 氏名：○○　○○
- 生年月日：明・大・昭・平　36年　○月　○日　男・女
- 区分：被保険者／被扶養者

保健医療機関の所在地及び名称：千葉市中央区亥鼻1丁目8番1号　千葉大学医学部附属病院
- 電話番号：000-000-0000
- 診療科名：
- 保険医氏名：△△　△△　㊞

都道府県番号	点数表番号	医療機関コード

交付年月日：平成28年10月5日　　処方せんの使用期間：平成　年　月　日
特に記載のある場合を除き、交付の日を含めて4日以内に保険薬局に提出すること。

処方

~~変更不可~~　個々の処方薬について、後発医薬品（ジェネリック医薬品）への変更に差し支えがあると判断した場合には、「変更不可」欄に「レ」又は「×」を記載し、「保険医署名」欄に署名又は記名・押印すること。

★保険薬局にお持ちください★

●検査値情報（直近100日の最新の値を表示。括弧内の日付は測定日）

eGFR	143.6	(09/21)	WBC	7.1	(09/21)
CRE	0.46 L	(09/21)	SEG	53.2	(09/21)
シスタチンC	***	(　　)	ST.	***	(　　)
AST (GOT)	41 H	(09/21)	HGB	14.0	(09/21)
ALT (GPT)	29	(09/21)	PLT	332	(09/21)
ALP	568 H	(09/21)	CK	***	(　　)
T-BIL	0.9 H	(09/21)	TSH	***	(　　)
K	4.0	(09/21)	HbA1c	***	(　　)

●特に注意が必要な薬剤と検査値情報の組合せ（薬剤名は半角20文字分を印字）

〈ブイフェンド錠200mg〉　　　　肝機能（AST, ALT, ALP, T-BIL）

〈〈以下余白〉〉

備考

保険医署名：「変更不可」欄に「レ」又は「×」を記載した場合は、署名又は記名・押印すること。

（直近100日に測定値がない場合は***で表示）

〈保険薬局の方へ〉
特に注意が必要な検査値を表示しています。ご不明な点がございましたら当院薬剤部ホームページをご参照いただくか、お問合せください。

保険薬局が調剤時に残薬を確認した場合の対応（特に指示がある場合は「レ」又は「×」を記載すること。）
- □ 保険医療機関へ疑義照会した上で調剤
- □ 保険医療機関へ情報提供

調剤済年月日	平成　年　月　日	公費負担者番号	
保険薬局の所在地及び名称　保険薬剤師氏名	㊞	公費負担医療の受給者番号	

備考　1.「処方」欄には、薬名、分量、用法及び用量を記載すること。
　　　2. この用紙は、日本工業規格A列5番を標準とすること。
　　　3. 療養の給付及び公費負担医療に関する費用の請求に関する省令（昭和51年厚生省令第36号）第1条の公費負担医療については、「保険医療機関」とあるのは「公費負担医療の担当医療機関」と、「保険医氏名」とあるのは「公費負担医療の担当医氏名」と読み替えるものとすること。

(1) 疑義照会までのやりとり

「ALPが568 U/Lと高いんですが、ブイフェンドが処方されています。添付文書には、重度の肝機能障害のある患者さんには慎重投与とあるので、このくらいなら調剤しても大丈夫でしょうか？」

「初めてブイフェンドが処方された患者さんなの？」

「いえ、前回も処方されています」

「前回処方された時の検査値は？」

「前回の検査値ですか…。あ、今日は血液検査をしていないかもしれません」

「ALPが568 U/Lということは、CTCAE v4.0ではGrade1の肝機能障害ね。この患者さんの薬歴と検査値を確認しましょう。ブイフェンドを飲み始めたのはいつ？」

「2ヵ月くらい前から飲んでいます」

「2ヵ月というと、薬剤性肝障害が起こってもおかしくない時期ね」

「薬のアレルギーだったら、飲み始めてすぐに何らかの症状が出ると思うんですが、前回の時点で飲み始めてすでに1ヵ月以上経っています」

「アレルギー反応ならそうかもしれないけど、多くの薬物性の肝障害の場合、服用後60日以内に起こることが多いとされているから」

「ちょうど今くらいに起こってもおかしくないですね」

「こちらで記録してあるブイフェンド服用開始前後の検査値を確認しましょう」

「開始前の検査値も必要ですか？」

「もともとの値がどうであったかも大切な情報だから、ALP以外の肝機能に関連する検査値も全部確認しないと」

「他の検査値は、特に問題なさそうですけど」

「肝障害は分類によって変化する検査項目に特徴があるのよ」

処方薬剤の一般名
レルベア：ビランテロールトリフェニル酢酸塩・フルチカゾンフランカルボン酸エステル
ブイフェンド：ボリコナゾール

「知りませんでした。肝障害といってもいろいろなんですね」

「この患者さんに初めてブイフェンドが処方された日より前の検査値は──。ALP 287 U/L だから基準範囲内ね、それから 14 日後は、ALP 286 U/L で変化はなかったようね」

「そのさらに 1ヵ月後が、前回の ALP 568 U/L です。1ヵ月間で 2 倍になっています。他の薬は以前からずっと継続服用していますので、やはりブイフェンドによる肝障害なんですかね？」

「添付文書にも肝機能検査を定期的に行うよう記載されているわよ。それとこの患者さんは、他の肝機能の指標である AST、ALT、T-BIL の値がほとんど変動してないわね。ALP だけ上昇しているから、胆汁うっ滞型の肝障害かしら？」

「胆汁うっ滞なら黄疸が出現したり、T-BIL が高くなりそうですが？」

「たしかに、ビリルビンは早期に上昇するといわれているわね。処方箋には記載されてないけど、他にも γ-GTP が著明に上昇するそうよ」

「他には、どんな肝障害がありますか？」

「肝障害には、肝細胞障害型、胆汁うっ滞型、それら 2 つの混合型の 3 つに分類されるわ。どんな特徴があるのか後で調べておくようにね。まずは医師に問い合わせましょう」

(2) 疑義照会

「○○さんに処方されているブイフェンドですが、重篤な肝障害が現れることがあるので、定期的な肝機能検査を行わなければならない薬です。ブイフェンドを開始してから ALP が上昇していますが、継続しても大丈夫でしょうか？」

「中止するのは難しいなぁ…。患者さんも体調は変わりないって言ってたし…」

「ALP の値ですが、ブイフェンド服用開始後 1ヵ月でこれまでの 2 倍に上昇しています。それから、今日は血液検査をされていないようなのですが？」

「うーん…γ-GTP も 225 U/L から 790 U/L…。3 倍近くになっているね。申し訳ないが、患者さんへ検査のためにいったん戻って来てもらえないか聴いてくれないかな？」

「わかりました」

〈患者が病院へ戻り、数時間後〉

「さっきの人だけど、血液検査の結果、ALP と γ-GTP の値が上がっていたから、ブイフェンドは減量して継続することにしたよ」

「値はどのくらいだったんですか？」

処方医
「ALP が 932 U/L、γ-GTP が 916 U/L に上昇していたよ。治療上どうしても継続する必要があることは患者さんに説明しておいたけど、そちらでも説明してもらってもいいかな？」

「わかりました。ご連絡ありがとうございます」

〈処方変更内容〉
　減量：ブイフェンド錠 200 mg　2 T/分 2
　　　→　ブイフェンド錠 50 mg　6 T/分 2

（3）服薬指導

「○○さん、肝機能の値が少しずつ上がってきています。経過からみるとブイフェンドの影響が考えられますが、治療上ブイフェンドは必要なお薬なので、少し量を減らして肝機能の様子をみることとなりました。今回はいつもより小さい 50 mg のお薬に変更となります。錠数は増えますが、今までは 1 回 200 mg だったところを 150 mg 減量ということになります。次回の検査結果でブイフェンドをこのまま続けるか、飲む量を調節するかが決まると思いますので、ご心配なく、安心して飲んでください」

患者
「わかりました。錠数が変わるんですね、気をつけて飲みます」

（4）解説

　多くの薬物は肝臓で代謝されるため、肝障害をひき起こす可能性がある。薬物性肝障害の既往のある患者が、原因薬物を再度服用した場合、より重篤な肝障害が発現するおそれがあるので、十分に患者に説明し、既往の有無を聴取する必要がある。また、他の医療機関から薬が処方されている場合や、自分で健康食品、サプリメントを摂取している場合にも、相互作用が問題になることがある。

　薬剤服用歴は重要な確認事項であり、発症までの期間、経過及び肝障害の報告などが起因物質の特定には重要な要素となる。したがって、薬物性肝障害の報告がある薬物の服用開始時には、定期的な肝機能検査が行われるように留意するなど、より早期発見に努める必要がある。また、肝機能検査が実施できない場合、肝障害に伴う症状（倦怠感、食欲低下、吐き気、茶褐色尿、黄疸）に気づいた際は、すぐに主治医を受診するよう指導する。

　アレルギー性特異体質による肝障害の初期症状としては、発熱（38〜39 ℃）の他、かゆみ、発疹等の皮膚症状が早期に現れることがある（黄疸が初発症状のこともある）。また、症状で頻度が高いものとしては、全身倦怠感と、食欲不振、吐き気・嘔吐等の消化器症状がある。ただし、何の症状も出ないことがあるので、定期的肝機能検査（服用開始後 2ヵ月間は、2〜3 週に 1 回）が推奨される。

代謝性特異体質による場合には、常用量であっても、服用期間依存的に肝細胞障害が発現するとされている。また、薬物代謝酵素を誘導する薬物（フェニトイン、フェノバルビタールなど）との併用により、症状が悪化したとの報告があるので、併用薬を含めたうえで患者に応じた指導を行う必要がある。特異体質による薬物性肝障害を事前に予測することは困難であるが、起因薬物の中止ですみやかに治癒する例が多い。なお、気づかずに服用を継続すると、重症化する場合があるため、早期の段階で症状に気づき、適切な処置を受けられるよう指導しなければならない。

　慢性飲酒者では、健常者よりも薬物性肝障害が起こりやすいといわれているため、注意するよう指導する。また、肝疾患をもつ患者では、薬物性肝障害が起きた場合、重症化することがあるので注意を要する。

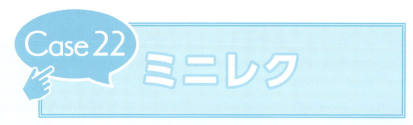

肝障害の分類

　薬物性肝障害は「中毒性」と「特異体質性」に分類され、前者は薬物自体またはその代謝産物が肝毒性をもち、用量依存性である。後者はさらに「アレルギー性特異体質」によるものと、「代謝性特異体質」によるものに分類され、薬物性肝障害の多くはこれに属する。

　薬物性肝障害は、AST、ALT などが上昇する肝細胞障害型、ALP、γ-GTP などの胆道系酵素の上昇や、黄疸を主とする胆汁うっ滞型、それらの混合型の 3 つに分類される。

①肝細胞障害型

　肝細胞障害型では、肝機能検査値に異常はあるものの、臨床上では無症状であることが多い。血清 AST、ALT の上昇が主体で、血清 LDH の上昇は軽度ないし中等度であり、基準範囲上限の 2 倍を超えることはない。高度肝障害の場合には、直接反応型ビリルビンの上昇が主体の総ビリルビン値の上昇をきたす。

②胆汁うっ滞型

　胆汁うっ滞型では、胆汁うっ滞に関連して黄疸が出現する。血清 AST、ALT の上昇は軽度で、基準範囲上限の 2 倍を超えることはない。その一方、胆汁うっ滞の指標である血清 ALP は基準範囲上限の 2 倍以上となり、血清 γ-GTP も著明な上昇を示す。また、ビリルビン値も早期より上昇する。なお、薬物性肝障害の診断基準やスコアリング表には、γ-GTP 値は含まれていない。

③混合型

　混合型は、肝細胞障害型と胆汁うっ滞型を合わせた型であり、血清 AST、ALT、ALP について、基準範囲上限の 2 倍を超える上昇がみられる。

　肝機能検査の異常を判断するためには、投与前の初期値が重要であり、肝障害を起こす確率が高い薬物を使用する場合、あらかじめ肝機能検査を実施しておく必要がある。AST、ALT の変動に注意し、肝障害の早期発見に努めなければならない。

参考文献
- 厚生労働省:「重篤副作用疾患別対応マニュアル　薬物性肝障害」, 2008.

肝機能——Case 22

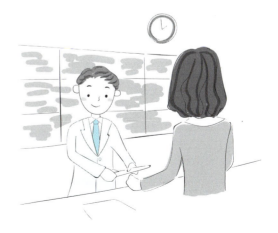

Case 23 イレッサによる肝障害

処方

氏名	○○ ○○	
生年月日	昭和31年○月○日	男・女
交付年月日	平成28年7月16日	

保健医療機関の所在地及び名称：千葉市中央区亥鼻1丁目8番1号　千葉大学医学部附属病院
電話番号：000-000-0000
保険医氏名：△△ △△

RP1.
　イレッサ錠 250 mg　　　　　　　　1 T
　分1　朝（食後30分）　　　14日分

《《以下余白》》

検査値情報

処方せん (検査値情報[薬局用])

(この処方せんは、どの保険薬局でも有効です。)

公費負担者番号		保険者番号	
公費負担医療の受給者番号		被保険者証・被保険者手帳の記号・番号	

患者	氏名	○○ ○○	保健医療機関の所在地及び名称 電話番号 診療科名 保険医氏名	千葉市中央区亥鼻1丁目8番1号 千葉大学医学部附属病院 000-000-0000 △△ △△ (印)
	生年月日	明大(昭)平 31年 ○月 ○日 (男)・女		
			都道府県番号	点数表番号	医療機関コード
	区分	被保険者 被扶養者			

交付年月日	平成 28 年 7 月 16 日	処方せんの使用期間	平成 年 月 日	特に記載のある場合を除き、交付の日を含めて4日以内に保険薬局に提出すること。

	~~変更不可~~	個々の処方薬について、後発医薬品(ジェネリック医薬品)への変更に差し支えがあると判断した場合には、「変更不可」欄に「レ」又は「×」を記載し、「保険医署名」欄に署名又は記名・押印すること。

処方

★保険薬局にお持ちください★
●検査値情報(直近100日の最新の値を表示。括弧内の日付は測定日)

```
eGFR      102.9   (07/16)     WBC    5.3    (07/16)
CRE         0.61  (07/16)     SEG   56.3    (07/16)
シスタチンC   ***   (    )     ST.    ***    (    )
AST (GOT)   48 H  (07/16)     HGB   16.8    (07/16)
ALT (GPT)   46 H  (07/16)     PLT   240     (07/16)
ALP        546 H  (07/16)     CK     62     (07/16)
T-BIL        0.8  (07/16)     TSH    ***    (    )
K            4.0  (07/16)     HbA1c  ***    (    )
```

●特に注意が必要な薬剤と検査値情報の組合せ(薬剤名は半角20文字分を印字)

〈〈以下余白〉〉

備考	保険医署名	「変更不可」欄に「レ」又は「×」を記載した場合は、署名又は記名・押印すること。	(直近100日に測定値がない場合は***で表示) 〈保険薬局の方へ〉 特に注意が必要な検査値を表示しています。ご不明な点がございましたら当院薬剤部ホームページをご参照いただくか、お問合せください。
	保険薬局が調剤時に残薬を確認した場合の対応(特に指示がある場合は「レ」又は「×」を記載すること。) □ 保険医療機関へ疑義照会した上で調剤　　□ 保険医療機関へ情報提供		

調剤済年月日	平成 年 月 日	公費負担者番号	
保険薬局の所在地及び名称 保険薬剤師氏名	(印)	公費負担医療の受給者番号	

備考 1.「処方」欄には、薬名、分量、用法及び用量を記載すること。
　　 2. この用紙は、日本工業規格A列5番を標準とすること。
　　 3. 療養の給付及び公費負担医療に関する費用の請求に関する省令(昭和51年厚生省令第36号)第1条の公費負担医療については、「保険医療機関」とあるのは「公費負担医療の担当医療機関」と、「保険医氏名」とあるのは「公費負担医療の担当医氏名」と読み替えるものとすること。

(1) 疑義照会までのやりとり

「医薬品別の検査値がないので、特に重要な検査値はないということでしょうか？」

「いえ、医薬品別の検査値に関係なく、固定検査値は重要よ。副作用の早期発見のためにも固定検査値は常に確認しないと。腎障害、肝障害、骨髄抑制は固定検査値で確認しているから」

「そうなんですね。固定検査値によると、肝機能で基準範囲外のものがありますね。T-BIL は基準範囲内ですが、AST、ALT、ALP が CTCAE v4.0 では Grade1 です。副作用でしょうか？ Grade1 だから症状は出ていないかもしれませんね」

「イレッサは肝機能障害がよく出るけど、投与継続してもいいのかな？ それと、イレッサの服用期間は重要よね。あとは最近始まった薬がないか聴いておかないと…」

「患者さんに確認します」

「イレッサというお薬が出ていますが、今回が初めてですか？ それとも以前から処方されていました？ それと、先生から何か説明は受けていますか？」

「はい、前回イレッサを処方してもらった時、2週間後に再度受診してくださいと先生に言われました。イレッサを最初に処方してもらったのは6月24日で、その時は1週間入院していました。退院してから今回が2回目の外来になります。前は違う薬局で調剤してもらいました」

「最近、だるさとか、疲れやすいといった症状はありませんか？」

「特に体調は問題ないですね」

「発疹やかゆみはありますか？」

「顔にニキビみたいな湿疹ができたのと、手の皮が剥ける症状が出ました…。かゆみはないですね。イレッサで皮膚障害が出るとは聴いていましたので、わかってはいましたけど…」

「皮膚の症状は、イレッサのような分子標的薬で起こりやすい副作用ね。でも、イレッサはできる限り継続した方がいいと思う。それと、肝酵素の上昇の程度はいずれも Grade1 でまだ軽度だけど、値が服用開始後間もなくで上昇しているから、やはりイレッサが原因の可能性が高いわね。医師に確認してみて」

「はい、わかりました」

処方薬剤の一般名
イレッサ：ゲフィチニブ

〈処方鑑査のポイント〉
- 副作用の Grade 評価
- 症状発現の有無
- 検査値の推移
- 有効性の確保（被疑薬中止による有効性低下、代替薬の提案）
- 安全性の確保（被疑薬中止のみで安全性は確保できるか、副作用対策薬の提案）

(2) 疑義照会

「○○さんの処方についてですが、AST、ALT、ALP で、それぞれ Grade1 の上昇があります。今回もイレッサの継続投与でよろしいでしょうか？」

「eGFR 遺伝子変異陽性の患者さんですね。もともと効果が期待される患者さんで、投与 2 週間後の 7 月 9 日に撮影した胸部 X 線では、左上肺野の腫瘍が明らかに縮小していて、治療効果良好と判断しています。イレッサは治療の鍵となる薬剤ですので、肝機能検査値のモニタリングを継続しながら使用していきたいと考えています。肝機能改善を期待してグリチロンを追加することにします。3 T/分 3 でお願いします」

「わかりました。今後とも受診の際は肝機能検査をよろしくお願いします。患者さんにも副作用症状の発現には十分注意するよう伝えます」

〈処方変更内容〉
　追加：グリチロン配合錠　3 T/分 3　朝・昼・夕（食後 30 分）

(3) 服薬指導

「今日の採血の結果ですが、肝臓の障害の目安となる検査値が少し上昇していました。先生に確認したところ、イレッサはこのまま継続するとのことでした。心配しすぎる必要はありませんが、念のため肝機能を高めるお薬のグリチロンが追加になりました。1 日 3 回服用してください。それから、体がだるいとか、食欲がないといった変わった症状があれば、早めに先生か私たちに連絡してください。イレッサは 1 日 1 回、忘れずに飲むことが大切なお薬ですから、ご自身の判断で中止しないようにしてください」

「わかりました。変わったことがあれば連絡します。日常生活で気をつけることはありますか？」

「現在出ている顔や手足の皮膚の症状ですが、それぞれの部位に処方された軟膏を塗って保護してください。現在の症状以外で、新しい発疹やかゆみが出た場合は、診察の時に先生へお伝えください」

「わかりました」

(4) 解説

①イレッサによる肝障害の発現頻度

　　イレッサによる肝機能異常例は11.1％で発現するとされ、肝障害の起こりやすい医薬品といえる。そのためイレッサ投与中は、AST、ALT等の肝機能検査を1〜2ヵ月に1回、あるいは患者の状態に応じて実施することが望ましいとされており、定期的な肝機能検査の実施が求められている。

②イレッサの肝障害と他の薬物性肝障害との違い

　　イレッサによる肝機能障害は、しばしば一過性の可能性があり、その後再投与した症例報告がある。

　　薬物性肝障害における対応では、被擬薬の中止が第一とされる。しかし、抗がん薬の場合、副作用は必発であると考えられる。本症例のイレッサによる肝酵素上昇では、イレッサに効果がみられており、中止による有効性の低下は患者にとってデメリットとなる。また、肝酵素の上昇は軽度で、副作用が許容できる範囲であったため継続投与となった。

　いずれにせよ、検査値から肝機能障害が示唆される場合は、医師への照会が必要であり、その結果、継続投与となった際は、より一層注意深い副作用モニタリングを実施しなければならない。

参考文献

- 良元章浩　他：「ゲフィチニブによる一過性肝障害」，日呼吸会誌 42 (1)，56-61，2004.
- Rechallenge with gefitinib following severe drug-induced hepatotoxicity in a patient with advanced non-small cell lung cancer：A case report and literature review., Oncol. Lett. Mar. 7 (3)，878-880, 2014.

肝機能——Case 23

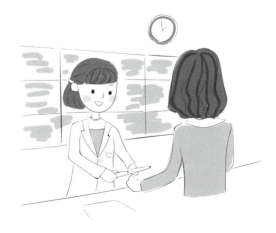

Case 24 ザイティガによる ALP 上昇

処方

処方せん
(この処方せんは、どの保険薬局でも有効です。)

公費負担者番号	
公費負担医療の受給者番号	
保険者番号	
被保険者証・被保険者手帳の記号・番号	

患者
- 氏名：○○ ○○
- 生年月日：明・大・昭・平 19年 ○月 ○日 男・女
- 区分：被保険者／被扶養者

保健医療機関の所在地及び名称：千葉市中央区亥鼻1丁目8番1号 千葉大学医学部附属病院
電話番号：000-000-0000
診療科名：
保険医氏名：△△ △△ ㊞

交付年月日：平成28年10月4日
処方せんの使用期間：平成 年 月 日（特に記載のある場合を除き、交付の日を含めて4日以内に保険薬局に提出すること。）

変更不可：個々の処方薬について、後発医薬品（ジェネリック医薬品）への変更に差し支えがあると判断した場合には、「変更不可」欄に「レ」又は「×」を記載し、「保険医署名」欄に署名又は記名・押印すること。

処方

RP1.
　ザイティガ錠250 mg　　　　　　　　　　　3 T
　　分1　朝（食前1時間）　　　　　　　　　7日分

RP2.
　プレドニン錠5 mg　　　　　　　　　　　　2 T
　　分2　朝・夕（食後30分）　　　　　　　　7日分

RP3.
　マグミット錠250 mg　　　　　　　　　　　6 T
　ナイキサン錠100 mg　　　　　　　　　　　3 T
　　分3　朝・昼・夕（食後30分）　　　　　　7日分

RP4.
　ランソプラゾールOD錠15 mg「サワイ」　　1 T
　　分1　朝（食後30分）　　　　　　　　　　7日分

RP5.
　オキノーム散10 mg/1 g/包　　　　　　　　1包
　　疼痛時　　　　　　　　　　　　　　　　28回分

RP6.
　フェントステープ4 mg　　　　　　　　　　1枚
　　分1　朝　貼付　　　　　　　　　　　　　7日分

《《以下余白》》

備考
保険医署名：「変更不可」欄に「レ」又は「×」を記載した場合は、署名又は記名・押印すること。

保険薬局が調剤時に残薬を確認した場合の対応（特に指示がある場合は「レ」又は「×」を記載すること。）
□ 保険医療機関へ疑義照会した上で調剤　　□ 保険医療機関へ情報提供

調剤済年月日：平成 年 月 日
公費負担者番号：
保険薬局の所在地及び名称／保険薬剤師氏名 ㊞
公費負担医療の受給者番号：

肝機能

検査値情報

お薬を安全に服用いただくために必要な検査値の一覧です。

処 方 せ ん （検査値情報［薬局用］）

（このせんは、どの保険薬局でも有効です）

公費負担者番号		保険者番号	
公費負担医療の受給者番号		被保険者証・被保険者手帳の記号・番号	

患者
- 氏名：○○ ○○
- 生年月日：明・大・昭・平 19年 ○月 ○日 （男）・女
- 区分：被保険者 / 被扶養者

保健医療機関の所在地及び名称：千葉市中央区亥鼻1丁目8番1号 千葉大学医学部附属病院
電話番号：000-000-0000
保険医氏名：△△ △△

交付年月日：平成28年10月4日
処方せんの使用期間：平成 年 月 日（特に記載のある場合を除き、交付の日を含めて4日以内に保険薬局に提出すること。）

変更不可：個々の処方薬について、後発医薬品（ジェネリック医薬品）への変更に差し支えがあると判断した場合には、「変更不可」欄に「レ」又は「×」を記載し、「保険医署名」欄に署名又は記名・押印すること。

処方

★保険薬局にお持ちください★

●検査値情報（直近100日の最新の値を表示。括弧内の日付は測定日）

eGFR	113.9	(10/04)	WBC	2.5 L	(10/04)
CRE	0.53 L	(10/04)	SEG	28.7 L	(10/04)
シスタチンC	***	( )	ST.	10.0 H	(10/04)
AST (GOT)	51 H	(10/04)	HGB	8.0 L	(10/04)
ALT (GPT)	8	(10/04)	PLT	56 L	(10/04)
ALP	2395 H	(10/04)	CK	51 L	(10/04)
T-BIL	0.6	(10/04)	TSH	***	( )
K	4.5	(10/04)	HbA1c	***	( )

●特に注意が必要な薬剤と検査値情報の組合せ（薬剤名は半角20文字分を印字）

〈ザイティガ錠250 mg〉　　　　　K　　4.5　　（10/04）
〈ナイキサン錠100 mg〉　　　　　腎機能（eGFR, CRE, シスタチンC）

《《以下余白》》

備考

保険医署名：「変更不可」欄に「レ」又は「×」を記載した場合は、署名又は記名・押印すること。

（直近100日に測定値がない場合は ***で表示）
〈保険薬局の方へ〉
特に注意が必要な検査値を表示しています。ご不明な点がございましたら当院薬剤部ホームページをご参照いただくか、お問合せください。

保険薬局が調剤時に残薬を確認した場合の対応（特に指示がある場合は「レ」又は「×」を記載すること。）
□ 保険医療機関へ疑義照会した上で調剤　　□ 保険医療機関へ情報提供

調剤済年月日	平成 年 月 日	公費負担者番号	
保険薬局の所在地及び名称 保険薬剤師氏名	（印）	公費負担医療の受給者番号	

備考 1．「処方」欄には、薬名、分量、用法及び用量を記載すること。
　　　2．この用紙は、日本工業規格A列5番を標準とすること。
　　　3．療養の給付及び公費負担医療に関する費用の請求に関する省令（昭和51年厚生省令第36号）第1条の公費負担医療については、「保険医療機関」とあるのは「公費負担医療の担当医療機関」と、「保険医氏名」とあるのは「公費負担医療の担当医氏名」と読み替えるものとすること。

(1) 疑義照会までのやりとり

「ALP が 2395 U/L で CTCAE v4.0 では Grade3 です。ザイティガは重度肝障害では禁忌ですし、中等度肝障害では慎重投与です。どうしましょうか？」

「他の肝機能の値はどのくらい？ ALP が 2395 U/L なんてずいぶん高いけど、前回の検査値はいくつなんだろう…。推移はわかる？」

「はい。ALP はザイティガ服用前から高値でした——。他の肝機能の指標となる検査値は基準範囲内です」

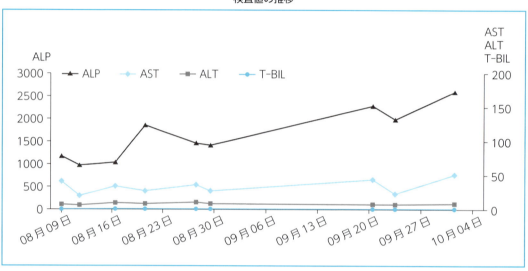

検査値の推移

「肝障害だと、通常は ALP だけでなく、他の肝機能の指標となる検査値も少しは変動するから、ここまで変動がないということは肝障害以外の原因が考えられるかもね。ALP は肝障害以外でも上昇するし、他の肝機能の指標を参考にして ALP が別の原因で上昇しているかを確認する必要があるわね」

「ALP はアイソザイムがいくつかあって、肝臓以外にも発現しているんですよね」

「そう。ALP は骨にも存在しているわね。この患者さんはザイティガを服用しているから前立腺がんよね。前立腺がんの特徴は？」

処方薬剤の一般名
ザイティガ：アビラテロン酢酸エステル
プレドニン：プレドニゾロン
マグミット：酸化マグネシウム
ナイキサン：ナプロキセン
オキノーム：オキシコドン塩酸塩
フェントス：フェンタニルクエン酸塩

「前立腺がんは骨転移しやすいですね。それにオピオイド系鎮痛薬（オキノーム）を服用していますし…すでに骨転移がありそうですね。痛みが増しているようなので、骨転移が増悪しているかもしれません」

「可能性あるわね。医師がALP上昇についてどう考えているのか、確認しましょう」

(2) 疑義照会

「○○さんの処方についてですが、ALPが2395 U/LでGrade3です。他の肝機能の値については変動ありませんので、ザイティガによる肝障害ではなく、骨転移の増悪でしょうか？」

「検査値の推移を確認しました。この患者さんの場合、ザイティガを服用する前からALPは高値です。それと、AST、ALT、ビリルビン値は基準範囲内で安定していますから、骨転移によるALPの上昇と考えます。ザイティガの投与量は変更なしでお願いします」

「わかりました。ありがとうございます」

〈処方変更内容〉
処方変更なし。

(3) 解説

①アルカリホスファターゼ（ALP）

　ALPはほとんどすべての臓器に存在するが、特に肝臓の毛細胆管、腎臓の近位尿細管、骨の骨芽細胞、胎盤、小腸の上皮細胞に高濃度で存在する。各臓器に存在するALPは、抗原性や電気泳動の易動度により、アイソザイムとして6分画される。血液中のALP増加は、局所によるALP合成亢進を反映していると考えられ、胆汁うっ滞（肝内、肝外）をきたす疾患、骨形成性疾患、悪性腫瘍の肝あるいは骨転移で高値を示すことが多い（表1）。

表1　ALPアイソザイムと上昇する病態

アイソザイム	由来	主たる病態
ALP1	高分子ALP	閉塞性黄疸
ALP2	肝・毛細胆管	慢性胆汁うっ滞、慢性肝炎
ALP3	骨	骨疾患
ALP4	胎盤	妊娠後期、肺がん、卵巣がん
ALP5	小腸粘膜	血液型B・O分泌型
ALP6	ALP結合性免疫グロブリン	潰瘍性大腸炎活動期
ALPI	肝細胞がん	肝細胞がん

ALPは、生理的条件でも上昇する。図1は、ALP異常高値の鑑別についてのフローチャートである。

他の肝機能検査においても異常値を示す場合、肝・胆道疾患による上昇と考えられる。また、肝・胆道疾患以外で上昇する場合としては、骨ALPが主体をなすことが多く、成長期、甲状腺機能亢進症、副甲状腺機能亢進症、増骨性骨転移がんなどが考えられる。表2は、ALP値による疾患鑑別である。

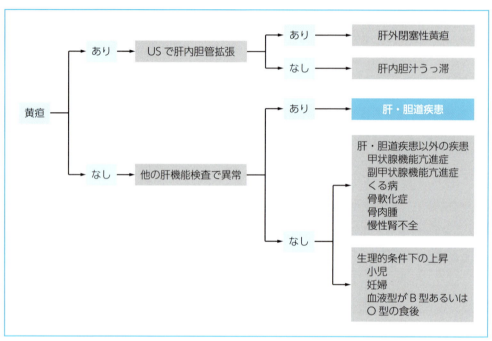

図1 ALP異常高値の鑑別

表2 ALP値による疾患鑑別

ALP値	原因として考えられる疾患		否定できない疾患	注意点
	黄疸あり	黄疸なし		
基準範囲内	・体質性黄疸 ・溶血性貧血	・脂肪肝または健康 ・肝線維化	・慢性肝炎、肝硬変、肝がん	・胆汁うっ滞と骨形成性疾患は否定的
軽度上昇 <正常上限2倍	・急性肝炎（ウイルス性） ・薬剤性肝炎（肝細胞障害型） ・うっ血肝	・慢性肝炎、肝硬変 ・骨折、腎不全 ・原発性肝がん ・甲状腺機能亢進症	・脂肪肝、骨形成性疾患（初期） ・無症候性PBC	・服薬歴、飲酒歴を確認
中等度上昇 2～4倍	・アルコール性肝炎 ・薬物性肝障害（胆汁うっ滞型）	・副甲状腺機能亢進症 ・成長期、妊娠、くる病 ・骨軟化症、原発性肝がん	・高度上昇をきたす疾患（初期）	・アイソザイム解析 ・服薬歴を確認
高度上昇 ＞正常上限4倍	・閉塞性黄疸（結石、腫瘍）、PBC、胆道感染	・転移性骨腫瘍（乳がん、前立腺がん）、Paget病、限局性肝病変（転移性肝がん、膿瘍）、骨肉腫、ALP産生腫瘍	・肝内うっ滞型肝炎 ・家族性高ALP血症	・アイソザイム解析 ・がんの画像診断

②骨転移

　骨転移は転移病巣における骨反応の点から、増骨型転移、溶骨型転移、骨梁間型転移、混合型転移の4つに分けられる。増骨型転移は前立腺がんで最も多く、他には乳がんや胃未分化がんでも見られる。骨転移巣の周囲に骨芽細胞の増殖と類骨形成、骨化を生じる。溶骨型転移は乳がん、肺がん、各臓器の扁平上皮がんなど、多くのがん腫がこの様式を示す。転移巣の周囲に破骨細胞が出現し、骨梁の破壊、骨吸収を伴うため、骨折を起こしやすい。

　がん細胞には破骨細胞形成・活性化刺激因子として、RANKL、parathyroid hormone-related protein (PTHrP)、プロスタグランジン、tumor necrosis factor-α (TNF-α) などが存在する。一方、骨基質は非常に豊富な成長因子を含んでおり、骨吸収によってこれらの成長因子ががん細胞に供給されることで骨転移巣が進行するため、がん細胞とがん細胞の転移した骨との間には悪循環が成立している。

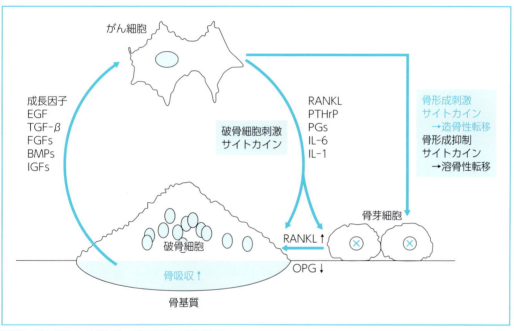

図2　がん細胞と骨芽細胞・破骨細胞の相互作用

③ザイティガの肝障害時における休薬・減量・再開及び中止の目安

　国内第Ⅱ相試験において、ザイティガ投与前のAST、ALT、ビリルビンが高値の患者では、肝障害発現率が高い傾向が認められたので、肝機能検査値異常を含む肝障害を疑う所見を認めた場合は、図3のフローチャートを参考に、減量または休薬等を検討する。

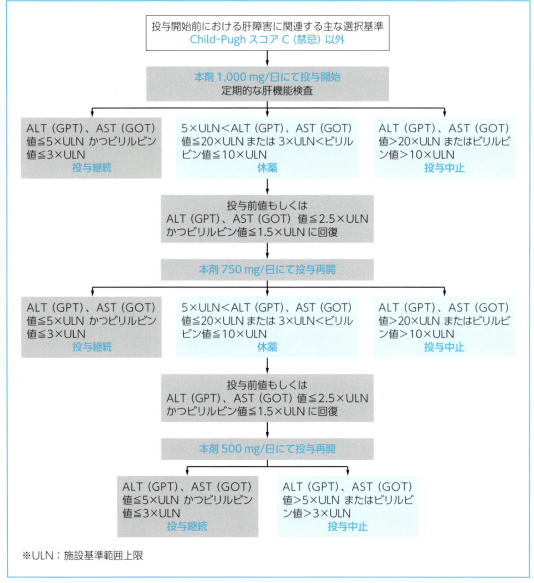

図3　ザイティガの肝障害時における休薬・減量・再開及び中止の目安

参考文献
- 肝胆膵 60 (4), 531-535, 2010.
- Medical Practice 18 (6), 2001.
- 臨床研修プラクティス 6 (3), 60-65, 2009.
- 公益社団法人日本臨床腫瘍学会　編：「骨転移診療ガイドライン」, 南江堂, 2015.
- ヤンセンファーマ株式会社：ザイティガ適正使用ガイド

Column

抗菌薬による急性肝障害の症例

◆ 肺炎に対して使用された抗菌薬により発症した薬剤性肝障害

〈患者背景〉

30代男性。前日より熱っぽい感じがあり、38.5℃の発熱を認めたため受診。CT等により右中葉肺炎の診断となり、アジスロマイシンドライシロップ2g 1日分と、レボフロキサシン錠500mg 7日分が処方された。

〈経過〉

Day0　抗菌薬投与開始。
Day2　症状悪化を認め入院。気管支鏡下で吸引施行。生化学検査で肝機能検査値の上昇を認める。スルバクタム・アンピシリン静注用の投与開始。
Day3　さらなる肝機能検査値の上昇を認め、抗菌薬中止。グリチルリチン・グリシン・システイン製剤の静脈内投与が開始となる。
Day4　解熱が得られ、肝機能検査値も改善傾向。
Day5　再度発熱したため、アモキシシリンカプセル投与開始。肝庇護薬は静脈内投与から経口投与に切り替え。
Day7　解熱が得られ、退院。
Day14　肝機能検査値の改善を確認。

〈検査値推移〉

	Day0	Day2	Day3	Day4	Day5	Day7	Day14
AST (GOT)	16	116	385	111	89	64	15
ALT (GPT)	14	99	554	350	295	216	34
LD (LDH)	182	286	325	231	237	182	162
ALP	151	145	296	278	325	333	230
γ-GTP	29	—	377	328	354	332	180

〈肝障害 Grade 推移（CTCAE v4.0/厚生労働省）〉

	Day0	Day2	Day3	Day4	Day5	Day7	Day14
AST (GOT)	—/—	G1/G2	G3/G2	G2/G2	G1/—	G1/—	—/—
ALT (GPT)	—/—	G2	G3/G3	G3/G2	G3/G2	G3/G2	—/—
LD (LDH)	/—	/—	/—	/—	/—	/—	/—
ALP	—/—	—/—	—/—	—/—	—/—	—/—	—/—
γ-GTP	—/—	—/—	G3/G1	G3/G1	G3/G1	G3/G1	G2/G1

※ LD (LDH) は厚生労働省重篤度分類のみ設定あり。

〈解説〉
　本症例では、アジスロマイシンとレボフロキサシンが被疑薬の候補として挙げられる。投与前にすでに検査値異常があったことから、スルバクタム・アンピシリンは被疑薬から除外できる。
　アジスロマイシン、レボフロキサシンは、ともに添付文書の副作用の項目に肝障害の記載がある薬剤である。
　アジスロマイシンでは重大な副作用に肝炎、肝機能障害、黄疸、肝不全（すべて頻度不明）があり、また、肝臓の頻度0.2％以上の副作用としてALT増加、AST増加、γ-GTP増加が、頻度0.2％未満の副作用としてALP増加、肝機能異常が、頻度不明でLDH増加、血中ビリルビン増加が記載されている。
　レボフロキサシンでは重大な副作用として劇症肝炎（頻度不明）、肝機能障害（0.01％未満）、黄疸（頻度不明）があり、また、肝臓の頻度0.1～0.5％未満の副作用としてAST上昇、ALT上昇、LDH上昇、肝機能異常が、頻度0.1％未満の副作用としてALP上昇、γ-GTP上昇、血中ビリルビン増加が記載されている。
　2010～2014年度にそれぞれの薬剤で報告された肝・胆道系副作用件数は、アジスロマイシン内用薬で計37件、レボフロキサシン内用薬で計95件となっている。なお、過去に発出された「医薬品・医療機器等安全性情報」では、アジスロマイシンの推計年間使用者数は約3000万人、レボフロキサシンは約1860万人となっており、使用患者数が大きく変動していないと仮定すると、一部が肝臓で代謝を受けるレボフロキサシンの方が、肝・胆道系副作用の発現頻度が高いと考えられる。
　薬剤性肝障害は「中毒性」と「特異体質性」に分類される。本症例では特異体質性、特にアレルギー性特異体質の関与が疑われる。なお、本症例ではDLST*検査を実施しておらず、再投与も行っていないため、2剤の候補のうち、どちらが被疑薬かを同定することは難しいが、主要な代謝排泄経路が肝代謝でない薬剤においても、肝機能障害については注意が必要である。

参考文献
- ファイザー株式会社：アジスロマイシン添付文書，インタビューフォーム
- 第一三共株式会社：レボフロキサシン添付文書，インタビューフォーム
- 厚生労働省：「重篤副作用疾患別対応マニュアル　薬物性肝障害」，2008.
- 厚生省（厚生労働省）：「医薬品等の副作用の重篤度分類基準について」，平成4年6月29日薬安第80号.
- 独立行政法人医薬品医療機器総合機構：「医薬品・医療用具等安全性情報」，163号，2000.
- 独立行政法人医薬品医療機器総合機構：「医薬品・医療機器等安全性情報」，225号，2006.
- 独立行政法人医薬品医療機器総合機構：「医薬品副作用データベース」

* リンパ球刺激試験

血算編

Case 25 抗がん薬による骨髄抑制

処方

処方せん
(この処方せんは、どの保険薬局でも有効です。)

患者	氏名	○○ ○○
	生年月日	明大昭平 37年 ○月 ○日 男・女
	区分	被保険者 / 被扶養者

保健医療機関の所在地及び名称：千葉市中央区亥鼻1丁目8番1号 千葉大学医学部附属病院
電話番号：000-000-0000
診療科名：
保険医氏名：△△ △△ ㊞

交付年月日：平成28年10月6日
処方せんの使用期間：平成 年 月 日
特に記載のある場合を除き、交付の日を含めて4日以内に保険薬局に提出すること。

処方

RP1.
　ティーエスワン配合OD錠 T20　　　　6T
　分2　朝・夕（食後30分）　　14日分

〈〈以下余白〉〉

備考
保険医署名：「変更不可」欄に「レ」又は「×」を記載した場合は、署名又は記名・押印すること。

保険薬局が調剤時に残薬を確認した場合の対応（特に指示がある場合は「レ」又は「×」を記載すること。）
□ 保険医療機関へ疑義照会した上で調剤　　□ 保険医療機関へ情報提供

血算

検査値情報

お薬を安全に服用いただくために必要な検査値の一覧です。

処 方 せ ん （検査値情報［薬局用］）

（この処方せんは、どの保険薬局でも有効です。）

公費負担者番号								保険者番号						
公費負担医療 の受給者番号								被保険者証・被保険 者手帳の記号・番号					·	

患者	氏 名	○○　○○			保健医療機関の 所在地及び名称	千葉市中央区亥鼻1丁目8番1号 千葉大学医学部附属病院	
	生年月日	明 大 ㊟ 平	37 年　○月　○日	㊚・女	電話番号 診療科名 保険医氏名	000-000-0000 △△　△△	㊞
	区 分	被保険者	被扶養者		都道府県番号　　点数表 　　　　　　　　番号	医療機関 コード	
	交付年月日	平成 28 年 10 月 6 日			処方せんの 使用期間	平成　　年　　月　　日	特に記載のある場合を除き、 交付の日を含めて4日以内 に保険薬局に提出すること。

処 方	~~変更不可~~	個々の処方薬について、後発医薬品（ジェネリック医薬品）への変更に差し支えがあると判断した場合には、「変更不可」欄に「レ」又は「×」を記載し、「保険医署名」欄に署名又は記名・押印すること。
		★保険薬局にお持ちください★ ●検査値情報（直近100日の最新の値を表示。括弧内の日付は測定日） 　eGFR　　　　98.9　　（10/06）　　WBC　　2.1 L　（10/06） 　CRE　　　　0.65　　（10/06）　　SEG　　51.6　　（10/06） 　シスタチンC　***　　（　　　）　　ST.　　***　　（　　　） 　AST (GOT)　25　　　（10/06）　　HGB　　16.0　　（10/06） 　ALT (GPT)　27　　　（10/06）　　PLT　　240　　（10/06） 　ALP　　　　230　　（10/06）　　CK　　　62　　　（10/06） 　T-BIL　　　0.9　　（10/06）　　TSH　　***　　（　　　） 　K　　　　　4.1　　（10/06）　　HbA1c　4.5　　（10/06） ●特に注意が必要な薬剤と検査値情報の組合せ（薬剤名は半角20文字分を印字） 〈ティーエスワン配合OD錠T20〉　　腎機能（eGFR，CRE，シスタチンC） 　　　　　　　　　　　　　　　　　肝機能（AST，ALT，ALP，T-BIL） 　　　　　　　　　　　　　　　　　骨髄抑制（WBC，SEG，ST．，HGB，PLT） 〈〈以下余白〉〉

備 考	保険医署名	「変更不可」欄に「レ」又は「×」を記載した場合は、署名又は記名・押印すること。	（直近100日に測定値がない場合は ***で表示） 〈保険薬局の方へ〉 特に注意が必要な検査値を表示しています。ご不明な点がございましたら当院薬剤部ホームページをご参照いただくか、お問合せください。
	保険薬局が調剤時に残薬を確認した場合の対応（特に指示がある場合は「レ」又は「×」を記載すること。） 　　　　　　　　　　　　　　　□保険医療機関へ疑義照会した上で調剤　　　　□保険医療機関へ情報提供		

調剤済年月日	平成　年　月　日	公費負担者番号	
保険薬局の所在 地及び名称 保険薬剤師氏名	㊞	公費負担医療の 受給者番号	

備考 1.「処方」欄には、薬名、分量、用法及び用量を記載すること。
　　2. この用紙は、日本工業規格A列5番を標準とすること。
　　3. 療養の給付及び公費負担医療に関する費用の請求に関する省令（昭和51年厚生省令第36号）第1条の公費負担医療については、「保険医療機関」とあるのは「公費負担医療の担当医療機関」と、「保険医氏名」とあるのは「公費負担医療の担当医氏名」と読み替えるものとすること。

(1) 疑義照会までのやりとり

「ティーエスワン（TS-1）が処方されている患者さんです。検査値を見ると、ヘモグロビン濃度と血小板数は基準範囲内ですが、好中球数が 1084/μL* です。CTCAE v4.0 では Grade2 に該当しますが、Grade3 との境界に近いです。患者さんからはゲムシタビンを今日と 1 週間前に投与していると聴きました。TS-1 は重篤な骨髄抑制のある患者さんに禁忌なので疑義照会になるでしょうか？」

「TS-1 を使用する抗がん薬のレジメンは複数あるから、患者さん個々の投与スケジュールや併用薬について確認しましょう。それと、過去の検査結果があれば、前回の休薬で骨髄抑制がどの程度回復していたかも確認するといいわね。この患者さんは膵がんの患者さんだったよね？」

「はい、そうです」

「GS 療法のような投与スケジュールの場合、Day8 で患者さんが来院して、次サイクルに服用する分の TS-1 が処方される場合もあるから、処方日は骨髄抑制が起きて好中球やヘモグロビンは低値を示していることが多いのよ。でも、休薬によって次サイクルが始まる頃には骨髄抑制状態が改善している可能性が高いから…。患者さんに今回処方された分の服用開始日を確認して、1 週間空いていれば大丈夫だと思うわ」

進行膵がんに対する GS 療法（ゲムシタビン 1000 mg/m² ＋TS-1）の投与スケジュール

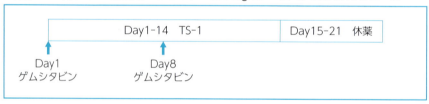

「今日が Day8 となると、TS-1 をあと 1 週間服用してから休薬期間に入りますが、このまま継続しても大丈夫でしょうか？」

「TS-1 の添付文書（第 29 版）を見ると、TS-1 単剤による Grade3 以上の好中球数減少の発現率は 8.5％だから、リスクとしては低いと思うけど…。念のため、処方医に確認しても良いかもしれないわね」

「わかりました。とりあえず、患者さんに次サイクルの服用開始日を確認してきます」

「○○さん、先生から今日処方された TS-1 の服用開始日は聴いていますか？」

処方薬剤の一般名
ティーエスワン：テガフール・ギメラシル・オテラシルカリウム
* 好中球数の算出方法については Case 25 ミニレク (p.194) 参照。

「はい、2週間後の火曜日からと言われたと思うんですが、薬局で確認すれば良いと思って…ちゃんとメモしなかったんです」

「2週間後から服用のようですが、患者さんは自信がないと言っています」

「では、TS-1の服用スケジュールと、ゲムシタビンの投与スケジュールを医師に確認しておきましょう」

(2) 疑義照会

「○○さんに今回処方されているTS-1は、次サイクルで服用する分でしょうか？　○○さんは『2週間後の火曜日かな？』とおっしゃっていますが、ちょっと自信がないとのことでした。それで確認のため連絡いたしました」

「そうですか。2週間後の火曜日で間違いありません」

「患者さんから本日はGS療法のDay8と伺っておりますが、好中球数が1084/μLとなり、Grade3との境界に近いです。残りの1週間もTS-1の服用は継続でよろしいでしょうか？」

「TS-1によってGrade3以上の骨髄抑制となるリスクは低いと考えています。休薬期間もありますし、次回までに好中球数は回復していると思います」

〈処方変更内容〉
　処方変更なし。

(3) 服薬指導

「○○さん、今回処方されているTS-1は2週間後の火曜日からの服用で間違いありません。それと、現在服用している分は、あと1週間忘れずに服用してください。今は骨髄抑制が強く起きている時期ですので、特に感染予防に関する注意が必要です。来週からTS-1を1週間お休みすることで骨髄抑制は回復してくると思いますが、それまでは手洗い・うがいなどの基本的な感染予防をしっかりと行ってください」

「わかりました。気をつけるようにします」

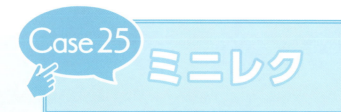

①好中球数の算出方法

　好中球数は、白血球（WBC）を占める分葉核球（SEG：segment cell）と桿状核球（ST.：stab cell）の割合から求めることができる。検査値として表示されている SEG と ST. は、個数ではなく割合（%）で示されているため、好中球数を求める場合は次のように計算する。ST. が表示されていない場合には、SEG のみから算出する。

$$好中球数（/\mu L）= WBC \times 10^3 \times \frac{(SEG + ST.)}{100}$$

　末梢血中に存在する好中球は通常、SEG（基準範囲：45～55 %）と ST.（基準範囲：3～6 %）からなり、ST. が成熟すると SEG となる。したがって、大量に好中球が必要とされる細菌感染時等には、未成熟な ST. の割合が増える。通常は SEG の方が好中球の大半を占めているため、ST. の割合が検出されないこともある。
　なお、好中球数の一般的な基準範囲は、1500～6600/μL 程度である。

②汎血球減少症、再生不良性貧血、無顆粒球症などの病態と検査値

◆骨髄抑制
　がん化学療法によって造血幹細胞が障害され、白血球（特に好中球）、赤血球、血小板の数が減少している状態のことをいう。

◆汎血球減少（症）
　血液中の白血球、赤血球、血小板の数がすべて減少している状態のことをいう。
※確認する検査値の種類は骨髄抑制と同様である。

◆再生不良性貧血
　末梢血で汎血球減少症があり、骨髄の細胞密度の低下（低形成）を示す疾患である。血球減少は必ずしもすべての血球というわけではなく、軽症例では貧血と血小板減少だけで白血球数は正常ということもある。診断のためには、他の疾患による汎血球減少症を除外する必要がある。特に診断がまぎらわしい疾患は、骨髄異形成症候群の不応性貧血（FAB 分類）である。
※確認する検査値の種類は骨髄抑制と同様である。

◆無顆粒球症（顆粒球減少症、好中球減少症）
　顆粒球、特に好中球が著しく減少した状態を指す。通常、好中球数が 500/μL 以下となった状態のことをいう。その他の症状には、重症感染症様の高熱や全身倦怠感などがある。原因とし

ては薬剤性が多く、抗甲状腺薬や抗菌薬、消炎鎮痛薬の頻度が高い。治療法は、原因薬剤の即時中止が最優先であり、抗菌薬やG-CSF製剤の投与を考慮する。

※顆粒球減少症、好中球減少症と同義である。
※確認する検査値は好中球である。

参考文献
- 難病情報センターwebサイト (http://www.nanbyou.or.jp/entry/265).
- 厚生労働省:「重篤副作用疾患別対応マニュアル 再生不良性貧血」, 2007.
- 厚生労働省:「重篤副作用疾患別対応マニュアル 無顆粒球症」, 2007.
- 医療情報科学研究所 編:「病気がみえる vol.5 血液」, メディックメディア, 2008.

Case 26

好中球数が減少している患者への抗菌薬の投与

処方

処方せん
(この処方せんは、どの保険薬局でも有効です。)

- 患者氏名：○○ ○○
- 生年月日：昭和33年 ○月 ○日 女
- 区分：被保険者
- 保健医療機関の所在地及び名称：千葉市中央区亥鼻1丁目8番1号 千葉大学医学部附属病院
- 電話番号：000-000-0000
- 保険医氏名：△△ △△
- 交付年月日：平成28年10月6日

変更不可

RP1.
　セフカペンピボキシル塩酸塩錠 100 mg「ファイザー」　　3 T
　分3　朝・昼・夕（食後30分）　　　　　　　　　　　3日分
　患者へ：発熱時に服用

〈〈以下余白〉〉

検査値情報

処方せん (検査値情報[薬局用])

お薬を安全に服用いただくために必要な検査値の一覧です。

(この処方せんは、どの保険薬局でも有効です。)

公費負担者番号		保険者番号	
公費負担医療の受給者番号		被保険者証・被保険者手帳の記号・番号	・

患者
- 氏名：○○　○○
- 生年月日：明・大・㊵昭・平　33年 ○月 ○日　男・㊛
- 区分：被保険者／被扶養者

保健医療機関の所在地及び名称：千葉市中央区亥鼻1丁目8番1号　千葉大学医学部附属病院
電話番号：000-000-0000
診療科名：
保険医氏名：△△　△△　㊞

都道府県番号／点数表番号／医療機関コード

交付年月日：平成28年10月6日
処方せんの使用期間：平成　年　月　日　　特に記載のある場合を除き、交付の日を含めて4日以内に保険薬局に提出すること。

~~変更不可~~　個々の処方薬について、後発医薬品（ジェネリック医薬品）への変更に差し支えがあると判断した場合には、「変更不可」欄に「レ」又は「×」を記載し、「保険医署名」欄に署名又は記名・押印すること。

処方

★保険薬局にお持ちください★
● 検査値情報（直近100日の最新の値を表示。括弧内の日付は測定日）

eGFR	75.2	(10/06)	WBC	1.2 L	(10/06)
CRE	0.82	(10/06)	SEG	8.5	(10/06)
シスタチンC	***	( )	ST.	2.5	(10/06)
AST (GOT)	48 H	(10/06)	HGB	8.3 L	(10/06)
ALT (GPT)	65 H	(10/06)	PLT	219	(10/06)
ALP	422 H	(10/06)	CK	***	( )
T-BIL	1.2	(10/06)	TSH	***	( )
K	3.5 L	(10/06)	HbA1c	***	( )

● 特に注意が必要な薬剤と検査値情報の組合せ（薬剤名は半角20文字分を印字）
〈セフカペンピボキシル塩酸塩錠100 mg〉　腎機能（eGFR, CRE, シスタチンC）

《《以下余白》》

備考

保険医署名：「変更不可」欄に「レ」又は「×」を記載した場合は、署名又は記名・押印すること。

（直近100日に測定値がない場合は *** で表示）
〈保険薬局の方へ〉
特に注意が必要な検査値を表示しています。ご不明な点がございましたら当院薬剤部ホームページをご参照いただくか、お問合せください。

保険薬局が調剤時に残薬を確認した場合の対応（特に指示がある場合は「レ」又は「×」を記載すること。）
□ 保険医療機関へ疑義照会した上で調剤　　□ 保険医療機関へ情報提供

調剤済年月日	平成　年　月　日	公費負担者番号	
保険薬局の所在地及び名称　保険薬剤師氏名	㊞	公費負担医療の受給者番号	

備考　1.「処方」欄には、薬名、分量、用法及び用量を記載すること。
　　　2. この用紙は、日本工業規格A列5番を標準とすること。
　　　3. 療養の給付及び公費負担医療に関する費用の請求に関する省令（昭和51年厚生省令第36号）第1条の公費負担医療については、「保険医療機関」とあるのは「公費負担医療の担当医療機関」と、「保険医氏名」とあるのは「公費負担医療の担当医氏名」と読み替えるものとすること。

(1) 疑義照会までのやりとり

「この患者さん、白血球数が低いですが、大丈夫ですかね？　体調も少し悪そうでした」

「発熱時に服用するよう指示があるわね。患者さんは何か言っていた？」

「今日、抗がん薬の点滴をやる予定で病院に行ったら、検査の結果で中止になったって言ってました」

「がん化学療法中の患者さんで、抗がん薬が中止になって、抗菌薬が出ている…。さらに白血球数や好中球数が低いということは…これは発熱性好中球減少症の発症時に服用する抗菌薬ということかな？」

「発熱性好中球減少症ですか？」

「抗がん薬の副作用の1つに骨髄抑制があって、その中でも好中球数が減少した時に発熱を伴うことがあるのよ。重篤な副作用の1つね。発熱性好中球減少症は febrile neutropenia といって、FN と略されているわ。ところで好中球数は具体的にいくつ？」

「好中球数は 132/μL* です」

「でも、FN の時に服用する抗菌薬はグラム陰性桿菌（特に緑膿菌）をカバーできる薬じゃないと…。セフカペンピボキシルは緑膿菌をカバーできてないから」

「問い合わせしますか？」

「医師への確認が必要ね。問い合わせしましょう」

(2) 疑義照会

「がん化学療法を施行中の○○さんの本日の検査結果が、好中球数 132/μL で、CTCAE v4.0 では Grade4 の好中球減少があり、発熱時に服用する抗菌薬が処方されているのですが、FN 発症時の対応ということでよろしいですか？」

「そうです。今日は白血球数、好中球数が低かったので、抗がん薬投与は中止になりました」

「そうですか。FN 時に服用する抗菌薬ですが、今回の処方のセフカペンピボキシルでは緑膿菌をカバーできません。緑膿菌をカバーできるレボフロキサシンが FN の診療ガイドラインで推奨されていますが、いかがでしょうか？」

「ああ、そうでしたね。レボフロキサシンに変更をお願いします」

---

*好中球数の算出方法については Case 26 ミニレク (p.200) 参照。

「ああ、そうでしたね。レボフロキサシンに変更をお願いします」

「わかりました。レボフロキサシンに変更します。腎機能は問題ありませんので、500 mg 1 T/分1でよろしいでしょうか？」

「はい。それでお願いします」

〈処方変更内容〉
　変更：セフカペンピボキシル塩酸塩錠 100 mg　3 T/分3　朝・昼・夕（食後30分）
　　→　レボフロキサシン錠 500 mg　1 T/分1　発熱時

(3) 服薬指導

「○○さん、お待たせしました。お薬の準備ができました。この抗菌薬は熱が出た時に飲むようになっていますが、熱がどれくらいになった時に飲むか、先生からの指示はありましたか？」

「はい。38℃以上です。それと、飲み始めてから3日経っても熱が下がらない時は連絡するように言われています」

「今回は、最初セフカペンピボキシルという抗菌薬が処方されていましたが、白血球が低下している場合、抗菌薬はレボフロキサシンが推奨されていますので、先生と相談してこのお薬に変更となりました。熱っぽいと感じた時はすぐに体温を測り、熱が38℃を超えていたらすぐに飲んでください。熱が出てから抗菌薬を服用するまでの時間を短くすることが大切です。また、だるさ、関節痛、下痢など、熱以外の症状がある場合は、熱が37.5℃を超えていたら飲んでください。手洗いやうがい、歯磨きなどはこまめにしてください。1回目の服用後は、24時間間隔で飲んでください。今は熱っぽいですか？」

「熱はないと思います。だるさも特にありません」

「そうですか。それと、お薬を服用しても40℃まで熱が上がることがあります。また、起き上がることができない、下痢が頻回に起きるといった症状が現われるおそれもあります。熱だけでなく、それ以外でも症状がひどいと感じた時はすぐに病院へ連絡してください。緊急性を要する場合もありますから、どうかお願いします」

〈投薬後の雑談〉
「今回の患者さんのような場合だと、健康な人がかぜをひいたのとは処方の意図が変わってくるから、患者さんが現在どのような状態なのかを確認する必要があるわね」

「わかりました。FNについて勉強してみます」

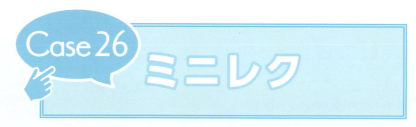

発熱性好中球減少症（FN）とは？

　従来、がん薬物療法は入院で行うことが多かったが、近年、分子標的薬や支持療法の開発により、外来化学療法が可能となった。
　抗がん薬の副作用の1つに骨髄抑制があり、特に好中球が減少すると感染症の発症率が高くなる。好中球減少時に発熱を合併すると急激に重症化し、致命的な経過をたどる可能性があるため、適切な治療を迅速に行うことが重要となる。

①発熱性好中球減少症（FN）の定義

　FNとは、がん化学療法などの好中球を減少させる治療の結果、好中球が減少し、発熱している状態である。
　好中球数が500/μL未満、もしくは48時間以内に500/μLへ低下することが予想され、かつ、腋窩温37.5℃以上（口腔内温度38℃以上）の状態をいう。

②FNに対するエンペリック治療（経験的治療）

　感染症を発症した場合、すみやかに抗菌薬治療を行わなければ患者の予後を悪化させる危険性が高くなるため、感染症の診断や病原微生物の同定の前に、経験的な抗菌薬治療の重要性が提唱されている。
　FNにおいて、起炎菌が明らかに判明することは少数であり、約半数は同定できない。特に緑膿菌による菌血症での死亡率が高く、適切な抗菌薬が24時間以内に開始されなかった場合の死亡率は40％に達するとの報告がある[*1]。そこで、FNでのエンペリック治療としては、抗緑膿菌活性をもつ広域抗菌薬をすみやかに投与することが重要である。

③FNのリスク評価（MASCCスコア）

特徴	スコア
臨床症状（次の3項のうち1項を選択） ● 無症状 ● 軽度の症状 ● 中等度以上の症状	5 5 3
血圧低下なし	5
慢性閉塞性肺疾患なし	4
固形がんである（あるいは造血器腫瘍で真菌感染症の既往がない）	4
脱水症状なし	3
発熱時には入院していなかった	3
60歳未満（16歳未満には適用しない）	2

※21点以上は低リスク症例。20点以下は高リスク症例。

④推奨される治療薬（*は保険適応外）
- ◆高リスクまたは低リスクで入院治療が必要な場合
  ※抗緑膿菌作用をもつβ-ラクタム系抗菌薬を単剤で静脈投与。
  - セフェピム
    1回2g　12時間ごと　静注
  - メロペネム
    1回1g　8時間ごと　静注
  - タゾバクタム/ピペラシリン
    1回4.5g　6時間ごと　静注
  - イムペネム/シラスタチン*
    1回0.5g　6時間ごと　静注
- ◆低リスクで外来治療の場合
  - シプロフロキサシン*
    1回400mg　12時間ごと　経口
  - レボフロキサシン*
    1回500mg　24時間ごと　経口
  ※上記に次の薬剤の併用を考慮
  - アモキシシリン水和物・クラブラン酸カリウム*
    1回250mg（アモキシシリンの量として）　6時間ごと　経口

⑤判断基準

	Grade1	Grade2	Grade3	Grade4	Grade5
好中球数減少（/μL）	<LLN-1500	<1500-1000	<1000-500	<500	―
白血球減少（×10³個/μL）	<LLN-3.0	<3.0-2.0	<2.0-1.0	<1.0	―

CTCAE v4.0 より抜粋

- 好中球数の計算方法
  好中球数＝WBC×10³×(SEG+ST.)/100
※本症例における好中球数
  - 検査値：WBC 1.2　SEG 8.5　ST. 2.5
  - 好中球数＝1.2×10³×(8.5+2.5)/100
    　　　　＝132
  よって、Grade4 の好中球減少と判断できる。

FNは急速に重症化して死に至る危険性が高い。早期の抗菌薬開始は、死亡割合を低下させる報告*2があるため、FN発症時は可能な限り早期に抗菌薬を服用するように服薬指導することが重要である。

　本症例のように、医師から患者へ発熱時の対応に関して指示があった場合、何℃以上の発熱で服用するのか、あるいは医療機関へ連絡するタイミング等については、医師の考え方や患者の状態によって異なってくるため、患者に医師から明確な指示が出ているかどうかを確認することが必要である。もし、患者が指示を受けていない場合や、よく理解できていない場合には、医師への問い合わせの際にこれらの事項についても確認する。また、腎機能についても考慮し、抗菌薬の変更時には用法用量が患者にとって適切であるか否かの判断も必要となる。

　入院中の患者であれば早期に点滴抗菌薬を用いた治療が可能であるが、外来化学療法中の患者ではそれが難しいため、薬局において、患者が抗菌薬の服用方法をきちんと理解しているかを確認することが重要である。

参考文献
- JAID/JSC感染症治療ガイド・ガイドライン作成委員会　編：「感染症治療ガイド2014」, ライフサイエンス出版, 2014.
- 公益社団法人日本臨床腫瘍学会　編：「発熱性好中球減少症（FN）診療ガイドライン」, 南江堂, 2012.
- 岸本真：「外来がん化学療法中の患者の発熱：抗菌薬を飲んですぐに受診を!!」, 薬局 65 (5), 1707, 2014.
- 前田真一・冲中敬二：「がん化学療法患者に対する自宅服用抗菌薬処方のラショナーレ」, 月刊薬事 56 (6), 879-885, 2014.
- 望月敬浩：「発熱性好中球減少症への抗菌薬投与は30分以内！」, 薬局 66 (3), 483, 2015.
- 高松泰：「発熱性好中球減少症診療ガイドラインの概要」, 癌と化学療法 40 (6), 697-702, 2013.

[*1]　Kang CI. et al：Clin. Infect. Dis. 37, 745-751, 2003.
[*2]　Rosa RG. et al：Antimicrob Agents Chemother 58 (7), 3799-3803, 2014.

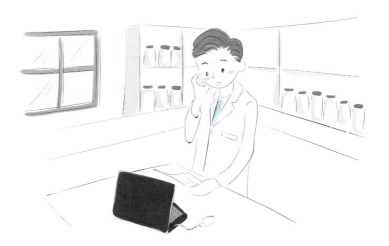

Case 27 メルカゾールによる無顆粒球症

処方

処方せん

(この処方せんは、どの保険薬局でも有効です。)

公費負担者番号		保険者番号	
公費負担医療の受給者番号		被保険者証・被保険者手帳の記号・番号	

患者	氏名	○○ ○○	保険医療機関の所在地及び名称 電話番号 診療科名 保険医氏名	千葉市中央区亥鼻1丁目8番1号 千葉大学医学部附属病院 000-000-0000 △△ △△ ㊞
	生年月日	明大(昭)平 46年 ○月 ○日 男・(女)		
			都道府県番号 / 点数表番号 / 医療機関コード	
	区分	被保険者 / 被扶養者		

交付年月日	平成28年10月6日	処方せんの使用期間	平成 年 月 日	特に記載のある場合を除き、交付の日を含めて4日以内に保険薬局に提出すること。

変更不可	個々の処方薬について、後発医薬品(ジェネリック医薬品)への変更に差し支えがあると判断した場合には、「変更不可」欄に「レ」又は「×」を記載し、「保険医署名」欄に署名又は記名・押印すること。

処方

RP1.
 メルカゾール錠5mg　　　　　　　　6T
 分3　朝・昼・夕（食後30分）　28日分

〈以下余白〉

備考	保険医署名	「変更不可」欄に「レ」又は「×」を記載した場合は、署名又は記名・押印すること。
	保険薬局が調剤時に残薬を確認した場合の対応（特に指示がある場合は「レ」又は「×」を記載すること。） □ 保険医療機関へ疑義照会した上で調剤　　□ 保険医療機関へ情報提供	

調剤済年月日	平成 年 月 日	公費負担者番号	
保険薬局の所在地及び名称 保険薬剤師氏名	㊞	公費負担医療の受給者番号	

備考 1. 「処方」欄には、薬名、分量、用法及び用量を記載すること。
 2. この用紙は、日本工業規格 A 列 5 番を標準とすること。
 3. 療養の給付及び公費負担医療に関する費用の請求に関する省令（昭和51年厚生省令第36号）第1条の公費負担医療については、「保険医療機関」とあるのは「公費負担医療の担当医療機関」と、「保険医氏名」とあるのは「公費負担医療の担当医氏名」と読み替えるものとすること。

検査値情報

処　方　せ　ん　（検査値情報［薬局用］）

お薬を安全に服用いただくために必要な検査値の一覧です。

(この処方せんは、どの保険薬局でも有効です。)

公費負担者番号		保険者番号	
公費負担医療の受給者番号		被保険者証・被保険者手帳の記号・番号	

患者
- 氏名：○○　○○
- 生年月日：明・大・昭・平　46年　○月　○日　男・女
- 区分：被保険者／被扶養者

保健医療機関の所在地及び名称：千葉市中央区亥鼻1丁目8番1号　千葉大学医学部附属病院
電話番号：000-000-0000
診療科名：
保険医氏名：△△　△△　㊞

都道府県番号	点数表番号	医療機関コード

交付年月日：平成28年10月6日
処方せんの使用期間：平成　年　月　日
特に記載のある場合を除き、交付の日を含めて4日以内に保険薬局に提出すること。

処方

~~変更不可~~　個々の処方薬について、後発医薬品（ジェネリック医薬品）への変更に差し支えがあると判断した場合には、「変更不可」欄に「レ」又は「×」を記載し、「保険医署名」欄に署名又は記名・押印すること。

★保険薬局にお持ちください★

●検査値情報（直近100日の最新の値を表示。括弧内の日付は測定日）

eGFR	81.1	(10/06)	WBC	1.5 L	(10/06)
CRE	0.62	(10/06)	SEG	32.0 L	(10/06)
シスタチンC	***	( )	ST.	1.0 L	(10/06)
AST (GOT)	35	(10/06)	IIGB	16.0	(10/06)
ALT (GPT)	37	(10/06)	PLT	240	(10/06)
ALP	220	(10/06)	CK	62	(10/06)
T-BIL	0.2	(10/06)	TSH	***	( )
K	4.1	(10/06)	HbA1c	4.5	(10/06)

●特に注意が必要な薬剤と検査値情報の組合せ（薬剤名は半角20文字分を印字）
〈メルカゾール錠5mg〉　　好中球（WBC, SEG, ST.）

〈〈以下余白〉〉

備考

保険医署名：「変更不可」欄に「レ」又は「×」を記載した場合は、署名又は記名・押印すること。

（直近100日に測定値がない場合は *** で表示）
〈保険薬局の方へ〉
特に注意が必要な検査値を表示しています。ご不明な点がございましたら当院薬剤部ホームページをご参照いただくか、お問合せください。

保険薬局が調剤時に残薬を確認した場合の対応（特に指示がある場合は「レ」又は「×」を記載すること。）
□ 保険医療機関へ疑義照会した上で調剤　　□ 保険医療機関へ情報提供

調剤済年月日	平成　年　月　日	公費負担者番号	
保険薬局の所在地及び名称 保険薬剤師氏名	㊞	公費負担医療の受給者番号	

備考
1. 「処方」欄には、薬名、分量、用法及び用量を記載すること。
2. この用紙は、日本工業規格A列5番を標準とすること。
3. 療養の給付及び公費負担医療に関する費用の請求に関する省令（昭和51年厚生省令第36号）第1条の公費負担医療については、「保険医療機関」とあるのは「公費負担医療の担当医療機関」と、「保険医氏名」とあるのは「公費負担医療の担当医氏名」と読み替えるものとすること。

(1) 疑義照会までのやりとり

「この患者さん、血球が低いと思うんですが…好中球数が495/μL*です」

「たしかにかなり低いわね。がん化学療法は行っていない患者さんだから、メルカゾールが原因かもしれない…。服用開始時期と現在の熱などの症状を確認する必要があるわね」

「○○さん、メルカゾールというお薬はいつから飲んでいますか？」

患者「先生からは甲状腺機能亢進症と言われまして、3ヵ月前からこのメルカゾールを飲んでいます」

「体調に変化はありませんか？」

患者「とてもだるくて、熱もあるみたいです」

（体温計を渡して）「ちょっと熱を測ってみてください…。今、何度ありますか？」

患者「38.1℃です…。かぜでもひいたかな？」

「化学療法を行っていないのに、ここまで血球減少が起きるなんて…。原因はメルカゾールによる無顆粒球症でしょうか？」

「おそらく…。とにかく緊急性が高い危険な状態だから、医師に確認して抗菌薬を処方してもらい、すぐに服用させるか、病院に戻って入院ということもあるわね」

(2) 疑義照会

「○○さんの処方内容についてですが、本日メルカゾールが処方されています。検査値をみると血球減少が認められ、好中球数が495/μLでCTCAE v4.0ではGrade4です。先ほど検温したところ、38.1℃の発熱があります。○○さんのお話によると、メルカゾールは3ヵ月前から服用しているとのことですが、メルカゾールによる無顆粒球症の疑いが考えられます。抗菌薬をすぐに服用していただくか、それとも病院に戻っていただいた方がよろしいでしょうか？」

処方薬剤の一般名
メルカゾール：チアマゾール

* WBC：1.5　SEG：32.0　ST.：1.0
　好中球数＝$1.5 \times 10^3 \times (32.0 + 1.0)/100$
　　　　　＝495

「○○さんは他に薬を飲んでいないので、メルカゾールによる無顆粒球症の疑いがありますね。病院までは近いですから、今すぐ病院に戻っていただき、外来までおいでになるよう伝えてください」

「それでは、今回の処方は中止ということでよろしいですか？」

「はい、そうしてください」

〈処方変更内容〉
　中止：メルカゾール錠 5 mg

(3) 服薬指導

「○○さん、○○さんが飲んでいるメルカゾールですが、副作用が発現している可能性があります。感染症の治療を急ぐ必要がありますので、今すぐ病院に戻ってください。外来で先生がお待ちしているそうです」

「はい、わかりました。ありがとうございます」

〈服薬指導のポイント〉
◆この時点で好中球数が低くない場合は、メルカゾールによる無顆粒球症の初期症状、対処法を説明する。
　●無顆粒球症の初期症状：発熱、全身倦怠感、咽頭痛等
　●対処法：感冒の初期症状が出現した際には、病院か薬局に相談することを伝える

(4) 解説

本症例のポイントとして、次の事項が挙げられる。
①がん化学療法を行っていないのに血球減少が認められた
　がん化学療法による骨髄抑制から、発熱性好中球減少症（FN）が起きることはよく知られているため、骨髄抑制による感染症については注意が払われている。しかし、本症例では化学療法を施行していないにもかかわらず、無顆粒球症から発熱性好中球減少症が認められた。
　無顆粒球症の発生機序については、「免疫学的機序」と「前駆細胞に対する直接毒性」の2つに大きく分けられる（本症例のメルカゾールによる無顆粒球症は、免疫学的機序による可能性が高い）。
◆免疫学的機序：医薬品が好中球の細胞膜に結合してハプテン*として働き、抗好中球抗体の産生をひき起こすものである。抗体が結合した好中球は、貪食細胞に捕捉されて破壊され

る。
- 関連医薬品：プロピルチオウラシルなどの抗甲状腺薬、アミノピリン、金製剤など。
◆ 前駆細胞に対する直接毒性：医薬品あるいはその代謝物が顆粒球系前駆細胞の核内物質や細胞質内タンパクと結合して直接的に障害するものである。
- 関連医薬品：クロルプロマジン、プロカインアミドなど。

② メルカゾールの服用開始から十分な期間が経過していなかった

メルカゾールの適正使用情報では、メルカゾールによる無顆粒球症の発現時期についての記載がある。また、投与開始時、投与再開時は次の頻度で白血球分画を含めた血液検査を実施することが推奨されている。
- 少なくとも2ヵ月間は原則として2週に1回は実施する。
- 2ヵ月以降も定期的に実施する。

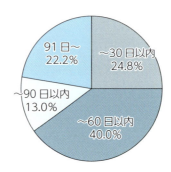

表 メルカゾールによる無顆粒球症の発現時期

③ 患者はかぜだと思い込んでいた

無顆粒球症による初期症状として発熱、全身倦怠感、咽頭痛等の感冒症状が現れるが、感冒ではないので市販のかぜ薬では治癒しない。また、易感染状態になるため、特に緑膿菌に感染すると比較的早期に重篤化するおそれがある。この場合、適切な抗菌薬の使用が重要となる。また、メルカゾール服用の際には、これらの初期症状が発現した際の対応について説明する必要がある。

④ 処方日数が28日間であった

メルカゾールの服用開始後は「少なくとも2ヵ月間は、原則として2週に1回」白血球分画を含めた血液検査を実施することが求められている。そのため、前回採血日及び次回採血予定日を患者に確認する必要がある（もし、採血予定がない場合は、医師に問い合わせ、採血の実施を推奨する）。

参考文献
- 公益社団法人日本薬学会：薬学用語解説（http://www.pharm.or.jp/dictionary/）.
- 独立行政法人医薬品医療機器総合機構：「PMDAからの医薬品適正使用のお願い」, No.5, 2011.

＊ ハプテン：抗体と結合するが、分子量が小さいため単独で抗体産生を誘起する活性（免疫原性）を示さない物質。不完全抗原ともいう。ハプテンになりやすい分子には、ペニシリン系抗菌薬、一部のNSAIDs、ニッケルなどの金属がある。

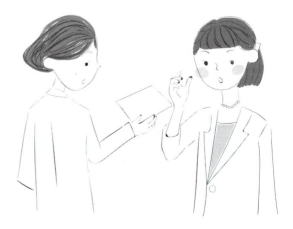

Case 28 ジャカビによる血小板減少症

処方

処方せん

(この処方せんは、どの保険薬局でも有効です。)

患者	氏名	○○ ○○
	生年月日	昭26年 ○月 ○日 男・女
	区分	被保険者 / 被扶養者

保健医療機関の所在地及び名称：千葉市中央区亥鼻1丁目8番1号 千葉大学医学部附属病院
電話番号：000-000-0000
保険医氏名：△△ △△

交付年月日：平成28年10月6日

処方：

RP1.
　エクジェイド懸濁用錠125 mg　　3T
　分1（食後2時間）　14日分

RP2.
　フェブリク錠10 mg　　1T
　プレドニン錠5 mg　　2T
　分1　朝（食後30分）　14日分

RP3.
　ラシックス錠10 mg　　2T
　分2　朝・夕（食後30分）　14日分

RP4.
　ジャカビ錠5 mg　　7T
　分2　朝3T・夕4T（食後30分）　14日分

RP5.
　ファモチジンOD錠20 mg「トーワ」　　1T
　分1（食後30分）　14日分

《以下余白》

検査値情報

処方せん (検査値情報[薬局用])

お薬を安全に服用いただくために必要な検査値の一覧です。

(この処方せんは、どの保険薬局でも有効です。)

公費負担者番号		保険者番号	
公費負担医療の受給者番号		被保険者証・被保険者手帳の記号・番号	

患者
- 氏名：○○ ○○
- 生年月日：明・大・昭・平 26年 ○月 ○日 男・女
- 区分：被保険者／被扶養者

保健医療機関の所在地及び名称：千葉市中央区亥鼻1丁目8番1号　千葉大学医学部附属病院
電話番号：000-000-0000
診療科名：
保険医氏名：△△ △△　㊞

都道府県番号／点数表番号／医療機関コード

交付年月日：平成28年10月6日
処方せんの使用期間：平成 年 月 日　特に記載のある場合を除き、交付の日を含めて4日以内に保険薬局に提出すること。

~~変更不可~~　個々の処方薬について、後発医薬品（ジェネリック医薬品）への変更に差し支えがあると判断した場合には、「変更不可」欄に「レ」又は「×」を記載し、「保険医署名」欄に署名又は記名・押印すること。

処方

★保険薬局にお持ちください★
●検査値情報（直近100日の最新の値を表示。括弧内の日付は測定日）

```
eGFR        73.7    (10/06)    WBC   105.9 H  (10/06)
CRE          0.81   (10/06)    SEG    37.0 L  (10/06)
シスタチンC  ***    (    )      ST.     6.0    (10/06)
AST (GOT)   31      (10/06)    HGB     7.9 L  (10/06)
ALT (GPT)   18      (10/06)    PLT    42   L  (10/06)
ALP        537      (10/06)    CK     ***    (    )
T-BIL        2.1 H  (10/06)    TSH    ***    (    )
K            4.0    (10/06)    HbA1c  ***    (    )
```

●特に注意が必要な薬剤と検査値情報の組合せ（薬剤名は半角20文字分を印字）
〈ラシックス錠10 mg〉　　　　Na　138　(10/06)
　　　　　　　　　　　　　　K 　4.0　(10/06)
〈ファモチジンOD錠20 mg〉　腎機能（eGFR, CRE, シスタチンC）

〈〈以下余白〉〉

備考

保険医署名：「変更不可」欄に「レ」又は「×」を記載した場合は、署名又は記名・押印すること。

（直近100日に測定値がない場合は***で表示）
〈保険薬局の方へ〉
特に注意が必要な検査値を表示しています。ご不明な点がございましたら当院薬剤部ホームページをご参照いただくか、お問合せください。

保険薬局が調剤時に残薬を確認した場合の対応（特に指示がある場合は「レ」又は「×」を記載すること。）
□ 保険医療機関へ疑義照会した上で調剤　　□ 保険医療機関へ情報提供

調剤済年月日：平成 年 月 日　公費負担者番号
保険薬局の所在地及び名称　保険薬剤師氏名　㊞　公費負担医療の受給者番号

備考
1.「処方」欄には、薬名、分量、用法及び用量を記載すること。
2. この用紙は、日本工業規格A列5番を標準とすること。
3. 療養の給付及び公費負担医療に関する費用の請求に関する省令（昭和51年厚生省令第36号）第1条の公費負担医療については、「保険医療機関」とあるのは「公費負担医療の担当医療機関」と、「保険医氏名」とあるのは「公費負担医療の担当医氏名」と読み替えるものとすること。

(1) 疑義照会までのやりとり

「なんだか聞いたことのない薬が処方されてきました。ジャカビ錠…？　変わった名前の薬ですね。添付文書を確認しましたが、2014年の9月から骨髄線維症に対して使えるようになった薬のようです」

「その薬は、骨髄増殖性腫瘍である骨髄線維症や、真性多血症に対して適応があるJAK阻害薬という分子標的薬ね。あわせてフェブリクが用いられているから、ジャカビの投与で細胞が壊れると、尿酸値の上昇が問題になることがあるので、そのために服用しているのかな？　エクジェイドが処方されているのは、もしかしたら強い貧血のために赤血球の輸血を頻回に必要とする患者さんかもしれないわね。何度も輸血をしていると細胞中の鉄が過剰になって、肝障害や心障害、糖尿病や皮膚の色素沈着などの合併症が起きてしまうことがあるの」

「そうなんですか。こういう新しい薬が処方された場合には、しっかりと相互作用を確認する必要がありますね。主にCYP3A4で阻害されるそうで、寄与は小さいながらもCYP2C9でも代謝されるようです。ということは、CYPを強力に阻害する薬には注意が必要ですね」

「そうね。アゾール系の薬剤の中でも、イトラコナゾールやボリコナゾール等は注意が必要ね。ジャカビは内服によって日和見感染症の発症率を上昇させることが報告されているので、アゾール系の薬が処方となることもあるでしょうね。この患者さんでは、特にアゾール系の薬は処方されていないけど、他にはクラリスロマイシン等も注意しましょう。あとは、CYPを阻害する薬だけでなく、誘導剤にも注意が必要ね。セントジョーンズワート（St. John's Wort）が含まれる食品とか…」

「はい。後で患者さんにサプリメントを使用しているか確認してみます。それと、他の病院で処方されている薬についても確認しておきます」

「それに、ジャカビは検査値の確認が重要になる薬だからね。骨髄線維症の場合は血小板数（PLT）で、真性多血症の場合は血小板数とヘモグロビン値で、減量や休薬の基準が決まっているから、検査値が確認できないと処方鑑査も難しくなるのよ」

「この患者さんの血小板数は、42000/mm^3 ですので中止基準に該当します。医師に確認が必要ですね。それと、患者さんには血小板数が低い時にどのようなことに注意すれば良いか説明しておくことが重要ですね」

「そうね」

「患者さんにお話を伺ってきます」

処方薬剤の一般名
エクジェイド：デフェラシロクス
フェブリク：フェブキソスタット
プレドニン：プレドニゾロン
ラシックス：フロセミド
ジャカビ：ルキソリチニブリン酸塩

「○○さん、こんにちは。処方箋の内容を確認しました。今日の検査結果によると、現在飲んでいるジャカビというお薬を続けるには、血小板の数値が低いと思われますので、先生に確認いたします。少しお時間をいただいてもよろしいですか？」

「はい、わかりました。よろしくお願いします」

「それとですね○○さん、いくつかご確認させていただきたいことがあります。現在、おかかりになっている病院は、この処方箋が出ている病院だけで、それ以外でおかかりの病院はありませんか？」

「特にありません」

「では、飲んでいるお薬は、この病院で処方されているお薬だけですか？」

「はい、そうです」

「薬局で買えるお薬や、サプリメントを使用していますか？」

「いいえ、特にありません」

「そうですか。どうもありがとうございます」

(2) 疑義照会

「本日の○○さんの処方についてですが、現在の血小板数が42000/mm^{3}で、ジャカビを継続するには不十分なようです。休薬が必要なレベルまで血小板数が低下しています。どういたしましょうか？」

「たしかにそのようですね。血小板数が投与基準範囲に上昇するまで休薬とします。血小板数が低下した時の、生活面での指導を患者さんにしていただけますか？ それと、胃腸障害が起こりやすいエクジェイドも一時中止にします。胃腸から出血を起こした場合に重篤な症状になることが考えられますので」

「わかりました。○○さんに伝えます。ありがとうございました」

〈処方変更内容〉
中止：ジャカビ錠 5 mg
　　　エクジェイド懸濁用錠 125 mg

(3) 服薬指導

「〇〇さん、先生に確認しました。やはり、今日処方になっているジャカビを継続するには血小板数が低いそうです。それと、エクジェイドというお薬も中止にするとのことです。このお薬は胃腸に負担をかけるので、血小板数が低い時に飲み続けると、胃から出血が起きて大きな問題になるかもしれないんです」

「わかりました。何か気をつけることはありますか？」

「そうですね。血小板数が低下していると、血が固まりにくい状態になっていますので、出血した場合に血が止まらなくなる危険性があります。まず、出血を起こさないことが重要ですから、次の点について気をつけてください。メモをとりますね。
①体をぶつけたり、転んだりしないように注意してください。
②皮膚を強くひっかいたり、こすったりしないでください。皮膚を傷つけないためにも、爪は短く切っておいてください。
③ひげ剃りは電気カミソリを使うと切り傷を防止できますから、Ｔ字のカミソリは使わないようにしてください。
④歯磨きは柔らかい歯ブラシを使い、歯ぐきを傷つけないようにしてください。
⑤排便時にはなるべく力まないようにしてください。次回の診察の時に、便を柔らかくする下剤などの使用を先生と相談しても良いかもしれません。
⑥アルコールは、血液を固まりにくくする作用がありますので避けてください。
⑦鎮痛薬や解熱剤などには、血液を固まりにくくする作用をもつものもありますので、何か新しいお薬を飲む場合は、先生や私たちに相談してください」

「わかりました。どうもありがとうございます」

〈服薬指導のポイント〉

※ジャカビの服薬指導
- 内服により症状の軽減が得られたとしても、自己判断で中止や内服用量の調節を行わないよう十分に説明すること。
- 肝機能、腎機能、血液検査（特に血小板数）の結果により、用量が調節されることがある旨をあらかじめ伝えておくこと。
- 内服によって易感染状態となり、重篤な感染症（結核、敗血症、日和見感染症）を発症することがあるので、感染予防（人込みを避ける、手洗い、うがい）を促すこと。
- 免疫機能の低下により、帯状疱疹を発症することがあるので、内服前に帯状疱疹の初期症状（水泡が帯状に生じる発疹、局所の激しい痛み、神経痛）について伝えておくこと。
- B型肝炎ウイルスキャリアは、内服によってウイルスの再活性化のリスクがあるため、発熱、倦怠感、皮膚や白目の黄染、食欲不振などの症状が現れた場合、すみやかに医療従事者に伝える必要がある旨を説明すること。
- 結核の既往がある場合、予防投薬が必要となる場合がある。また、結核の症状（体がだるい、微熱、持続する咳など）についてあらかじめ説明を行い、症状が現れた際には医療従事者に伝える必要がある旨を説明すること。
- 主な代謝酵素はCYP3A4である。CYP3A4とくらべると寄与は少ないが、CYP2C9も関与する。CYP3A4阻害剤（イトラコナゾール、クラリスロマイシン、グレープフルーツ等）や、CYP3A4誘導剤（リファンピシン、フェニトイン、セントジョーンズワート含有食品等）により血中濃度に変動が生じ、薬効が変化するおそれがあるので、処方鑑査時には注意するとともに、グレープフルーツやセントジョーンズワート含有食品の摂取を控えるよう説明すること。
- 動物実験において、胚・胎児毒性が認められているので、妊娠可能な患者の場合、避妊の必要がある旨を伝えること。
- 乳汁中に移行するため、授乳中の患者には、授乳を中止する必要がある旨を伝えること。

(4) 解説

骨髄線維症（myelofibrosis：MF）は、骨髄の広範囲の線維化と、それに伴う髄外造血、末梢血での幼若な顆粒球や赤芽球の出現、脾腫及び随伴する臨床症状を特徴とする造血器腫瘍である。根治を期待し得る治療法は造血幹細胞移植のみで、有効な治療法に乏しい。また、造血幹細胞移植による成功率は50％程度である。

臨床症状は脾腫に関する症状（腹部不快感、腹痛、左肋骨縁下部の疼痛）、貧血、血栓症、出血、消耗性の全身症状（倦怠感、早期満腹感、寝汗、体重減少、発熱）がみられ、症状の進行に伴いQOLは大きく損なわれる[*1]。MF患者の臨床症状は多様であるが、やがて白血病転化、感染症、出血などにより、致死的な転帰をたどる。生存期間中央値は4年から7年である[*2]。

MFを含む骨髄増殖性腫瘍（myelo proliferative neoplasms：MPN）の発生には、血液細胞の分化・増殖に関与するJanusキナーゼ（JAK）2の活性化及び消耗性の全身症状にはインターロイ

キンシグナル伝達に寄与する JAK1 が関与することが示唆されている。また、MF を含む MPN 患者では、恒常的活性化型 JAK2 変異遺伝子（JAK2^{V617F}）が報告されている*3。JAK2^{V617F} は恒常的な JAK/STAT シグナル伝達の活性化をもたらし、細胞増殖の促進や、炎症性サイトカイン量の増加を誘引して病態に影響を与える。そのため、JAK2 は有力な治療標的分子である。現在、JAK2 阻害薬をはじめとする低分子治療薬の有効性が検討されており、臨床応用が期待されている。

ジャカビ（ルキソリチニブリン酸塩（以下、ルキソリチニブ））は、JAK1,2 に選択性を示す JAK 阻害薬である。2011 年 11 月に FDA（アメリカ食品医薬品局）が、原発性骨髄線維症（PMF）、真性赤血球増加症（PV）/本態性血小板血症（ET）、後骨髄線維症（post-PV/ET MF）に対して承認し、2012 年 4 月には EU の EMA（欧州医薬品庁）が同様に承認している。日本においては厚生労働省が、2014 年 7 月に骨髄線維症に対して、2015 年 9 月には既存治療が効果不十分または不適当な場合に限り、真性多血症に対して承認している。

ヒトにおける C_{max} 及び AUC は投与量に比例し、半減期は約 3 時間である。主な消失経路は肝代謝で、CYP3A4 と CYP3A4 にくらべて寄与はわずかだが CYP2C9 も関与する。

ルキソリチニブは、COMFORT-I（プラセボとの二重盲検試験）及び COMFORT-II（best available therapy を対照においたオープンラベル試験）の 2 つの第Ⅲ相臨床試験において、国際予後判定システム（IPSS）で intermediate-2 及び high risk の PMF 及び post-PV/ET MF を対照に治療効果が確認された*4,*5。COMFORT-I では、24 週時点のルキソリチニブ群で脾腫改善が 41.9 ％、MF 関連症状の改善が 45.9 ％認められた。COMFORT-II については、3 年フォローアップの結果が発表されており、ルキソリチニブ群で 51 ％の症例で 35 ％以上の脾腫改善が認められた。また、48 週時点で 10～20 ％以上の JAK2^{V617F} allele burden 減少をそれぞれ 42 ％、22 ％の症例で認め、一部の症例では、一定の分子学的効果が得られる可能性が示唆された。なお、COMFORT-I、COMFORT-II の双方で、intermediate-1 症例に対しても intermediate-2 及び high risk 例と同等の治療効果を示すとの報告もある。

有害事象については、貧血、血小板数減少などの血液毒性、下痢、浮腫などが 20 ％の症例で認められた。また、COMFORT-II では、血小板減少（約 4 割）と貧血（約 3 割）が認められている。ただし、血小板減少症や臨床効果に対する感受性は患者ごとで異なる。これについては、ベースラインの血小板数が個々の患者の忍容性に影響を与えることが報告されており、この結果から、ベースラインの血小板数が少ない（10～20 万/mm^3）患者では、高度の血小板減少が発現するリスクの軽減を考慮して、15 mg 1 日 2 回を開始用量とし、ベースラインの血小板が 20 万/mm^3 以上の患者では、20 mg 1 日 2 回が開始用量となっている。なお、Mayo clinic から、サイトカインストームが原因と考えられる急性呼吸窮迫症候群（ARDS）と、ショック様の重篤な有害事象を認めたとの報告がなされており注意を要する*6。

JAK1/2 は、免疫機能に重要な役割を担うサイトカイン及び増殖因子の産生に関与するので、ルキソリチニブの投与によって免疫抑制が生じる。アジア国際共同試験（2202 試験）では、14 名（11.7 ％）に帯状疱疹及び敗血症での死亡例（1 名）が*7、COMFORT-II では、1 名に結核の再活性化が報告されている。なお、COMFORT-I/II、2202 試験では報告されていないが、他の海外試験や海外の市販後調査において、B 型肝炎ウイルスの再活性化が報告されている*8,*9。そのため、重篤な感染症を発症した場合、回復するまで投与を控える必要がある。また、投与に先立って肝炎ウイルスや結核等の感染の有無を確認し、感染症の発現リスクが高い場合には適切な予防措置

を考慮することが必要となる。

表　IPSS の予後不良因子と生存期間[2,10]

予後不良因子 (スコア)	リスク分類	スコア合計	生存期間中央値	
			原報	本邦の報告
			診断時	診断時
年齢＞65歳 持続する症状* Hb＜10 g/dL WBC＞25000/μL 末梢血芽球≧1％	low risk intermediate-1 risk intermediate-2 risk high risk	0 1 2 ≧3	11.3 7.9 4.0 2.3	到達せず 4.6 2.7 2.8

＊10％以上の体重減少、発熱、盗汗

参考文献

[1] Mesa RA., Niblack J., Wadleigh M. et al：The burden of fatigue and quality of life in myeloproliferative disorders (MPDs)：an international Internet-based survey of 1179 MPD patients., Cancer 109 (1), 68-76, 2007.

[2] Cervantes F., Dupriez B., Pereira A. et al：New prognostic scoring system for primary myelofibrosis based on a study of the International Working Group for Myelofibrosis Research and Treatment., Blood 113 (13), 2895-2901, 2009.

[3] Tefferi A., Vainchenker W.：Myeloproliferative neoplasms：molecular pathophysiology, essential clinical understanding, and treatment strategies., J. Clin. Oncol. 29 (5), 573-582, 2011.

[4] Verstovsek S., Mesa RA., Gotlib J. et al：A double-blind, placebo-controlled trial of ruxolitinib for myelofibrosis., N. Engl. J. Med. 366 (9), 799-807, 2012.

[5] Harrison C., Kiladjian JJ., Al-Ai HK. et al：JAK inhibition with ruxolitinib versus best available therapy for myelofibrosis., N. Engl. J. Med. 366 (9), 787-798, 2012.

[6] Tefferi A., Pardanani A.：Serious adverse events during ruxolitinib treatment discontinuation in patients with myelofibrosis., Mayo Clin. Proc. 86 (12), 1188-1191, 2011.

[7] Jung CW., Shih LY., Xiao Z. et al：Efficacy and safety of ruxolitinib in Asian patients with myelofibrosis., Leuk. Lymphoma 56 (7), 2067-2074, 2015.

[8] Caocci G., Murgia F., Podda L., Solinas A., Atzeni S., La Nasa G.：Reactivation of hepatitis B virus infection following ruxolitinib treatment in a patient with myelofibrosis., Leukemia 28 (1), 225-227, 2014.

[9] Shen CH., Hwang CE., Chen YY., Chen CC：Hepatitis B virus reactivation associated with ruxolitinib., Ann. Hematol. 93 (6), 1075-1076, 2014.

[10] 厚生労働科学研究費補助金　難治性疾患克服研究事業　特発性造血障害に関する調査研究班（骨髄線維症の診断基準と診断の参照ガイド作成のためのワーキンググループ）：「骨髄線維症診療の参照ガイド第2版　平成25年度」, 2013.

Case 29 ティーエスワンによるヘモグロビン減少

処方

処方せん
(この処方せんは、どの保険薬局でも有効です。)

患者	氏名	○○　○○
	生年月日	明大(昭)平　24年　○月　○日　(男)・女
	区分	被保険者 / 被扶養者

保健医療機関の所在地及び名称：千葉市中央区亥鼻1丁目8番1号　千葉大学医学部附属病院
電話番号：000-000-0000
保険医氏名：△△　△△

交付年月日：平成28年12月14日

処方せんの使用期間：平成　年　月　日
(特に記載のある場合を除き、交付の日を含めて4日以内に保険薬局に提出すること。)

処方

RP1.
　ティーエスワン配合OD錠20 mg　　6 T
　フェロミア錠50 mg　　　　　　　4 T
　　分2　朝・夕（食後30分）　　14日分

RP2.
　リパクレオン顆粒300 mg分包　　3包
　レバミピド錠100 mg「EMEC」　　3 T
　ナイキサン錠100 mg　　　　　　3 T
　　分3　朝・昼・夕（食後30分）　14日分

RP3.
　リクシアナ錠60 mg　　　　　　1 T
　アムロジンOD錠5 mg　　　　　　1 T
　　分1　朝（食後30分）　　　　14日分

〈〈以下余白〉〉

血算

検査値情報

お薬を安全に服用いただくために必要な検査値の一覧です。

処 方 せ ん （検査値情報［薬局用］）

(この処方せんは、どの保険薬局でも有効です)

公費負担者番号		保 険 者 番 号	
公費負担医療の受給者番号		被保険者証・被保険者手帳の記号・番号	．

患者
- 氏 名 ○○ ○○
- 生年月日 明・大・昭・平 24年 ○月 ○日 男・女
- 区 分 被保険者 被扶養者

保健医療機関の所在地及び名称 千葉市中央区亥鼻1丁目8番1号　千葉大学医学部附属病院
電話番号 000-000-0000
診療科名
保険医氏名 △△ △△　㊞

都道府県番号	点数表番号	医療機関コード

| 交付年月日 | 平成 28 年 12 月 14 日 | 処方せんの使用期間 | 平成 年 月 日 | 特に記載のある場合を除き、交付の日を含めて4日以内に保険薬局に提出すること。 |

~~変更不可~~　個々の処方薬について、後発医薬品（ジェネリック医薬品）への変更に差し支えがあると判断した場合には、「変更不可」欄に「レ」又は「×」を記載し、「保険医署名」欄に署名又は記名・押印すること。

処方

★保険薬局にお持ちください★
●検査値情報（直近100日の最新の値を表示。括弧内の日付は測定日）

```
    eGFR      51.3       (12/14)    WBC     2.9  L   (12/14)
    CRE        1.12  H   (12/14)    SEG    56.5      (12/14)
    シスタチンC  ***       (   )      ST.    ***      (   )
    AST (GOT)  523   H   (12/14)    HGB     8.5  L   (12/14)
    ALT (GPT)  423   H   (12/14)    PLT    140   L   (12/14)
    ALP        229       (12/14)    CK      66       (12/14)
    T-BIL       1.2       (12/14)    TSH    ***       (   )
    K           3.6       (12/14)    HbA1c   4.5      (12/14)
```

●特に注意が必要な薬剤と検査値情報の組合せ（薬剤名は半角20文字分を印字）
〈ティーエスワン配合OD錠20 mg〉　肝機能 (AST, ALT, ALP, T-BIL)
　　　　　　　　　　　　　　　　骨髄抑制 (WBC, SEG, ST., HGB, PLT)
〈ナイキサン錠100 mg〉　　　　　腎機能 (eGFR, CRE, シスタチンC)
〈リクシアナ錠60 mg〉　　　　　　腎機能 (eGFR, CRE, シスタチンC)

〈〈以下余白〉〉

備考
- 保険医署名　「変更不可」欄に「レ」又は「×」を記載した場合は、署名又は記名・押印すること。
- （直近100日に測定値がない場合は＊＊＊で表示）
- 〈保険薬局の方へ〉特に注意が必要な検査値を表示しています。ご不明な点がございましたら当院薬剤部ホームページをご参照いただくか、お問合せください。
- 保険薬局が調剤時に残薬を確認した場合の対応（特に指示がある場合は「レ」又は「×」を記載すること。）
  - □ 保険医療機関へ疑義照会した上で調剤　　□ 保険医療機関へ情報提供

| 調剤済年月日 | 平成 年 月 日 | 公費負担者番号 | |
| 保険薬局の所在地及び名称 保険薬剤師氏名 | ㊞ | 公費負担医療の受給者番号 | |

備考 1.「処方」欄には、薬名、分量、用法及び用量を記載すること。
　　 2. この用紙は、日本工業規格A列5番を標準とすること。
　　 3. 療養の給付及び公費負担医療に関する費用の請求に関する省令（昭和51年厚生省令第36号）第1条の公費負担医療については、「保険医療機関」とあるのは「公費負担医療の担当医療機関」と、「保険医氏名」とあるのは「公費負担医療の担当医氏名」と読み替えるものとすること。

(1) 疑義照会までのやりとり

「高血圧と血栓症のある消化器がんのようね」

「はい。リパクレオンを服用しているので、おそらく膵臓がんに対する処方だと思います。NSAIDs も処方されていますからがん性疼痛もあるようです。それと、ヘモグロビン濃度が 8.5 g/dL で貧血もあるようなのでフェロミアが処方されているのかもしれません」

「患者さんに血圧、貧血、痛みの状況がどんなものかを聴いたうえで、身長と体重も聴ければ…リクシアナとティーエスワン（TS-1）の投与量の妥当性も検討できるわね」

「わかりました」

「○○さん、最近は血圧の方はいかがですか？」

「家で測ると上が 140 mmHg くらいですが、病院では 150 mmHg くらいになるんです」

「今日の検査結果を見ますと貧血気味のようですが、ふらつきとか気になる症状はありますか？」

「いえ、特にありません。前回から鉄剤を処方されていますが、便が黒くなってびっくりしました。先生は薬のせいだって言ってました。あと、胃薬も一緒にもらってはいるんですけど、鉄剤を飲むと胃が重くなるような感じがします」

「鉄剤のフェロミアは胃の不快感が起こりやすくて、先生のおっしゃるとおり便も黒くなります。それと…痛み止めも飲まれていますが、効き目はいかがですか？」

「すっきりしません。胃のあたりがたまに痛むこともあって…。これは先生にも伝えてあります。もっと効き目の強い痛み止めもあるそうですが、今は我慢できますのでしばらく様子をみます。ただ、痛みとムカムカが重なると食欲が落ちるので…ここ1ヵ月で体重が 3 kg も落ちました。食が細くなっているせいか、口内炎もできやすくなりました」

「体重が減ったんですか…。今、身長と体重はどのくらいなんですか？」

「身長は 175 cm で、体重は 55 kg です」

処方薬剤の一般名
ティーエスワン：テガフール・ギメラシル・オテラシルカリウム
フェロミア：クエン酸第一鉄ナトリウム
リパクレオン：パンクレリパーゼ
ナイキサン：ナプロキセン
リクシアナ：エドキサバントシル酸塩
アムロジン：アムロジピンベシル酸塩

「お薬の量の調節が必要かもしれませんね。処方内容と照らし合わせて準備してきます。少々お待ちください」

「体表面積は 1.7 m² 程度あるので、TS-1 の投与量は問題なさそうですね。あと、リクシアナは減量基準に当てはまりますが、痛みのコントロールが不十分なので医師に疑義照会しようと思います。いかがでしょうか？」

「体重低下の原因は食欲不振なのね…。それと、痛みの原因はがんだけなのかしら？ 腎機能も正常とはいえないし…。TS-1 による消化管粘膜障害が起きているのかもしれない。リクシアナやナイキサンも服用していて、さらに貧血傾向もあるから、黒色便の原因はフェロミアだけでなく、上部消化管出血の可能性も考えておくべきね。疑義照会しましょう」

(2) 疑義照会

「○○さんの処方に関してですが、最近、食欲が落ちているようで、体重が 60 kg を下回っています。これはリクシアナの減量基準に当てはまり、推奨量が 30 mg となりますが、血栓症の状態はいかがでしょうか？」

「血栓の状況はコントロールできています。貧血も進んできているのでリクシアナは 30 mg に減量しましょう。口内炎も出てましたよね？ それでは TS-1 も一段階減らして 1 回 50 mg にしようと思います」

「腹痛も訴えていますが、どんな状況でしょうか？」

「膵臓がん自体は先日手術して、それほど痛みが出る状況ではないはずですが、創部の痛みを軽減する目的でナイキサンを処方していました。創部も綺麗になっているし、もう継続の必要はないかもしれません。黒色便はフェロミアによるものだけではないのかもしれませんし、貧血も起きていることから TS-1 が上部消化管出血に関係しているかもしれません。ナイキサンは中止とし、ネキシウム 20 mg を追加します。それと、高血圧も出血を助長していると嫌なのでアムロジンは 10 mg にしてみましょう。次回の外来で内視鏡検査も行ってみます」

「フェロミアですが、ビタミン C と併用すると吸収が良くなるようですが、どうしましょうか？」

「では、シナールを追加しましょう」

「わかりました。ありがとうございます」

〈処方変更内容〉
減量：リクシアナ錠 60 mg　1 T/分 1
　　　→　リクシアナ錠 30 mg　1 T/分 1
　　　ティーエスワン配合 OD 錠 20 mg　6 T/分 2
　　　→　ティーエスワン配合 OD 錠 25 mg　4 T/分 2
中止：ナイキサン錠 100 mg
追加：ネキシウムカプセル 20 mg　1 C/分 1　夕（食後 30 分）
　　　シナール配合錠　3 T/分 3　朝・昼・夕（食後 30 分）
増量：アムロジン OD 錠 5 mg　1 T/分 1
　　　→　アムロジン OD 錠 10 mg　1 T/分 1

(3) 服薬指導

「○○さん、先生に確認したところ、口内炎と食欲不振があり、貧血気味でもあることから、お薬がいくつか変更になります。まず、TS-1 は朝晩 1 錠ずつ減量となります。また、黒色便は、フェロミアの副作用ではありますが、先生によると TS-1 とナイキサンが胃に負担をかけて、胃から出血している可能性もあるとのことです。ナイキサンは手術創部の痛みに対して処方していたお薬なので、傷も綺麗になっていますから中止となります。ただ、痛みが強くなるようであれば次回の外来で先生にお伝えください。それと、胃の粘膜保護を強化するために、胃酸を抑えるネキシウムというお薬が追加となります。
○○さんは体重が以前より落ちていますので、血栓症のお薬のリクシアナが 60 mg から 30 mg へ減量となりました。ただし、血圧が高いと出血のリスクが高まりますので、アムロジンは 5 mg から 10 mg へ増量となります。血圧が下がると、ふらつきなどの症状が出る場合がありますから、気になる症状があれば先生に伝えてください。
フェロミアは貧血治療ために継続しますが、フェロミアの吸収を良くするビタミン C 製剤のシナールというお薬が追加となります。処方内容がいろいろと変わっていますが、次の外来まで様子をみましょうと先生もおっしゃっていました。お薬の説明書を作りましたので、お薬の服用方法や副作用などを確認してください」

(4) 解説

　本症例の場合、黒色便の原因をフェロミアだけと考えてしまったことが、患者の QOL を低下させた大きな要因といえる。
　TS-1 については、服用を継続すると消化管粘膜障害や骨髄抑制といった副作用の出現が知られている。TS-1 は、テガフール、ギメラシル、オテラシルカリウムの配合剤であり、テガフールが

処方薬剤の一般名
ネキシウム：エソメプラゾールマグネシウム水和物
シナール：アスコルビン酸・パントテン酸

活性代謝物の 5-FU になることで薬効を示す。5-FU は、ジヒドロピリミジンデヒドロゲナーゼ（DPD）により代謝されて排泄されるので、ギメラシルが DPD を阻害して、5-FU の血中濃度を維持する製剤設計となっている。しかし、ギメラシルは腎排泄であるため、腎機能が低下している場合には TS-1 の効果が増強されるおそれがある。

　本症例においては、体表面積から算出される投与量に問題はなかった。しかし、腎機能が若干低下していたことにより、TS-1 の副作用が惹起されやすい状況にあったことは否定できない。また、オテラシルカリウムは、胃粘膜保護の目的で含有されている成分だが、併用薬などの複合要因によって消化管粘膜に大きな負担をかけていたと考えられる。

　本症例では、ナイキサンはがん性疼痛に対してではなく、手術創部痛に対する目的で使用されていたが、投与開始時に医師の処方意図を認識していれば、より早く中止となった可能性がある。なお、当初、上部消化管出血は NSAIDs 潰瘍による可能性を疑ったが、NSAIDs が痛みをある程度マスクしてしまったことに加え、TS-1 による骨髄抑制とともにゆっくり進行した消化管出血がヘモグロビン濃度を低下させたと考えられる。そして、消化管粘膜障害や口内炎、疼痛が食欲不振を招いて体重減少につながり、リクシアナも減量すべき状況となったが、急激な体重減少ではなかったため発見が遅れ、それが消化管出血を助長したといえる。

Case 29 ミニレク

鉄欠乏性貧血に対する治療

　鉄欠乏性貧血とは、体内の鉄不足が原因で赤血球の血色素であるヘモグロビン（HGB）生成の低下が起きている状態のことである。ヘモグロビンは体内で酸素を運搬する重要なタンパクで、その合成には鉄が必要である。

　鉄が不足する原因としては「出血」、「摂取不足」、「吸収障害」、「成長や妊娠に伴う鉄需要の増大」の4つに大別される。体内において鉄は60～70％が赤血球、20～25％が肝臓や脾臓、そして残りの一部が筋肉や骨髄に分布している。そのため、最も鉄が失われる原因は出血であり、出血による損失分は肝臓や脾臓などに貯蔵されている鉄が赤血球に再分布される。しかし、慢性的な鉄不足になると、全身の酸素供給が困難な状況となり、倦怠感や息切れなどの症状をひき起こす。

　鉄は体内では合成できないので、外部から摂取する必要があるものの、消化管吸収率が悪く、摂取量の10％程度しか吸収されない。また、鉄欠乏が生じている場合、貯蔵鉄も減少しているため、症状が軽度であれば食生活の改善や、鉄剤の投与を行うが、回復には長い期間が必要となる。

　鉄剤の開始初期には腹痛や吐き気などの消化器症状が出現することがある。服用を継続することで改善する例もあるが、それでも改善が見られない場合は、医師に相談した方が良い。また、鉄剤の特徴的な症状として、吸収されなかった鉄が黒色便となって排泄されるが、これについては問題ない。

　鉄剤の吸収を高めるにはビタミンCが良いといわれている。鉄は電荷により二価鉄と三価鉄があり、食品や薬剤は三価鉄である（吸収されやすいのは二価鉄である）。これについては、鉄の主な吸収部位である十二指腸は弱アルカリ性であることから、三価鉄をビタミンCで還元させて、アルカリに溶けやすい二価鉄とし、吸収率を高めるという方法がある。内服が困難であれば、点滴製剤を使用することもあるが、貧血症状が重篤な場合には赤血球輸血を行う。ただし、慢性的な輸血依存になると、鉄が体内で過剰となり、さまざまな臓器に沈着して臓器障害をひき起こすことがあるので注意が必要である。

血算

※鉄剤とビタミンCの併用について
　自然界では、鉄は二価鉄と三価鉄の状態で存在し、一般に体内へ取り込まれる際には二価鉄の状態が良いとされている。また、鉄の吸収部位である腸管内はアルカリ性のため、還元剤として作用するアスコルビン酸（ビタミンC）が、鉄の吸収率を上昇させる可能性があるとされている。この原則に基づき、ビタミンCは食事や医薬品からの「鉄」の吸収を改善するのではないかと期待され、従来からしばしば併用されてきている。
　しかし、鉄剤のフェロミアはすでに二価鉄で、アルカリ性条件下でも安定化しているため、シナール（アスコルビン酸・パントテン酸）と併用しても貧血改善効果は得られないとの報告や、併用を推奨しない意見も見受けられる。

血算──Case 29

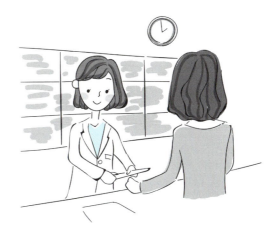

Case 30 NSAIDs消化性潰瘍による急激なヘモグロビン減少

処方

処方せん
(この処方せんは、どの保険薬局でも有効です。)

- 患者氏名：○○ ○○
- 生年月日：昭和21年 ○月 ○日 男
- 保健医療機関の所在地及び名称：千葉市中央区亥鼻1丁目8番1号 千葉大学医学部附属病院
- 電話番号：000-000-0000
- 保険医氏名：△△ △△
- 交付年月日：平成28年10月6日

RP1.
　オルメテック錠 20 mg　　　　　　　　2 T
　ニフェジピン CR 錠 20 mg「トーワ」　 4 T
　　分2 朝・夕（食後30分）　　　　　14日分

RP2.
　バイアスピリン錠 100 mg　　　　　　1 T
　プラビックス錠 75 mg　　　　　　　　1 T
　　分1 朝（食後30分）　　　　　　　14日分

RP3.
　ロキソニン錠 60 mg　　　　　　　　　3 T
　レバミピド錠 100 mg「EMEC」　　　　 3 T
　　分3 朝・昼・夕（食後30分）　　　 14日分

RP4.
　ファモチジン OD 錠 20 mg「トーワ」　1 T
　　分1 朝（食後30分）　　　　　　　14日分

〈〈以下余白〉〉

検査値情報

	処　方　せ　ん	（検査値情報［薬局用］）		
	（この処方せんは、どの保険薬局でも有効です。）			

お薬を安全に服用いただくために必要な検査値の一覧です。

公費負担者番号		保険者番号	
公費負担医療の受給者番号		被保険者証・被保険者手帳の記号・番号	

患者	氏　名	○○　○○	保健医療機関の所在地及び名称	千葉市中央区亥鼻1丁目8番1号 千葉大学医学部附属病院
	生年月日	明大昭平　21年　○月　○日　男・女	電話番号 診療科名 保険医氏名	000-000-0000 △△　△△　　　（印）
	区　分	被保険者　　被扶養者	都道府県番号　　点数表番号　　医療機関コード	

交付年月日	平成28年10月6日	処方せんの使用期間	平成　年　月　日	特に記載のある場合を除き、交付の日を含めて4日以内に保険薬局に提出すること。

	変更不可	個々の処方薬について、後発医薬品（ジェネリック医薬品）への変更に差し支えがあると判断した場合には、「変更不可」欄に「レ」又は「×」を記載し、「保険医署名」欄に署名又は記名・押印すること。

処方

★保険薬局にお持ちください★
●検査値情報（直近100日の最新の値を表示。括弧内の日付は測定日）

eGFR	91.8	(10/06)	WBC	4.0	(10/06)
CRE	0.65	(10/06)	SEG	56.3	(10/06)
シスタチンC	***	( )	ST.	***	( )
AST (GOT)	55	(10/06)	HGB	9.0 L	(10/06)
ALT (GPT)	6	(10/06)	PLT	184	(10/06)
ALP	258	(10/06)	CK	62	(10/06)
T-BIL	0.4	(10/06)	TSH	***	( )
K	4.8	(10/06)	HbA1c	5.5	(10/06)

●特に注意が必要な薬剤と検査値情報の組合せ（薬剤名は半角20文字分を印字）
〈ロキソニン錠60 mg〉　　　　　腎機能（eGFR, CRE, シスタチンC）
〈ファモチジンOD錠20 mg〉　　腎機能（eGFR, CRE, シスタチンC）

〈〈以下余白〉〉

備考	保険医署名	「変更不可」欄に「レ」又は「×」を記載した場合は、署名又は記名・押印すること。	（直近100日に測定値がない場合は***で表示） 〈保険薬局の方へ〉 特に注意が必要な検査値を表示しています。ご不明な点がございましたら当院薬剤部ホームページをご参照いただくか、お問合せください。
	保険薬局が調剤時に残薬を確認した場合の対応（特に指示がある場合は「レ」又は「×」を記載すること。） □ 保険医療機関へ疑義照会した上で調剤　　□ 保険医療機関へ情報提供		

調剤済年月日	平成　年　月　日	公費負担者番号	
保険薬局の所在地及び名称 保険薬剤師氏名	（印）	公費負担医療の受給者番号	

備考　1.「処方」欄には、薬名、分量、用法及び用量を記載すること。
　　　2. この用紙は、日本工業規格A列5番を標準とすること。
　　　3. 療養の給付及び公費負担医療に関する費用の請求に関する省令（昭和51年厚生省令第36号）第1条の公費負担医療については、「保険医療機関」とあるのは「公費負担医療の担当医療機関」と、「保険医氏名」とあるのは「公費負担医療の担当医氏名」と読み替えるものとすること。

(1) 疑義照会までのやりとり

「患者さんは、70歳、男性、腰痛でかかりつけのクリニックを受診し、ロキソニンを2週間前から開始しています。最近、みぞおちのあたりの痛みと吐き気を訴えてファモチジンOD錠が追加となっています。検査値ですが、ヘモグロビン濃度が先週は13.5 g/dLでしたが、本日は9.0 g/dLとなっており、この2週間で急激に低下しています」

「吐き気があるのね…。血圧はどう？　低くなりすぎてない？　それと下血や黒色便といった症状はなかった？」

「血圧は安定していて、あまり変動はないようです。下血はありませんが、最近、便が黒っぽいことに気づいたそうです。ただし、鉄剤の服用はありません」

「そうなると消化管出血による貧血が疑われるか…。ロキソニンが原因ということが考えられるわね…。抗血小板薬を併用していると、NSAIDsによる消化性潰瘍の発症リスクがさらに高まるといわれているから…」

「医師にロキソニンの中止を相談してみましょう」

「ファモチジンからプロトンポンプ阻害薬（PPI）への変更も必要かもしれないわね。それについても聴いた方がいいわよ」

(2) 疑義照会

「○○さんですが、最近便が黒っぽくなったそうで、Hb値も先週とくらべると低くなっています。ロキソニンによる消化管出血の可能性が考えられますがいかがでしょうか？」

「吐き気の症状は聴いていましたが、黒色便の症状もありましたか…。そうなると、たしかに消化管出血の可能性がありますね」

「今回はロキソニンを中止した方がよろしいでしょうか？　また、ファモチジンからPPIへの変更は必要でしょうか？　それと、○○さんには病院に戻っていただいた方がよろしいですか？」

「そうですね、ロキソニンは中止して、アセトアミノフェン500 mgを3 T/分3でお願いします。それからファモチジンはランソプラゾール30 mg　1 T　寝る前へ変更してください。あと、出血がひどいとヘモグロビンがさらに低下すると思いますが、緊急入院の必要まではないでしょう。ただ、早めに診察と検査をした方が良いので、胃に潰瘍ができていないか検査しましょう。○○さんには後ほど私から連絡する旨をお伝えください」

「わかりました」

処方薬剤の一般名
オルメテック：オルメサルタンメドキソミル
バイアスピリン：アスピリン腸溶錠
プラビックス：クロピドグレル硫酸塩
ロキソニン：ロキソプロフェンナトリウム

〈処方変更内容〉
変更：ロキソニン錠 60 mg　3 T/分 3　朝・昼・夕（食後 30 分）
　→　アセトアミノフェン錠 500 mg　3 T/分 3　朝・昼・夕（食後 30 分）
　　ファモチジン OD 錠 20 mg　1 T/分 1　朝（食後 30 分）
　→　ランソプラゾール錠 30 mg　1 T　寝る前

(3) 服薬指導

「〇〇さん、本日の検査結果によると、ヘモグロビンの値が低下しており、貧血が進行しています。それと黒色便なんですが、上部消化管と呼ばれる胃または十二指腸から出血しているおそれがあります。これについては、今まで飲んでいたロキソニンが影響していると考えられます。ヘモグロビンの低下といっても、本日の値は 9.0 g/dL ですから、緊急性の高い状態ではありません。しかし、胃潰瘍などが発生していないか、消化管から出血していないかを確認する必要がありますので、先生が診察と検査をしますとおっしゃっていました。検査の日程については、後ほど先生から〇〇さんに直接連絡がありますのでお待ちください」

患者　「わかりました。それで、ロキソニンは飲み続けても大丈夫なんでしょうか？」

「貧血の原因にもよりますが、まずはロキソニンによる消化管出血の懸念がありますので、原因がはっきりするまでは中止となり、代わりにアセトアミノフェンというお薬に変更となりました。それと、胃を保護するお薬のファモチジンも、より強力なランソプラゾールというお薬に変更となりました。こちらは寝る前に 1 錠飲むようにしてください」

患者　「わかりました。ありがとうございます。他に気をつけることはありますか？」

「ロキソニンの中止と、ランソプラゾールへの変更で状態は変わることが期待されますが、さらなる貧血の進行も考えられます。貧血の症状がより強くなった場合は病院へ連絡してください。また、日常生活でも貧血が改善傾向になるまでは十分に注意してください」

患者　「はい、わかりました」

(4) 解説

◆ 貧血は、末梢血中のヘモグロビン濃度が基準範囲より低下した状態のことであり、WHO による貧血の定義では、ヘモグロビン濃度が、成人男性は 13 g/dL 未満、成人女性及び 6〜14 歳の小児は 12 g/dL 未満、妊婦及び 6 ヵ月〜6 歳の幼児は 11 g/dL 未満とされている。
◆ 貧血の起因となる疾患として、鉄欠乏性貧血、再生不良性貧血、自己免疫性溶血性貧血、巨赤芽球性貧血などがある。その中でも代表的な疾患が鉄欠乏性貧血であり、過多月経や消化管出血が原因と考えられる。

- NSAIDs潰瘍は、服用初期に多く発症し、特に最初の1週間が高率とされている。高齢（65歳以上）、消化性潰瘍の既往、抗凝固薬・抗血小板薬・ステロイド薬の併用、複数のNSAIDsの併用などが消化性潰瘍発症のリスクを高める。
- アスピリンもNSAIDsであり、低用量でも消化管出血のリスクを高めるため、他のNSAIDsとの併用には注意を要する。Lanasらによる大規模な症例対照研究では、低用量アスピリン単独での消化管出血リスクは3.9倍であるが、非アスピリンNSAIDsの併用により12.7倍に上昇すると報告している。

表 NSAIDs潰瘍のリスク因子

- 高齢（65歳以上）
- 潰瘍の既往
- *H. pylori* 感染
- 高用量または複数NSAIDsの使用
- 抗凝固薬・抗血小板薬の併用
- ステロイド薬の併用

参考文献
- 継田雅美 編：「プロフェッショナルから学ぶ医薬品副作用の対応50」，南山堂，2013．
- 厚生労働省：「重篤副作用疾患別対応マニュアル 消化性潰瘍」，2008．
- 岡本康治 他：「出血性胃十二指腸潰瘍における低用量アスピリン内服症例の検討」，松山赤十字病院医学雑誌 36 (1)，15-19，2011-12．
- Wolfe MM. et al：N. Engl. J. Med. 340, 1888, 1999.

Column

「定期的に検査をすること」の「定期的」の間隔の考え方

　チアマゾールの添付文書の警告には、「少なくとも投与開始後2ヵ月間は、原則として2週に1回、それ以降も定期的に白血球分画を含めた血液検査を実施し、顆粒球の減少傾向等の異常が認められた場合には、直ちに投与を中止し、適切な処置を行うこと」との記載がある。しかしながら、多くの医薬品では「定期的に検査を行うこと」と、検査の実施は求めているものの、具体的な検査の間隔は指定されていない。保険薬局から検査の実施間隔について疑義照会する際、間隔の目安を提案する必要がある。

　2014年10月にソブリアード（シメプレビルナトリウム）による高ビリルビン血症についてのブルーレター（安全性速報）が発出された。2013年12月6日の発売開始より、2014年10月10日までの間に、ソブリアードの投与によりビリルビン値が著しく上昇し、死亡に至った症例が3例報告された。そのため、定期的なビリルビン値の測定を行うよう注意喚起がなされた。

　死亡例をくり返さないためには、ビリルビン値の測定間隔が重要となる。ブルーレターに掲載されている症例に基づき、測定間隔について考察する。

◆ 症例 1

■ 症例概要
【症例1】

患者		1日投与量	経過及び処置
性・年齢	使用理由 (合併症)	投与期間	
男・40代	慢性C型肝炎 (不明)	100mg 67日間	過去の肝障害の有無：なし 胆道疾患の合併症有無：なし 前治療歴：なし アルコール摂取：避 投与約5年前　C型慢性肝炎と診断された。 投与44日前　HCV　RNA（リアルタイムPCR）：5.70log IU/mL 投与12日前　血小板数：9.0×10⁴/μL 投与開始日　本剤（100mg/日）、ペグインターフェロン　アルファ-2b（120μg/週）、リバビリン（800mg/日）の3剤併用療法を開始。 日付不明　甲状腺機能亢進症が発現。 投与57日目　総ビリルビン：3.3mg/dL 投与63日目　ペグインターフェロン　アルファ-2b投与中止。 投与67日目（投与中止日）　本剤、リバビリン投与中止。 中止3日後　投与開始10週目、全身倦怠感で来院。検査の結果、総ビリルビンが25.7mg/dLと上昇していたため、即日入院。高ビリルビン血症発現。画像診断実施。胆道閉塞：なし、腹水：あり、その他所見：脾の腫大、肝硬変。HBV：陰性 中止4日後　HAV：陰性、CMV：陰性、EBV：陰性、抗核抗体：陰性 抗ミトコンドリア抗体：陰性、抗平滑筋抗体：陰性 中止7日後　DLST実施、本剤：陰性、リバビリン：陰性、ペグインターフェロン　アルファ-2b：陰性、オロパタジン塩酸塩：陰性。リバビリンが一番に出ていて二番目に本剤。メチルプレドニゾロンコハク酸エステルナトリウム1g/日投与（〜中止9日後）。 中止10日後　メチルプレドニゾロンコハク酸エステルナトリウム80mg/日投与（〜中止15日後）。敗血症に対して抗生剤セファゾリンナトリウム投与（〜中止19日後）。 中止15日後　CTスキャン：肝繊維、腹水増加、網間膜脂肪繊の上昇、胆のう繊維、胆のう壁肥厚 診断名：重症肝炎（劇症肝炎の疑い） 中止16日後　メチルプレドニゾロンコハク酸エステルナトリウム60mg/日投与（〜中止17日後）。 中止18日後　肝不全発現。肝不全の原因：薬物性肝障害 肝不全発現時の臨床症状：黄疸・疲労・失見当識または錯乱、脳症、腹水 補助治療：人工呼吸、透析、ステロイドパルス、血漿交換 PT：40%以下 中止19日後　AST：2300IU/L 意識障害：あり、高度黄疸：あり、肝細胞壊死：あり HCV：HCV-RNA　検出せず 中止20日後　培養（動脈血培養）病原体：serratia marcescens、診断名：細菌性敗血症 臨床症状：ショック、肝不全、DIC 中止21日後　細菌性敗血症、肝不全、重症肝炎（劇症肝炎の疑い）、肝硬変、腹膜炎にて死亡。本剤投与前の状態と比べた肝臓の状態：変化が見られた。肝不全に陥っていた。死因は、免疫低下による細菌性敗血症、肝不全、腹膜炎。剖検所見：肝硬変、肝細胞壊死、腹膜炎、急性膵炎

臨床検査値（肝・胆道機能検査）

	投与12日前	投与開始日	投与14日目	投与28日目	投与56日目	中止3日後	中止10日後	中止15日後	中止19日後	中止21日後
T-Bil (mg/dL)	1.4	1.0	1.1	1.8	3.3	25.7	37.2	44.1	26.8	20.2
D-Bil (mg/dL)	0.2	—	0.2	0.5	1.9	16.7	24.5	34.5	18.3	13.0
AST (IU/L)	72	63	41	49	56	80	52	59	2300	557
ALT (IU/L)	120	95	54	57	59	51	46	39	1028	320
ALP (IU/L)	248	236	253	294	324	431	505	515	245	284
γ-GTP (IU/L)	39	34	34	36	48	32	27	24	17	21

—：測定なし

併用薬：ペグインターフェロン　アルファ-2b、リバビリン、ロスバスタチンカルシウム、オロパタジン塩酸塩

〈臨床検査値（一部抜粋）〉

臨床検査値（肝・胆道機能検査）

	投与開始日	投与14日目	投与28日目	投与56日目	中止3日後
T-Bil (mg/dL)	1.0	1.1	1.8	3.3	25.7
D-Bil (mg/dL)	—	0.2	0.5	1.9	16.7
AST (IU/L)	63	41	49	56	80
ALT (IU/L)	95	54	57	59	51
ALP (IU/L)	236	253	294	324	431
γ-GTP (IU/L)	34	34	36	48	32

—：測定なし

〈経過〉
- 投与開始日　T-BIL 値：1.0 mg/dL（基準範囲内）
- 投与 28 日目　T-BIL 値：1.8 mg/dL（Grade1）
- 投与 56 日目　T-BIL 値：3.3 mg/dL（Grade2）

※ 4 週間で T-BIL 値が Grade2 まで上昇。この間に採血は行っていなかった。その後、間もなくして重篤化

- 投与 67 日目　投与中止。
- 中止 3 日後（投与 70 日目）　全身倦怠感で来院。緊急入院となった。この時 T-BIL 値は 25.7 mg/dL（Grade4）まで急上昇していた。
- 中止 21 日後（投与 88 日目）　細菌性敗血症、肝不全、重症肝炎（劇症肝炎の疑い）、肝硬変、腹膜炎にて死亡。

〈問題点〉
- Grade2 を呈した投与 56 日目から 14 日後には Grade4 を呈した。
- 遅くとも投与 56 日目（Grade2）で中止の判断が必要であった。
- T-BIL 値が上昇傾向にあった投与 28 日目から 4 週間採血がなかったことが問題と思われる。
- Grade2 まで上昇させない管理が必要となるため、2 週間に 1 回の肝機能検査が必要と思われる。

◆症例2

【症例2】

患者		1日投与量 投与期間	経過及び処置
性・年齢	使用理由（合併症）		
男・60代	慢性C型肝炎（2型糖尿病，十二指腸潰瘍）	100mg 91日間	過去のアレルギー歴の有無：なし 糖尿病腎症の有無：なし アルコール摂取歴：なし

	投与28日前	血小板数：8.5×10⁴/μL
	投与開始日	他院にて，本剤（100mg/日），ペグインターフェロン アルファ-2a（45μg/週），リバビリン（800mg/日）3剤併用療法開始。
	投与57日目	総ビリルビン：4.0mg/dL，クレアチニン：0.96mg/dL
	投与72日目	クレアチニン：0.88mg/dL
	投与80日目頃	これまでは特に異常はなかったが、全身倦怠感、食欲不振、体重減少（3週間で7kg減少、63kg）あり。尿量も減ってきた。
	投与91日目（投与終了日）	本剤投与終了。
	終了8日後	ペグインターフェロン アルファ-2a、リバビリン投与中止。
	終了15日後	胆汁うっ滞型薬剤性肝障害、急性腎不全発現。 クレアチニン、総ビリルビンが上昇、胆汁うっ滞と急性腎不全を併発しており、高度の胆汁うっ滞性肝障害が急性腎不全を惹起したと考えて、血漿交換、血液濾過透析、ステロイドパルスなどの集中治療を施行するも反応なし。 画像診断：胆管拡張なし 胆汁うっ滞型薬剤性肝障害に伴い発現した臨床の徴候及び症状：黄疸、疲労、悪心、倦怠感、食欲不振、腎不全 急性腎不全に伴い発現した臨床の徴候及び症状：乏尿、全身倦怠感、食欲低下、意識障害
	終了18日後	クレアチニン：1.70mg/dL
	終了46日後	入院して3週後、検査データ改善はなく、患者本人も血液透析の継続を望まなかった。 午後 多臓器不全のため死亡。 死因：胆汁うっ滞型薬剤性肝障害、急性腎不全、多臓器不全 剖検実施の有無：無 死亡に至るまでの治療：血漿交換、血液濾過透析、ステロイドパルス DLST：本剤陽性

臨床検査値（肝・胆道機能検査，腎機能検査）

	投与28日前	投与開始日	投与29日目	終了15日後	終了25日後	終了36日後	終了46日後
T-Bil (mg/dL)	1.5	1.6	2.9	37.8	16.7	22.0	25.2
D-Bil (mg/dL)	—	—	—	—	12.7	18.7	20.0
AST (IU/L)	41	66	36	47	23	37	607
ALT (IU/L)	38	91	37	27	13	21	210
ALP (IU/L)	153	—	—	—	188	282	554
γ-GTP (IU/L)	44	85	70	83	59	84	76
BUN (mg/dL)	16	15	11	89	12	24	94
クレアチニン (mg/dL)	1.02	1.06	0.91	6.75	2.00	2.06	9.15

—：測定なし

併用薬：リバビリン，ペグインターフェロン アルファ-2a，ロキソプロフェンナトリウム水和物，フェキソフェナジン塩酸塩

〈臨床検査値（一部抜粋）〉

臨床検査値（肝・胆道機能検査，腎機能検査）

	投与開始日	投与29日目	終了15日後
T-Bil (mg/dL)	1.6	2.9	37.8
D-Bil (mg/dL)	—	—	—
AST (IU/L)	66	36	47
ALT (IU/L)	91	37	27
ALP (IU/L)	—	—	—
γ-GTP (IU/L)	85	70	83
BUN (mg/dL)	15	11	89
クレアチニン (mg/dL)	1.06	0.91	6.75

—：測定なし

〈経過〉
- 投与開始日　T-BIL 値：1.6 mg/dL（Grade1）
- 投与 29 日目　T-BIL 値：2.9 mg/dL（Grade2）

※約 4 週間で T-BIL 値が Grade1 から Grade2 まで上昇。この間に採血は行っていなかった。

- 投与 57 日目　T-BIL 値：4.0 mg/dL（Grade3）

※約 4 週間で T-BIL 値が Grade2 から Grade3 まで上昇。この間に採血は行っていなかった。

- 投与 91 日目　ソブリアード投与終了。
- 終了 15 日後（投与 106 日目）　T-BIL 値：37.8 mg/dL（Grade4）
- 終了 46 日後（投与 137 日目）　多臓器不全のため死亡。

〈問題点〉
- 投与開始から投与 29 日目までの 4 週間で Grade1 から Grade2 へ上昇している。Grade2 まで上昇させない管理をするためには 2 週間の時点での検査が必要であった。
- T-BIL 値が上昇傾向にあったにもかかわらず、投与 29 日目から 4 週間検査が行われず Grade3 まで上昇してしまった。

◆ まとめ
- 定期的な採血とは、少なくとも 2 週間に 1 回と解釈できる。
- Grade2 で中止を考慮する必要があるほど、きわめてシビアな医薬品であるため、慎重に観察する必要がある。

　このようにソブリアードについては、ブルーレターの症例による考察が可能である。イエローレター（緊急安全性情報）やブルーレターが発出された場合、疑義照会または処方提案を円滑に行えるよう、掲載されている症例を考察することが重要である。

その他

Case 31 スタチン製剤によるCK上昇

処方

	処 方 せ ん	
	(この処方せんは、どの保険薬局でも有効です。)	

公費負担者番号		保 険 者 番 号	
公費負担医療 の受給者番号		被保険者証・被保険 者手帳の記号・番号	

患者	氏 名	○○　○○			保健医療機関の 所在地及び名称 電 話 番 号 診 療 科 名 保険医氏名	千葉市中央区亥鼻1丁目8番1号 千葉大学医学部附属病院 000-000-0000 △△　△△　　　　　　㊞
	生年月日	明大昭平	19年　○月　○日	男・女		
	区 分	被保険者	被扶養者		都道府県番号 / 点数表番号 / 医療機関コード	

交付年月日	平成 28 年 8 月 22 日	処方せんの 使用期間	平成　年　月　日	特に記載のある場合を除き、 交付の日を含めて4日以内 に保険薬局に提出すること。

処方	変更不可	個々の処方薬について、後発医薬品(ジェネリック医薬品)への変更に差し支えがあると判断した場合には、「変更不可」欄に「レ」又は「×」を記載し、「保険医署名」欄に署名又は記名・押印すること。 RP1. 　　リバロ OD 錠 2 mg　　　　　　　　1 T 　　分 1 夕(食後 30 分)　　　35 日分 RP2. 　　ファモチジン OD 錠 20 mg「トーワ」　1 T 　　分 1 朝(食後 30 分)　　　35 日分 RP3. 　　トライコア錠 53.3 mg　　　　　　　2 T 　　分 1 朝(食後 30 分)　　　35 日分 《以下余白》

備考	保険医署名	「変更不可」欄に「レ」又は「×」を記載し た場合は、署名又は記名・押印すること。	
	保険薬局が調剤時に残薬を確認した場合の対応(特に指示がある場合は「レ」又は「×」を記載すること。) □保険医療機関へ疑義照会した上で調剤　　　□保険医療機関へ情報提供		

調剤済年月日	平成　年　月　日	公費負担者番号	
保険薬局の所在 地及び名称 保険薬剤師氏名	㊞	公費負担医療の 受給者番号	

備考 1. 「処方」欄には、薬名、分量、用法及び用量を記載すること。
　　 2. この用紙は、日本工業規格 A 列 5 番を標準とすること。
　　 3. 療養の給付及び公費負担医療に関する費用の請求に関する省令(昭和51年厚生省令第36号)第1条の公費負担医療については、「保険医療機関」とあるのは「公費負担医療の担当医療機関」と、「保険医氏名」とあるのは「公費負担医療の担当医氏名」と読み替えるものとすること。

検査値情報

お薬を安全に服用いただくために必要な検査値の一覧です。

処方せん （検査値情報［薬局用］）

（この処方せんは、どの保険薬局でも有効です。）

| 公費負担者番号 | | | | | | | | 保険者番号 | | | | | | | |

| 公費負担医療の受給者番号 | | | | | | | | 被保険者証・被保険者手帳の記号・番号 | . |

患者
- 氏名：○○ ○○
- 生年月日：明大昭平 19年 ○月 ○日 男・㊛
- 区分：被保険者 被扶養者

保健医療機関の所在地及び名称：千葉市中央区亥鼻1丁目8番1号 千葉大学医学部附属病院
電話番号 000-000-0000
診療科名
保険医氏名 △△ △△ ㊞

| 都道府県番号 | | | 点数表番号 | | 医療機関コード | | | | | | |

交付年月日：平成28年8月22日
処方せんの使用期間：平成 年 月 日
特に記載のある場合を除き、交付の日を含めて4日以内に保険薬局に提出すること。

~~変更不可~~ ：個々の処方薬について、後発医薬品（ジェネリック医薬品）への変更に差し支えがあると判断した場合には、「変更不可」欄に「レ」又は「×」を記載し、「保険医署名」欄に署名又は記名・押印すること。

処方

★保険薬局にお持ちください★
●検査値情報（直近100日の最新の値を表示。括弧内の日付は測定日）

eGFR	32.9	(08/22)	WBC	5.5	(08/22)
CRE	1.25 H	(08/22)	SEG	73.9 H	(08/22)
シスタチンC	***	( )	ST.	***	( )
AST (GOT)	31	(08/22)	HGB	11.4 L	(08/22)
ALT (GPT)	20	(08/22)	PLT	344	(08/22)
ALP	250	(08/22)	CK	390 H	(08/22)
T-BIL	0.3	(08/22)	TSH	***	( )
K	***	( )	HbA1c	***	( )

●特に注意が必要な薬剤と検査値情報の組合せ（薬剤名は半角20文字分を印字）
〈ファモチジンOD錠20 mg〉　　腎機能（eGFR, CRE, シスタチンC）
〈トライコア錠53.3 mg〉　　　腎機能（eGFR, CRE, シスタチンC）

〈〈以下余白〉〉

備考

保険医署名：「変更不可」欄に「レ」又は「×」を記載した場合は、署名又は記名・押印すること。

（直近100日に測定値がない場合は *** で表示）
〈保険薬局の方へ〉
特に注意が必要な検査値を表示しています。ご不明な点がございましたら当院薬剤部ホームページをご参照いただくか、お問合せください。

保険薬局が調剤時に残薬を確認した場合の対応（特に指示がある場合は「レ」又は「×」を記載すること。）
□ 保険医療機関へ疑義照会した上で調剤　　□ 保険医療機関へ情報提供

調剤済年月日：平成 年 月 日
公費負担者番号：
保険薬局の所在地及び名称 保険薬剤師氏名 ㊞
公費負担医療の受給者番号

備考 1.「処方」欄には、薬名、分量、用法及び用量を記載すること。
2. この用紙は、日本工業規格A列5番を標準とすること。
3. 療養の給付及び公費負担医療に関する費用の請求に関する省令（昭和51年厚生省令第36号）第1条の公費負担医療については、「保険医療機関」とあるのは「公費負担医療の担当医療機関」と、「保険医氏名」とあるのは「公費負担医療の担当医氏名」と読み替えるものとすること。

(1) 疑義照会までのやりとり

「すみません、ちょっとお知恵を拝借したいのですが…」

「なに？」

「以前からリバロを服用している○○さんなんですが、3ヵ月前にトライコアが追加になりました。もともと eGFR が約 45 mL/min の方だったので、その時、問い合わせをしたんです」

「スタチン製剤とフィブラート製剤は、『急激な腎機能悪化を伴う横紋筋融解症が現れることがあるため、腎機能関連の検査値に異常がある場合は原則禁忌』だからね…。それで？」

「『高脂血症の治療のために上乗せしたい。次回の採血でフォローする』とのことで、照会済みでお渡ししました。そうしたら、今日の検査で eGFR が 33 mL/min くらいで…。ちょっと悪くなっているんです」

「CK はどう？」

「390 U/L です」

「女性だよね…。CTCAE v4.0 だと Grade1 ね。○○さんの CK が普段どのくらいなのかわかる？」

「記録にはないですね。あの、この数値って高いですか？」

「基準範囲は超えているわね。でも、CK って運動後にも程度によるけど値が上がって、数日影響が残ることがあるし、筋肉注射すると、その後 1～2 日間は普段の 10 倍くらいまで上がるそうだから[*1]…」

「それと、今日みたいな暑い日に熱中症になると上がるっていいますよね[*2]？」

「そうそう…。ちょっと検査値見せて…肝機能は正常ね。筋肉痛や手足に力が入らないことはないか、ここ数日で何か運動をしたか、尿が褐色がかっていないか…○○さんに聴いてもらえるかな？」

「わかりました」

「特に筋肉痛や、尿の色が変わったということはないそうです。犬の散歩が日課らしいですが、最近は暑いので朝方にすませているそうです」

処方薬剤の一般名
リバロ：ピタバスタチンカルシウム
トライコア：フェノフィブラート

「そう…。難しいところだけど、念のため医師に聴いておきましょうか」

(2) 疑義照会

「以前も問い合わせさせていただいた○○さんの処方についてなんですが、CKの値が高めです。患者さんからは特に筋症状は出ていないと伺っているんですが、腎機能は前回より悪くなっているようです」

「ああ、この前の薬剤師さん…。そう、気になってはいたんですよね」

「○○さんのCKは普段どのくらいなんですか？」

「ちょっと待ってください──。最近測ってないんですが、1年前は70 U/L くらいで、それ以前も概ね同じですね」

「当時もリバロは服用されていたはずですが、特に激しい運動をしたわけでもないようですし…。CKが上昇したのはトライコアを開始した影響もあるかと思うんですが、今回も併用でよろしいでしょうか？」

「横紋筋融解症の症状はないようですが、腎機能が悪くなっているのは気になりますね…。中性脂肪はまだ高いので、可能ならばリバロと併用したいところですが、今回はトライコアを中止しましょう。次回も採血でフォローします」

〈処方変更内容〉
　中止：トライコア錠 53.3 mg

(3) 服薬指導

「○○さん、中性脂肪を下げるお薬のトライコアは今回、お休みすることになりました」

「そうなんですか？」

「はい。先ほどお尋ねした『筋肉痛や尿の色が褐色がかっている』といった症状は、トライコアの副作用なんです。特にリバロというお薬と一緒に飲んでいる場合、腎臓の機能が低い方は注意が必要となります。○○さんには副作用の症状はありませんでしたが、今日の検査で、CKというやはり副作用に関係する数値が上がっていました。それと腎臓の働きも少し落ちているようですから、用心のためにお休みということになりました」

「コレステロールの値が良くなったからじゃないんですね」

「はい。ただ、トライコアだけでなく、今申し上げた副作用はリバロだけでも起こることがあります。筋肉痛やしびれ、手足に力が入らない、尿の色が赤褐色になるといった症状が出た場合は、すぐに受診するか私たちまでご連絡ください」

「わかりました」

(4) 解説

①横紋筋融解症とCK（creatine kinase：クレアチンキナーゼ）
- ◆自覚症状の確認

  横紋筋融解症の早期発見のため、「筋肉が痛む」、「手足がしびれる」、「手足に力が入らない」、「全身がだるい」、「尿の色が赤褐色になる」といった症状がみられた場合には、医師・薬剤師に連絡するよう指導する。

- ◆検査値の確認
  - 横紋筋融解症の最も特徴的な検査所見はCKの上昇であり、これが認められた場合には筋症状の有無を聴取する。CKの上昇は横紋筋融解症の判断材料とはなるものの、値に明確な規定はない。また、AST、ALT、LDHが上昇するので、あわせて確認する。
  - 筋障害が強い場合、血中に流出した大量の筋由来のミオグロビンにより、急性腎不全を生じることがあるので、褐色尿（ミオグロビン尿）がないか確認する。また、クレアチニンなどの腎機能に関連した検査値から、実際に腎機能の悪化がみられるかを確認する。
  - 腎機能障害は、横紋筋融解症のリスク因子とされている。腎機能障害の患者が、横紋筋融解症を発症しうる薬剤を服用している場合、検査値の変化や自覚症状の有無に特に注意する。HMG-CoA還元酵素阻害薬とフィブラート系薬剤は通常では併用注意だが、腎機能検査値に異常が認められる場合には原則禁忌である。そのため、もともと腎機能の悪い患者で併用が開始される場合や、併用後に腎機能の悪化を認めた場合には処方医への問い合わせが必要である。

②CKの上昇はどのような時に起こるか？

CKはCPK（creatine phosphokinase：クレアチンホスホキナーゼ）とも呼ばれ、ATPからクレアチンへのリン酸基の転移を触媒する酵素である。CKは短時間で多量のエネルギーを消費する組織に含まれており、最も多量に含まれる組織は骨格筋である（その他にも、心筋、脳などに多い）。そのため、CKの上昇は、次のような骨格筋や心筋の障害を反映している[*1]。

- ◆骨格筋障害に関連したCK上昇
  - 骨格筋の直接障害（運動、筋肉注射、手術、外傷など）
  - 進行性筋ジストロフィー
  - 内分泌疾患（甲状腺機能低下症など）
  - その他の筋疾患（皮膚筋炎、多発筋炎、重症筋無力症など）
- ◆心疾患に関連したCK上昇
  - 心筋梗塞、心筋炎、心原性ショックなど

その他、ウイルス感染（EB、エコー、アデノ、麻疹ウイルスなど）、一部の悪性腫瘍などで

も上昇がみられる。

　CK の変動幅は個人差が多く、正常上限の 5 倍程度までしばしば上昇する*2。CTCAE v4.0 における CK の Grade は次のとおりである。

	Grade1 軽症	Grade2 中等症	Grade3 重症	Grade4 生命を脅かす
男性	287-717	718-1435	1436-2870	>2870
女性	163-407	408-815	816-1630	>1630

③薬剤性の CK 上昇*1,*2,*3

　薬剤性の筋障害により CK の上昇が認められる場合がある。CK 上昇と関連した重篤な副作用として、横紋筋融解症や、横紋筋融解症を伴う悪性症候群及び悪性高熱症が挙げられる。

◆横紋筋融解症
- 病態：骨格筋細胞の壊死により、筋肉の痛みや脱力などを生じる。障害が強いと血中に流出した大量のミオグロビンにより急性腎不全を生じ、血液透析が必要となる場合がある。さらに多臓器不全を合併して生命に関わることもある。
- 原因薬剤：HMG-CoA 還元酵素阻害薬、フィブラート系高脂血症薬、ニューキノロン系抗菌薬、低カリウム血症をきたす薬剤、抗精神病薬・抗パーキンソン病薬、麻酔薬・筋弛緩剤などがある。このうち、低カリウム血症は遷延化すると広範な筋繊維の壊死を生じ、横紋筋融解症をきたす。最も副作用報告が多いのは HMG-CoA 還元酵素阻害薬であり、フィブラート系高脂血症薬やニコチン酸製剤、シクロスポリンなどとの併用で頻度が上昇するといわれている。薬剤の組み合わせによって併用禁忌の場合と併用注意の場合があるが、いずれも注意が必要である。
- 発症時期：HMG-CoA 還元酵素阻害薬及びフィブラート系高脂血症薬は、服用開始後数ヵ月経過してから発症することが多いとされているが、ニューキノロン系抗菌薬では数日以内に急性発症する。

◆悪性症候群、悪性高熱症
- 悪性症候群は、その症状として発熱、意識障害、筋強剛・流涎などの錐体外路症状、発汗・頻脈・動悸などの自律神経症状が認められる。検査値上では、CK や白血球の上昇を認めることが多い。原因薬剤には抗精神病薬（急激な増量など）や抗パーキンソン病薬（急激な減量、中止など）などが知られており、投与後・減量後・中止後 1 週間以内に発症することが多い。
- 悪性高熱症は、全身麻酔の併発症として知られている。特徴的な症状に高熱、自律神経症状があり、横紋筋融解症を伴うことが多い。

参考文献
*1　河合忠　他　編：「異常値の出るメカニズム　第 6 版」, 医学書院, 2013.
*2　厚生労働省：「重篤副作用疾患別対応マニュアル　横紋筋融解症」, 2006.
*3　厚生労働省：「重篤副作用疾患別対応マニュアル　悪性症候群」, 2008.

Case 32 アンカロンによる甲状腺機能検査値異常（TSH 上昇及び低下）

処方

処方せん
(この処方せんは、どの保険薬局でも有効です。)

患者氏名：○○ ○○
生年月日：昭和 9 年 ○月 ○日 男・女
区分：被保険者／被扶養者

保健医療機関の所在地及び名称：千葉市中央区亥鼻1丁目8番1号　千葉大学医学部附属病院
電話番号：000-000-0000
保険医氏名：△△ △△

交付年月日：平成 28 年 5 月 15 日

処方：

RP1.
　アンカロン錠 100 mg　　　2 T
　ユリーフ錠 4 mg　　　　　2 T
　　分 2　朝・夕（食後 30 分）　28 日分

RP2.
　ラックビー微粒 N　　　　　3 g
　ウルソ錠 100 mg　　　　　 6 T
　　分 3　朝・昼・夕（食後 30 分）　28 日分

RP3.
　バイアスピリン錠 100 mg　 1 T
　レニベース錠 5 mg　　　　 1 T
　アーチスト錠 2.5 mg　　　 1 T
　リピトール錠 10 mg　　　　1 T
　　分 1　朝（食後 30 分）　28 日分

〈以下余白〉

検査値情報

処方せん （検査値情報[薬局用]）

お薬を安全に服用いただくために必要な検査値の一覧です。
(この処方せんは、どの保険薬局でも有効です。)

公費負担者番号		保険者番号	
公費負担医療の受給者番号		被保険者証・被保険者手帳の記号・番号	

患者
- 氏名：○○ ○○
- 生年月日：明大昭平 9年 ○月 ○日 （男）・女
- 区分：被保険者 / 被扶養者

保健医療機関
- 所在地及び名称：千葉市中央区亥鼻1丁目8番1号 千葉大学医学部附属病院
- 電話番号：000-000-0000
- 診療科名：
- 保険医氏名：△△ △△　（印）

都道府県番号　点数表番号　医療機関コード

交付年月日：平成28年5月15日
処方せんの使用期間：平成　年　月　日
特に記載のある場合を除き、交付の日を含めて4日以内に保険薬局に提出すること。

変更不可：個々の処方薬について、後発医薬品（ジェネリック医薬品）への変更に差し支えがあると判断した場合には、「変更不可」欄に「レ」又は「×」を記載し、「保険医署名」欄に署名又は記名・押印すること。

処方

★保険薬局にお持ちください★

●検査値情報（直近100日の最新の値を表示。括弧内の日付は測定日）

項目	値	日付	項目	値	日付
eGFR	61.5	(05/15)	WBC	4.7	(05/15)
CRE	0.90	(05/15)	SEG	58.3 H	(05/15)
シスタチンC	***	( )	ST.	***	( )
AST (GOT)	22	(05/15)	HGB	16.4	(05/15)
ALT (GPT)	18	(05/15)	PLT	232	(05/15)
ALP	152	(05/15)	CK	***	( )
T-BIL	1.6 H	(05/15)	TSH	***	( )
K	4.5	(05/15)	HbA1c	***	( )

●特に注意が必要な薬剤と検査値情報の組合せ（薬剤名は半角20文字分を印字）
〈レニベース錠5 mg〉　腎機能（eGFR, CRE, シスタチンC）
〈ユリーフ錠4 mg〉　腎機能（eGFR, CRE, シスタチンC）

〈〈以下余白〉〉

備考

保険医署名：「変更不可」欄に「レ」又は「×」を記載した場合は、署名又は記名・押印すること。

（直近100日に測定値がない場合は *** で表示）
〈保険薬局の方へ〉
特に注意が必要な検査値を表示しています。ご不明な点がございましたら当院薬剤部ホームページをご参照いただくか、お問合せください。

保険薬局が調剤時に残薬を確認した場合の対応（特に指示がある場合は「レ」又は「×」を記載すること。）
□ 保険医療機関へ疑義照会した上で調剤　　□ 保険医療機関へ情報提供

調剤済年月日	平成　年　月　日	公費負担者番号	
保険薬局の所在地及び名称 保険薬剤師氏名	（印）	公費負担医療の受給者番号	

備考 1. 「処方」欄には、薬名、分量、用法及び用量を記載すること。
2. この用紙は、日本工業規格A列5番を標準とすること。
3. 療養の給付及び公費負担医療に関する費用の請求に関する省令（昭和51年厚生省令第36号）第1条の公費負担医療については、「保険医療機関」とあるのは「公費負担医療の担当医療機関」と、「保険医氏名」とあるのは「公費負担医療の担当医氏名」と読み替えるものとすること。

（1）疑義照会までのやりとり

「○○さん、不整脈の症状に変わりはありませんか？」

「はい、アンカロンを飲み始めてから、動悸もおさまっています。でも、最近食欲がなくて…。先日、テレビで『アミオダロンによる胃腸症状』をやっていたので、アンカロンのせいではないかと思って先生に相談しました。その時は、アンカロンによる副作用の可能性もあるけど、中止するかどうかは、もう少し様子を見ましょうとのことでした…。アンカロンの副作用だと思いますか？」

「そうですか…。食欲がないこと以外に気になる症状はありますか？」

「年のせいかもしれませんが、力が入らないというか疲れやすくて…。それに、ふらつきや声のかすれなども感じます」

「いつ頃からアンカロンを飲み始めているか覚えていますか？」

「3ヵ月ほど前からだったと思います」

「わかりました。少々お待ちください」

「アンカロンが処方されている患者さんですが、食思不振を訴えています。これは、アンカロンによる副作用症状と考えていいんでしょうか？」

「直接的な副作用以外の可能性も考えてみたら？　食思不振の他に何か症状の訴えはある？　それと、アンカロンの服薬開始以降で甲状腺機能の検査はしているのかな？ちょっと調べてみて」

「食思不振の他には、脱力感、疲労感、ふらつき、嗄声があるとのことです。アンカロンの服薬開始は、○○さんご本人のお話のとおり、3ヵ月前からになります。それと…今までの検査値シートにはTSHの測定記録がありません。アンカロンによる甲状腺機能障害の可能性ということでしょうか？」

処方薬剤の一般名
アンカロン：アミオダロン塩酸塩
ユリーフ：シロドシン
ラックビー：ビフィズス菌
ウルソ：ウルソデオキシコール酸
バイアスピリン：アスピリン腸溶錠
レニベース：エナラプリルマレイン酸塩
アーチスト：カルベジロール
リピトール：アトルバスタチンカルシウム

「○○さんのお話からすると、甲状腺機能障害の可能性が考えられるわね。医師に甲状腺の機能評価をしているか確認して、もし、していないのであれば甲状腺機能検査をしていただくように相談してみましょう」

(2) 疑義照会

「○○さんの処方内容で確認したいことがあるんですが、よろしいでしょうか？　本日、○○さんが食思不振についてご相談されたかと思います。今、こちらでお話を伺っていたところ、脱力感、疲労感、ふらつき、嗄声の症状も訴えています。甲状腺機能低下症の副作用症状かと思われますが、甲状腺機能の評価はいかがでしょうか？」

処方医「そのような症状はお話しされていませんでしたが…。たしかに、甲状腺機能低下症の疑いがありますね。早速、検査しましょう」

〈患者が病院へ戻り、数時間後〉

処方医「血液検査の結果、TSHが89.29μIU/mLと高値で、FT$_3$は2.43 pg/mL、FT$_4$は0.44 ng/dLでした。食思不振の原因は甲状腺機能低下症によるものと考えます。処方にチラーヂンSを追加します。少量の12.5μgから開始したいと思います」

「わかりました。ありがとうございます」

処方医「抗TPO抗体、抗サイログロブリン抗体の検査も追加しました。アンカロンの直接的副作用である可能性も否定できないので、アンカロンを変更するかどうかは今後も検討していきます」

〈処方変更内容〉
　追加：チラーヂンS錠12.5μg　1T/分1　朝（食後30分）

(3) 服薬指導

「○○さん、お待たせしました。本日の処方について先生と相談しました。○○さんのお話にありました脱力感などの症状は、アンカロンというお薬が影響しているおそれがあります。これはよくある副作用なんですが、アンカロンによって甲状腺の機能が低下すると、そうした症状が出るんです。ただし、アンカロンは致死的な不整脈の発現予防のお薬として重要ですので、まずは甲状腺機能低下の対策として、チラーヂンというお薬が追加となりました。これで甲状腺機能が改善すれば、脱力感、疲労感などの症状も出なくなる可能性がありますし、食欲も改善するかもしれません。もし、症状に変化がみられなくて

処方薬剤の一般名
チラーヂン：レボチロキシンナトリウム

も、飲むのをやめないで継続して飲んでください。それから、次回の外来時に、症状がどう変化したかを先生にお伝えください」

「わかりました。ありがとうございます」

(4) 解説

①甲状腺刺激ホルモン (thyroid stimulating hormone：TSH)

　　TSH は、下垂体前葉から分泌され、甲状腺ホルモンの分泌を調節している。TSH の血中濃度は甲状腺機能の変化を敏感に反映するため、甲状腺疾患の診断に不可欠な検査である。

　　TSH は視床下部からの TRH (TSH releasing hormone) の刺激により合成及び分泌が促進される。また、TSH は甲状腺を刺激して甲状腺ホルモン (thyroxine：T_4、triiodothyronine：T_3) の合成・分泌を促進すると同時に、甲状腺の成長・発育を促す。逆に、血中の甲状腺ホルモンは、下垂体の TSH 分泌細胞の機能を直接抑制、あるいは視床下部からの TRH の分泌の抑制を介して、TSH の分泌を減少させる (negative feed back)。

　　一般の診療においては、甲状腺機能異常症の治療薬剤の用量調節をするうえで最も重要なマーカーであり、TSH とともに甲状腺ホルモン、特に遊離 T_4 (FT_4) の血中濃度を同時に測定して評価する。

② TSH 値に影響する疾患等
- TSH が低値：FT_4 高値であることが予想できる (甲状腺機能亢進)
  →バセドウ病、亜急性甲状腺炎、無痛性甲状腺炎、中枢性甲状腺機能低下症、妊婦
- TSH が高値：FT_4 低値であることが予想できる (甲状腺機能低下)
  →橋本病、甲状腺手術後、アイソトープ治療後
- TSH 産生腫瘍、ヨード過剰摂取、甲状腺機能に影響を与える薬剤の服用、抗ドパミン薬の服用

③甲状腺機能低下症・甲状腺中毒症を起こしやすい医薬品
- 甲状腺機能低下症
  ヨード含有医薬品 (アミオダロン、含嗽剤、造影剤など)、インターフェロン製剤、炭酸リチウム
- 甲状腺中毒症
  インターフェロン製剤、ヨード含有医薬品 (アミオダロン、含嗽剤、造影剤など)、抗 HIV 薬、甲状腺ホルモン製剤

④アミオダロンによる甲状腺機能異常

　　アミオダロンは、Vaughan Williams 分類でⅢ群に分類される抗不整脈薬であり、100 mg 中に 37.5 mg ヨードを含有するため、ヨード過剰摂取になり、副作用として甲状腺機能異常を生じる。症状としては甲状腺機能低下症が主であるが、甲状腺中毒症 (破壊性中毒症) も発症することがあるため、添付文書では、アミオダロン服用開始前、投与 1ヵ月後、投与中は

※TSH の基準範囲：0.35～4.94 μIU/mL (千葉大学医学部附属病院の採用基準)

3ヵ月ごとに甲状腺機能検査を行うことが望ましいとされている。

⑤アミオダロンによる甲状腺機能低下症

アミオダロンは 5'-脱ヨード酵素の阻害作用を有しており、末梢で T_4 から T_3 への転換を減少させるため、血中 T_4（実際の測定は FT_4）高値、T_3（実際の測定は遊離 T_3（FT_3））低値になる。また、下垂体にも直接作用し、同じ機序で下垂体細胞内の T_3 を低下させ、結果として TSH を上昇させる。そのため、日常診療で主に測定する血中 FT_4 と TSH がともに高値となる。

甲状腺機能低下症の症状としては、無気力、易疲労感、眼瞼浮腫、耐寒能低下、体重増加、動作緩慢、嗜眠、記憶力低下、便秘、嗄声などが認められる。しかし、これらの症状の多くは非特異的症状であり、必ずしも甲状腺機能低下症に限らないため判断が難しく、TSH の 10〜20 μIU/mL 程度の軽度上昇では、症状を訴える患者は少ない。

アミオダロンは、血漿からの消失半減期が 30.9 日（活性代謝物 46 日）と非常に長いため、副作用発現によって投与中止あるいは減量をしても、副作用はすぐには消失しない場合がある。また、アミオダロン自体が致死性・難治性不整脈に用いられるため、通常は継続使用される。

このように明確な基準はないものの、TSH が 10〜20 μIU/mL を超えるようであれば、慎重にチラーヂン（レボチロキシンナトリウム）の補充を考慮する。なお、TSH は正常範囲（上限くらい）を目標とし、レボチロキシンナトリウムを少量（12.5 μg/日程度）より補充する。

表　アミオダロンによる甲状腺機能低下症

	アミオダロン誘発性甲状腺中毒症（AIT）		甲状腺機能低下症
	AIT Ⅰ型（バセドウ病タイプ）	AIT Ⅱ型（破壊性甲状腺中毒症タイプ）	
基礎疾患	腺腫様甲状腺腫／バセドウ病	なし	なし
病態	甲状腺ホルモンの過剰な産生・分泌	貯蔵された甲状腺ホルモンの過剰な漏出（破壊性甲状腺中毒症）	甲状腺ホルモンの産生・分泌低下
頻度	わが国ではまれ	数 % 以下	20 % 程度
アミオダロン内服期間	1〜2 年未満	数ヵ月〜数年	一般に 2 年以内
発症様式	―	急に発症	徐々に発症
T_3 または FT_3	正常上限〜高値	正常上限〜高値	正常〜徐々に低下
T_4 または FT_4	高値	高値	正常〜徐々に低下
病悩期間	長期間	短期間	長期間
治療／症状の軽い場合	抗甲状腺薬	経過観察	経過観察（TSH<10 μIU/mL）
治療／症状の重い場合	抗甲状腺薬（手術の選択もある）	副腎皮質ステロイド薬	甲状腺ホルモン
アミオダロンの中止	中止が不必要な場合が多い	中止が望ましい	中止の必要なし

参考文献
- サノフィ株式会社：アンカロン錠100添付文書.
- 厚生労働省：「重篤副作用疾患別対応マニュアル　甲状腺機能低下症」, 2009.
- 厚生労働省：「重篤副作用疾患別対応マニュアル　甲状腺中毒症」, 2009.
- トーアエイヨー株式会社：「アミオダロン安全使用実践マニュアル　副作用の早期発見のために」

その他──Case 32

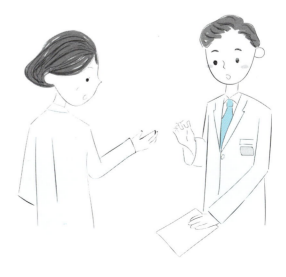

251

Case 33 ウブレチドによるコリンエステラーゼ低下

処方

処方せん	(この処方せんは、どの保険薬局でも有効です。)

患者氏名：○○ ○○
生年月日：昭和9年○月○日 女
保健医療機関の所在地及び名称：千葉市中央区亥鼻1丁目8番1号 千葉大学医学部附属病院
電話番号：000-000-0000
保険医氏名：△△ △△

交付年月日：平成28年11月27日

処方

RP1.
　エブランチルカプセル 15 mg　　　2 C
　分2 朝・夕（食後30分）　14日分

RP2.
　ウブレチド錠 5 mg　　　1 T
　分1 朝（食後30分）　14日分

RP3.
　ラシックス錠 20 mg　　　1 T
　分1 朝（食後30分）　14日分

RP4.
　オキシコンチン錠 5 mg　　　2 T
　分2 朝・夕（食後30分）　14日分

RP5.
　オキノーム散 5 mg/1 g/包　　　1包
　疼痛時　30回分

《《以下余白》》

検査値情報

お薬を安全に服用いただくために必要な検査値の一覧です。

処 方 せ ん （検査値情報［薬局用］）

(このこの処方せんは、どの保険薬局でも有効です。)

公費負担者番号		保険者番号	
公費負担医療の受給者番号		被保険者証・被保険者手帳の記号・番号	・

患者
- 氏名：○○ ○○
- 生年月日：明・大・昭・平 9年 ○月 ○日 （男）・女
- 区分：被保険者／被扶養者

保健医療機関の所在地及び名称：千葉市中央区亥鼻1丁目8番1号　千葉大学医学部附属病院
電話番号 000-000-0000
診療科名
保険医氏名　△△　△△　㊞

都道府県番号／点数表番号／医療機関コード

交付年月日：平成28年11月27日
処方せんの使用期間：平成　年　月　日
特に記載のある場合を除き、交付の日を含めて4日以内に保険薬局に提出すること。

~~変更不可~~ 個々の処方薬について、後発医薬品（ジェネリック医薬品）への変更に差し支えがあると判断した場合には、「変更不可」欄に「レ」又は「×」を記載し、「保険医署名」欄に署名又は記名・押印すること。

処方

★保険薬局にお持ちください★
●検査値情報（直近100日の最新の値を表示。括弧内の日付は測定日）

eGFR	69.0	(11/27)	WBC	3.2	(11/27)
CRE	0.81	(11/27)	SEG	78.3 H	(11/27)
シスタチンC	***	( )	ST.	***	( )
AST (GOT)	13	(11/27)	HGB	9.4 L	(11/27)
ALT (GPT)	7 L	(11/27)	PLT	168	(11/27)
ALP	319	(11/27)	CK	79	(11/27)
T-BIL	0.7	(11/27)	TSH	***	( )
K	4.1	(11/27)	HbA1c	***	( )

●特に注意が必要な薬剤と検査値情報の組合せ（薬剤名は半角20文字分を印字）

〈エブランチルカプセル15mg〉　　腎機能（eGFR, CRE, シスタチンC）
〈ウプレチド錠5mg〉　　　　　　腎機能（eGFR, CRE, シスタチンC）
　　　　　　　　　　　　　　　　ChE　　179 L　(11/27)
〈ラシックス錠20mg〉　　　　　　Na　　　137　　(11/27)
　　　　　　　　　　　　　　　　K　　　4.1　　(11/27)

〈〈以下余白〉〉

備考

保険医署名：「変更不可」欄に「レ」又は「×」を記載した場合は、署名又は記名・押印すること。

（直近100日に測定値がない場合は *** で表示）
〈保険薬局の方へ〉
特に注意が必要な検査値を表示しています。ご不明な点がございましたら当院薬剤部ホームページをご参照いただくか、お問合せください。

保険薬局が調剤時に残薬を確認した場合の対応（特に指示がある場合は「レ」又は「×」を記載すること。）
□ 保険医療機関へ疑義照会した上で調剤　　□ 保険医療機関へ情報提供

調剤済年月日	平成　年　月　日	公費負担者番号	
保険薬局の所在地及び名称　保険薬剤師氏名	㊞	公費負担医療の受給者番号	

備考　1.「処方」欄には、薬名、分量、用法及び用量を記載すること。
　　　2. この用紙は、日本工業規格A列5番を標準とすること。
　　　3. 療養の給付及び公費負担医療に関する費用の請求に関する省令（昭和51年厚生省令第36号）第1条の公費負担医療については、「保険医療機関」とあるのは「公費負担医療の担当医療機関」と、「保険医氏名」とあるのは「公費負担医療の担当医氏名」と読み替えるものとすること。

(1) 疑義照会までのやりとり

「○○さんですが、ウブレチドを服用しています。コリンエステラーゼが低いんですけど、服用を継続して良いでしょうか？」

「何か症状はあるの？」

「一応、コリン作動性クリーゼの初期症状、下痢とか嘔吐とか発汗を聴いてみましたが、それはないようです。」

「そう、それじゃあ、医師に今のことを伝えて疑義照会してみて」

「わかりました」

(2) 疑義照会

「○○さんについてですが、ウブレチドを服用していますが、コリンエステラーゼが低いようです。ただ、いわゆるコリン作動性クリーゼの症状はないようです」

「そうですか…。やめた方がいいですかね？　でも、この患者さんにウブレチドは必要なので…他の薬だと効果があまりなくて…」

「慎重投与ということになっていますが…」

「このまま投与を続けて様子をみます。次回の検査結果をふまえて検討するということでどうですか？」

「わかりました。ではそのように伝えます。ありがとうございました」

〈処方変更内容〉
処方変更なし。

(3) 服薬指導

「○○さん、このウブレチドというお薬ですが、『コリン作動性クリーゼ』という副作用があります。コリンエステラーゼの値が低いとなりやすいんですが、今日の検査の結果、○

処方薬剤の一般名
エブランチル：ウラピジル
ウブレチド：ジスチグミン臭化物
ラシックス：フロセミド
オキシコンチン：オキシコドン塩酸塩
オキノーム：オキシコドン塩酸塩

患者「○さんはこの値が低くなっているんです。もしかしたら副作用が出てくるかもしれません。一番多い症状で、しかも最初に出てくるのが下痢です。あと、こちらのお薬の情報に書いてあるような副作用が出てくるかもしれません。もし、こういう症状になったらすぐに先生か私たちに連絡してください」

患者「わかりました。ずっと飲んでいる薬で、今のところ大丈夫ですし、次の外来も2週間後だから問題はないと思うんですが…」

「そうですね。でもちょっと気にかけていただければ。お願いします」

患者「わかりました。ありがとうございます」

(4) 解説

　ウブレチドは、可逆的・持続的にコリンエステラーゼ (ChE) を阻害し、重症筋無力症や、低緊張性膀胱による排尿障害に用いられる。しかし、ウブレチドによって ChE が必要以上に阻害されると症状が急激に増悪し、コリン作動性クリーゼ (ChE クリーゼ) が起こる。ChE クリーゼの症状としては、呼吸困難を伴う危険な状態になることもあるが、初期症状は下痢、腹痛、吐き気・嘔吐、唾液分泌過多、発汗、徐脈、縮瞳などで、これらの症状が出た場合、ただちに投与を中止することが奨められている。

　検査値は ChE が指標となり、その基準範囲は、男性が 234〜493 U/L、女性が 200〜452 U/L で、ウブレチドを長期投与、あるいは初期投与から高用量で投与された場合、ChE は低値を示す。

　本症例では、ChE の検査値が 179 U/L で、明らかに基準範囲より低値である。なお、本症例の場合、ウブレチドの処方は「5 mg　1 T/分 1　朝」となっており、高用量の投与ではなく、長期投与によって持続的に ChE が阻害された結果、ChE が低くなったと考えられる。

　たしかに 179 U/L という検査値が、どれくらいの危険度を示すのかは難しい判断となるが、本症例ではウブレチドを中止するリスクを重視し、慎重に投与を継続する方針となった。

　処方変更にはならなかったが、疑義照会によって ChE の検査頻度が上げられるとともに、医師と薬剤師間で継続的にモニタリングを実施することについて合意できた功績は大きいと考える。

Case 34 ジプレキサとHbA1c

処方

処方せん
(この処方せんは、どの保険薬局でも有効です。)

患者:
- 氏名: ○○ ○○
- 生年月日: 昭15年 ○月 ○日 男
- 区分: 被保険者

保健医療機関所在地及び名称: 千葉市中央区亥鼻1丁目8番1号 千葉大学医学部附属病院
電話番号: 000-000-0000
保険医氏名: △△ △△

交付年月日: 平成28年8月6日

処方

RP1.
- 炭酸リチウム錠100 mg「ヨシトミ」　　4 T
- ラミクタール錠25 mg　　3 T (2-1)
- 分2　朝・夕（食後30分）　14日分

RP2.
- ロゼレム錠8 mg　　1 T
- ジプレキサザイディス錠10 mg　　1 T
- ドラール錠15 mg　　1 T
- リボトリール錠0.5 mg　　2 T
- 分1　寝る前　14日分

RP3.
- アイミクス配合錠LD　　1 T
- ラシックス錠20 mg　　1 T
- パリエット錠10 mg　　1 T
- 分1　朝（食後30分）　14日分

《〈以下余白〉》

検査値情報

お薬を安全に服用いただくために必要な検査値の一覧です。

処　方　せ　ん　（検査値情報［薬局用］）

(この処方せんは、どの保険薬局でも有効です。)

公費負担者番号		保険者番号	
公費負担医療の受給者番号		被保険者証・被保険者手帳の記号・番号	・

患者
- 氏名：○○　○○
- 生年月日：明・大・昭・平　15年　○月　○日　男・女
- 区分：被保険者 / 被扶養者

保健医療機関の所在地及び名称：千葉市中央区亥鼻1丁目8番1号　千葉大学医学部附属病院
電話番号：000-000-0000
診療科名：
保険医氏名：△△　△△　㊞

都道府県番号／点数表番号／医療機関コード

交付年月日：平成28年8月6日
処方せんの使用期間：平成　年　月　日　（特に記載のある場合を除き、交付の日を含めて4日以内に保険薬局に提出すること。）

変更不可：個々の処方薬について、後発医薬品（ジェネリック医薬品）への変更に差し支えがあると判断した場合には、「変更不可」欄に「レ」又は「×」を記載し、「保険医署名」欄に署名又は記名・押印すること。

処方

★保険薬局にお持ちください★
●検査値情報（直近100日の最新の値を表示。括弧内の日付は測定日）

```
eGFR      53.1        (08/06)    WBC    7.2         (08/06)
CRE       1.05  H     (08/06)    SEG    ***         (    )
シスタチンC  ***        (    )     ST.    ***         (    )
AST (GOT)  35   H     (08/06)    HGB    10.2  L    (08/06)
ALT (GPT)  38         (08/06)    PLT    236         (08/06)
ALP       277         (08/06)    CK     ***         (    )
T-BIL     0.3         (08/06)    TSH    ***         (    )
K         4.5         (08/06)    HbA1c  9.5   H    (08/06)
```

●特に注意が必要な薬剤と検査値情報の組合せ（薬剤名は半角20文字分を印字）
```
〈炭酸リチウム錠100 mg〉         腎機能（eGFR，CRE，シスタチンC）
〈ラミクタール錠25 mg〉           腎機能（eGFR，CRE，シスタチンC）
〈ジプレキサザイディス錠10 mg〉    GLU    ***         (    )
〈ラシックス錠20 mg〉             Na     135   L    (08/06)
                              K      4.5         (08/06)
```

〈〈以下余白〉〉

備考

保険医署名	「変更不可」欄に「レ」又は「×」を記載した場合は、署名又は記名・押印すること。	（直近100日に測定値がない場合は＊＊＊で表示）〈保険薬局の方へ〉特に注意が必要な検査値を表示しています。ご不明な点がございましたら当院薬剤部ホームページをご参照いただくか、お問合せください。

保険薬局が調剤時に残薬を確認した場合の対応（特に指示がある場合は「レ」又は「×」を記載すること。）
□ 保険医療機関へ疑義照会した上で調剤　　□ 保険医療機関へ情報提供

| 調剤済年月日 | 平成　年　月　日 | 公費負担者番号 | |
| 保険薬局の所在地及び名称　保険薬剤師氏名 | ㊞ | 公費負担医療の受給者番号 | |

備考　1. 「処方」欄には、薬名、分量、用法及び用量を記載すること。
　　　2. この用紙は、日本工業規格A列5番を標準とすること。
　　　3. 療養の給付及び公費負担医療に関する費用の請求に関する省令（昭和51年厚生省令第36号）第1条の公費負担医療については、「保険医療機関」とあるのは「公費負担医療の担当医療機関」と、「保険医氏名」とあるのは「公費負担医療の担当医氏名」と読み替えるものとすること。

(1) 疑義照会までのやりとり

「初めて来局された○○さん…。HbA1cが9.5％もある！ お薬手帳だと…ジプレキサは前回も処方されているけど…。今まで糖尿病はなかったのかな？ それとも、ジプレキサを始めてから血糖値が上がったのかな…？」

「○○さん、今日は血液検査をされていますが、HbA1cはいつもこのくらいの値ですか？」

「うーん、あまり気にしたことがなかったので…よくわかりません」

「今までに糖尿病と診断されたことはありますか？」

「はい、8年くらい前に糖尿病といわれて、薬を飲んでいたことがありました。農作業をやっているので、食事療法で血糖値が良くなって、薬は飲まなくてもよくなりました」

「そうでしたか。最近、口が渇いて水分をたくさん飲むとか、尿の量が増えたとか…体調で変わったことはありませんか？」

「最近暑いですからねぇ…農作業なんかで汗をかくと特に喉が渇いて…スポーツドリンクを1日2Lくらい飲んでます。飲む量が多いので尿の量も多いです」

「そうだったんですか。甘い飲み物を多く摂っているんですね。HbA1cという数値は、最近1～2ヵ月の血糖値の平均を示しているんですが、今日の検査値だとHbA1c値が高いようです。それに、本日処方されているジプレキサというお薬も血糖値に影響することがありますので、先生に確認してみます。少々お待ちください」

(2) 疑義照会

「○○さんの処方なんですが、本日の検査でHbA1cが9.5％とかなり高値です。ご本人のお話によると、以前糖尿病と診断され、内服薬を使用していたことがあるそうです。それと、最近はスポーツドリンクを1日2L飲んでいて、口渇、多尿などの症状もあるそうです。ジプレキサは急激な血糖値の変化を起こすことがあり、糖尿病の既往歴のある方には禁忌ですが、いかがいたしましょうか？」

処方薬剤の一般名
ラミクタール：ラモトリギン
ロゼレム：ラメルテオン
ジプレキサザイディス：オランザピン
ドラール：クアゼパム
リボトリール：クロナゼパム
アイミクス：イルベサルタン/アムロジピンベシル酸塩
ラシックス：フロセミド
パリエット：ラベプラゾールナトリウム

「糖尿病の既往があったんですか？ 把握していませんでした。これまでの血糖値は正常範囲内でしたが…。そういえば先月の検査では血糖値が153 mg/dLで、HbA1cが6.0％から6.8％に上昇していました。糖分の過剰摂取とジプレキサの影響が考えられますね。もう一度お話ししたいので、○○さんに病院へ戻っていただくようお伝えください。血糖値については代謝内科と相談します」

〈患者が病院へ戻り、数時間後〉

「糖尿病が認められるので、ジプレキサを中止してください。気分の症状は落ち着いていますから、リスペリドン錠の頓用で様子をみたいと思います。血糖値管理ですが、先ほど血糖値を測ったところ随時血糖値が362 mg/dLでした。それと、尿検査ではケトン体は出現しておらず、現時点では1型糖尿病は否定的と思われます。ひとまずトラゼンタ錠5 mgを追加します」

「わかりました。ありがとうございます」

<処方変更内容>
中止：ジプレキサザイディス錠10 mg
追加：リスペリドン錠1 mg　1T　不穏時
　　　トラゼンタ錠5 mg　1T/分1　朝（食後30分）

（3）服薬指導

「血糖値が高くて…。糖尿病はもう良くなったと思っていたんですが、治らない病気なんですね。油断していました。糖分の摂り過ぎと、ジプレキサという薬の影響で血糖値が上がったと言われました」

「そうですか。スポーツドリンクをお茶に代えるなど、工夫されてはいかがでしょうか？ジプレキサは糖尿病の患者さんには望ましくないお薬ですので、今回は中止になりました。それで、最近気分の方も落ち着いておられるようですので、調子の悪い時だけ、こちらのリスペリドンを1錠飲んでください。あと、血糖値を下げるトラゼンタというお薬が追加になっています。以前糖尿病でお薬を飲んでいたとのことですが、低血糖のご経験はありますか？」

「一度ありますね。目がちかちかして、頭から脂汗がたくさん出ました」

「その時はどのように対処されましたか？」

処方薬剤の一般名
トラゼンタ：リナグリプチン

患者　「ブドウ糖をもらっていたので、それを飲んだら良くなりました」

　「そうですか。ブドウ糖はお砂糖にくらべると吸収が良いので、低血糖からの回復も早く、一番おすすめなんです。今回追加になったトラゼンタというお薬は、1種類でしたら低血糖になる心配は少ないですが、全くゼロではありません。また、今後血糖値を下げるお薬が追加になった場合、低血糖が起きる危険性が上がりますから、ブドウ糖はいつも持ち歩くようにしてください。それから、以前のように食事にも気をつけてください」

患者　「わかりました」

(4) 解説

　糖分の過剰摂取とジプレキサの内服により、HbA1c が 1 ヵ月で急激に増悪（6.8 % → 9.5 %）した症例である。

　また、これまで血糖コントロールができていたこともあり、ジプレキサの開始時に糖尿病の既往歴の確認が漏れてしまったようである。

　ポイントとしては、次の点が挙げられる。

① ジプレキサの初回時には、糖尿病の既往歴を確認する。患者によっては、糖尿病を「治った」と解釈して申告しないことも考えられるため、過去の治療歴なども含めて入念に聴取する。

② 糖尿病の既往がなく、ジプレキサを継続服用している場合では、高血糖の症状（口渇、多飲、多尿など）及び低血糖の症状（脱力感、倦怠感、冷や汗など）をよく説明し、症状が現れた際は医師または薬剤師に相談するよう指導する。

③ 投与継続の場合、HbA1c（可能ならば血糖値も）をモニタリングする。ただし、血糖値の急性な変化は HbA1c に反映されないことがあるので留意する。

◆ 血糖値と HbA1c の関係

　HbA1c は、糖が非酵素的に結合したヘモグロビンの割合を示すもので、耐糖能正常者の基準範囲は 4.6〜6.2 % である。過去 1〜2 ヵ月の平均血糖値を反映するため、長期的な血糖コントロールの指標となる。

　また、HbA1c 値は赤血球の寿命と関連があり、鉄欠乏性貧血の回復期や、溶血性疾患、肝硬変などでは低値となり、異常ヘモグロビン症では平均血糖値と乖離した値になるため注意が必要である。

参考文献
- 一般社団法人日本糖尿病学会　編：「糖尿病治療ガイド 2016-2017」, 文光堂, 2016.
- 木村聡（監修・編）・三浦雅一　編：「薬の影響を考える臨床検査値ハンドブック　第2版」, じほう, 2014.
- 厚生労働省：「重篤副作用疾患別対応マニュアル　代謝・内分泌」（高血糖）, 2009.
- 厚生労働省：「重篤副作用疾患別対応マニュアル　代謝・内分泌」（低血糖）, 2011.

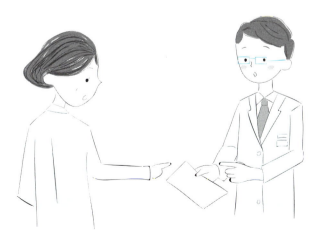

Case 35 ワルファリンの PT-INR 増加症例① （ティーエスワンとの相互作用）

処方

処方せん

(この処方せんは、どの保険薬局でも有効です。)

| 公費負担者番号 | | | | | | | 保険者番号 | | | | | | | |

| 公費負担医療の受給者番号 | | | | | | 被保険者証・被保険者手帳の記号・番号 | | . |

患者
- 氏名： ○○ ○○
- 生年月日： 明・大・（昭）・平 34 年 ○月 ○日 （男）・女
- 区分： 被保険者 / 被扶養者

保健医療機関の所在地及び名称： 千葉市中央区亥鼻１丁目８番１号　千葉大学医学部附属病院
電話番号： 000-000-0000
診療科名：
保険医氏名： △△ △△　㊞

都道府県番号　点数表番号　医療機関コード

交付年月日： 平成 28 年 9 月 30 日
処方せんの使用期間： 平成　年　月　日　特に記載のある場合を除き、交付の日を含めて 4 日以内に保険薬局に提出すること。

変更不可：個々の処方薬について、後発医薬品（ジェネリック医薬品）への変更に差し支えがあると判断した場合には、「変更不可」欄に「レ」又は「×」を記載し、「保険医署名」欄に署名又は記名・押印すること。

処方：

RP1.
　マグミット錠 250 mg　　　　　　　　1 T
　　分 1　朝（食後 30 分）　　14 日分

RP2.
　セファランチン錠 1 mg　　　　　　　3 T
　　分 3　朝・昼・夕（食後 30 分）　14 日分

RP3.
　エクセラーゼ配合カプセル　　　　　3 C
　　分 3　朝・昼・夕（食後 30 分）　14 日分

RP4.
　ワーファリン錠 1 mg　　　　　　　　4 T
　　分 1　朝（食後 30 分）　　14 日分

RP5.
　ティーエスワン配合 OD 錠 T25　　　4 T
　　分 2　朝・夕（食後 30 分）　14 日分

〈〈以下余白〉〉

備考
保険医署名： 「変更不可」欄に「レ」又は「×」を記載した場合は、署名又は記名・押印すること。

保険薬局が調剤時に残薬を確認した場合の対応（特に指示がある場合は「レ」又は「×」を記載すること。）
□ 保険医療機関へ疑義照会した上で調剤　　□ 保険医療機関へ情報提供

調剤済年月日： 平成　年　月　日
公費負担者番号：
保険薬局の所在地及び名称
保険薬剤師氏名　㊞
公費負担医療の受給者番号

備考 1.「処方」欄には、薬名、分量、用法及び用量を記載すること。
2. この用紙は、日本工業規格 A 列 5 番を標準とすること。
3. 療養の給付及び公費負担医療に関する費用の請求に関する省令（昭和 51 年厚生省令第 36 号）第 1 条の公費負担医療については、「保険医療機関」とあるのは「公費負担医療の担当医療機関」と、「保険医氏名」とあるのは「公費負担医療の担当医氏名」と読み替えるものとすること。

その他

検査値情報

処方せん (検査値情報［薬局用］)

お薬を安全に服用いただくために必要な検査値の一覧です。

(この処方せんは、どの保険薬局でも有効です。)

公費負担者番号		保険者番号	
公費負担医療の受給者番号		被保険者証・被保険者手帳の記号・番号	

患者
- 氏名：○○ ○○
- 生年月日：明・大・(昭)・平 34年 ○月 ○日　(男)・女
- 区分：被保険者／被扶養者

保健医療機関の所在地及び名称：千葉市中央区亥鼻1丁目8番1号　千葉大学医学部附属病院
電話番号：000-000-0000
診療科名：
保険医氏名：△△ △△　㊞

都道府県番号／点数表番号／医療機関コード

交付年月日：平成28年9月30日
処方せんの使用期間：平成 年 月 日
特に記載のある場合を除き、交付の日を含めて4日以内に保険薬局に提出すること。

~~変更不可~~　個々の処方薬について、後発医薬品（ジェネリック医薬品）への変更に差し支えがあると判断した場合には、「変更不可」欄に「レ」又は「×」を記載し、「保険医署名」欄に署名又は記名・押印すること。

処方

★保険薬局にお持ちください★
●検査値情報（直近100日の最新の値を表示。括弧内の日付は測定日）

eGFR	100.8	(09/30)	WBC	3.6 L	(09/30)
CRE	0.63	(09/30)	SEG	64.9 H	(09/30)
シスタチンC	***	( )	ST.	***	( )
AST (GOT)	17	(09/30)	HGB	11.0 L	(09/30)
ALT (GPT)	10	(09/30)	PLT	254	(09/30)
ALP	255	(09/30)	CK	71	(09/30)
T-BIL	0.7	(09/30)	TSH	***	( )
K	4.3	(09/30)	HbA1c	***	( )

●特に注意が必要な薬剤と検査値情報の組合せ（薬剤名は半角20文字分を印字）
〈ワーファリン錠1mg〉　　　PT-INR　3.04 H　(09/30)
〈ティーエスワン配合顆粒T25〉　肝機能（AST, ALT, ALP, T-BIL）
　　　　　　　　　　　　　　骨髄抑制（WBC, SEG, ST., HGB, PLT）

〈〈以下余白〉〉

備考

保険医署名：「変更不可」欄に「レ」又は「×」を記載した場合は、署名又は記名・押印すること。

（直近100日に測定値がない場合は***で表示）
〈保険薬局の方へ〉
特に注意が必要な検査値を表示しています。ご不明な点がございましたら当院薬剤部ホームページをご参照いただくか、お問合せください。

保険薬局が調剤時に残薬を確認した場合の対応（特に指示がある場合は「レ」又は「×」を記載すること。）
□ 保険医療機関へ疑義照会した上で調剤　　□ 保険医療機関へ情報提供

調剤済年月日：平成　年　月　日　　公費負担者番号
保険薬局の所在地及び名称　保険薬剤師氏名　㊞　　公費負担医療の受給者番号

備考　1.「処方」欄には、薬名、分量、用法及び用量を記載すること。
　　　2. この用紙は、日本工業規格A列5番を標準とすること。
　　　3. 療養の給付及び公費負担医療に関する費用の請求に関する省令（昭和51年厚生省令第36号）第1条の公費負担医療については、「保険医療機関」とあるのは「公費負担医療の担当医療機関」と、「保険医氏名」とあるのは「公費負担医療の担当医氏名」と読み替えるものとすること。

(1) 疑義照会までのやりとり

「○○さんこんにちは。いつもとお変わりないですか？」

患者 「ちょっと気になることがありまして…」

「何でしょうか？」

患者 「いつもPT-INRの値が1.5くらいだったのに、今回は3.04だったんです。ワーファリンはここ数年飲んでいますが、こんなに高くなったことはないんです」

「体調はどうですか？」

患者 「歯磨きをしていて歯ぐきから血が出たり、鼻をかむと血が混じっていたことが何回かありました」

「先生にはその症状を伝えていますか？」

患者 「いえ、伝えてないです。忙しそうだったから、ちょっと言えなくて…」

「わかりました。先生に聴いてみますね」

患者 「お願いします」

「ティーエスワン（TS-1）による化学療法が開始されて、それと同時にPT-INRが上昇しているので、原因はTS-1と考えて良いでしょうか？」

「ワーファリンは相互作用が多い薬剤だし、TS-1やゼローダ（カペシタビン）といったフッ化ピリミジン系薬剤と併用すると、PT-INRが上昇することが報告されているから…。ゼローダは死亡例も報告されているし、注意が必要ね」

「このままTS-1とワーファリンを継続服用すると、PT-INRはもっと上昇するでしょうか？」

「可能性は十分あるわね。今回の患者さんは出血傾向もみられるから、このまま2コース目を行って良いか、ワーファリンとTS-1の併用について確認しましょう」

処方薬剤の一般名
マグミット：酸化マグネシウム
エクセラーゼ：消化酵素複合剤
ワーファリン：ワルファリンカリウム
ティーエスワン：テガフール・ギメラシル・オテラシルカリウム

(2) 疑義照会

「○○さんの処方ですが、ワーファリンとTS-1の併用により、PT-INR値が上昇することが報告されています。本日の検査結果はPT-INRが3.04と高値ですが、いかがでしょうか？」

「PT-INRが高くて気にはなっていたんですが、3.04くらいであれば継続しても良いと思いまして」

「歯磨きの際の出血や、鼻水に血が混じるといった症状を訴えていますが…」

「えっ、そうなんですか？ そういった症状については何も言ってなかったです」

「○○さん、言い出しづらくて、言えなかったようです。このまま併用を継続するとPT-INRがさらに上昇するおそれがあるため、ワーファリンの中止もしくは減量を検討した方がよろしいかと思います。また、併用する場合は、PT-INRの測定回数を増やし、慎重に投与する必要があると考えますが？」

「そうですね。では、今回のワーファリンは中止します。それと、次回の受診日にPT-INR値を測定して、その結果をふまえてワーファリンの投与を検討しますので、○○さんにそうお伝えください」

「わかりました」

〈処方変更内容〉
中止：ワーファリン錠1mg（次回外来で再開を検討）

(3) 服薬指導

「○○さん、先生に確認をとりました。それで、お薬に変更があります」

「そうですか」

「PT-INRが3.04と高めで、ワーファリンの効果が出過ぎているおそれがあります。先生からは、今回処方したワーファリンを中止にするとのことです。それと、次回の診察の時に血液凝固能検査を行って、ワーファリンを再開するかどうか検討するそうです。また何か気になることがありましたら、お気軽にご質問ください」

「わかりました。ありがとうございます」

〈服薬指導のポイント〉
①出血による症状がないかを確認する（気になる点があれば医師や薬剤師に相談するよう伝える）。
- 青あざがよくできる
- 歯磨きの際に歯ぐきから出血する
- 尿の色が濃くなる
- 目が充血する
- 鼻血がよく出る　等

②出血しないように気をつける旨を伝える。
- 歯ブラシは柔らかいものを使用し、強く磨き過ぎないようにする
- 切り傷やケガの危険を伴う作業は控える
- ひげを剃る際はカミソリではなく、電気カミソリを使用する　等

③他の医療機関を受診する際は、ワーファリンを服用している旨を言うように伝える。

④大量出血している場合はワーファリンの服用を中止し、すぐに医療機関を受診してもらう。

（4）解説

◆ ワルファリンとフッ化ピリミジン系薬剤の相互作用

　作用機序は不明である。TS-1（構成成分のうちのテガフール）やゼローダ（カペシタビン）の活性代謝物である 5-FU は、肝臓において薬物代謝酵素の生合成阻害等をひき起こすことで代謝酵素の発現量を減少させ、間接的にワルファリンの代謝を低下させることでワルファリンの血中濃度を上昇させると考えられている[1,2]。

　ワルファリンと TS-1 の併用において、PT-INR が最大に上昇するまでの日数の中央値は 16 日（範囲：11～34 日）、平均増加率は 1.63 倍（範囲：1～2 倍）という報告がある[3]。PT-INR の上昇が早い症例では、10 日ほどで 2 倍程度上昇することがあるため、併用開始時期は注意が必要である。

　一方、ワルファリンとカペシタビンの併用では、出血が発現し死亡に至った報告や、カペシタビン投与 5 日後に消化管出血によりショックに至った症例[4]の報告があり、TS-1 との併用よりも厳格な管理が必要と考えられる。特に、出血に関するリスクを抱えている患者においては、併用開始初期から頻回に血液凝固能検査を行うべきである。

参考文献
- [1] Stupans I. et al：Can. H. Physiol. Pharmacol. 74, 150-156, 1996.
- [2] Afsar A. et al：Xenobiotica 25, 1-8, 1995.
- [3] Yamada T. et al：YAKUGAKU ZASSHI 130, 955-960, 2010.
- [4] Buyc K. HCE et al：Clin. Oncol. 15, 297, 2003.

その他──Case 35

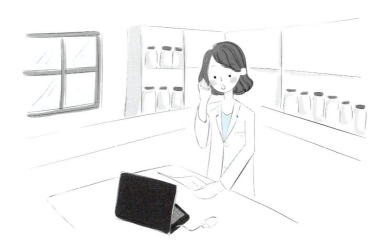

Case 36 ワルファリンのPT-INR増加症例②（フロリードゲルとの相互作用）

処方

処　方　せ　ん
（この処方せんは、どの保険薬局でも有効です。）

公費負担者番号							保険者番号					
公費負担医療の受給者番号							被保険者証・被保険者手帳の記号・番号					・

患者	氏名	○○　○○		保健医療機関の所在地及び名称	千葉市中央区亥鼻1丁目8番1号 千葉大学医学部附属病院
	生年月日	明大昭平 20年 ○月 ○日	男・女	電話番号　000-000-0000 診療科名 保険医氏名　△△　△△	(印)
	区分	被保険者　　被扶養者		都道府県番号　点数表番号　医療機関コード	
	交付年月日	平成28年4月11日		処方せんの使用期間　平成　年　月　日	特に記載のある場合を除き、交付の日を含めて4日以内に保険薬局に提出すること。

処方	変更不可	個々の処方薬について、後発医薬品（ジェネリック医薬品）への変更に差し支えがあると判断した場合には、「変更不可」欄に「レ」又は「×」を記載し、「保険医署名」欄に署名又は記名・押印すること。
		RP1. 　　アムロジピンOD錠 2.5 mg「明治」　　　　　1 T 　　　　分1　朝（食後30分）　　　　　28日分 RP2. 　　ミヤBM錠20 mg　　　　　　　　　　　　　　3 T 　　コロネル錠500 mg　　　　　　　　　　　　　6 T 　　セスデンカプセル30 mg　　　　　　　　　　3 C 　　　　分3　朝・昼・夕（食後30分）　28日分 RP3. 　　ロペラミド塩酸塩カプセル1 mg「タイヨー」　2 C 　　　　分2　朝・夕（食後30分）　　28日分 RP4. 　　ワーファリン錠1 mg　　　　　　　　　　　　1 T 　　　　分1　朝（食後30分）　　　　　28日分 〈〈以下余白〉〉

備考	保険医署名	「変更不可」欄に「レ」又は「×」を記載した場合は、署名又は記名・押印すること。
	保険薬局が調剤時に残薬を確認した場合の対応（特に指示がある場合は「レ」又は「×」を記載すること。） □保険医療機関へ疑義照会した上で調剤　　　□保険医療機関へ情報提供	

調剤済年月日	平成　年　月　日	公費負担者番号	
保険薬局の所在地及び名称 保険薬剤師氏名	(印)	公費負担医療の受給者番号	

備考　1.「処方」欄には、薬名、分量、用法及び用量を記載すること。
　　　2. この用紙は、日本工業規格A列5番を標準とすること。
　　　3. 療養の給付及び公費負担医療に関する費用の請求に関する省令（昭和51年厚生省令第36号）第1条の公費負担医療については、「保険医療機関」とあるのは「公費負担医療の担当医療機関」と、「保険医氏名」とあるのは「公費負担医療の担当医氏名」と読み替えるものとすること。

検査値情報

処 方 せ ん （検査値情報［薬局用］）

お薬を安全に服用いただくために必要な検査値の一覧です。
（この処方せんは、どの保険薬局でも有効です）

公費負担者番号		保険者番号
公費負担医療の受給者番号		被保険者証・被保険者手帳の記号・番号

保険医療機関の所在地及び名称：千葉市中央区亥鼻1丁目8番1号　千葉大学医学部附属病院
電話番号：000-000-0000
保険医氏名：△△　△△

患者：
- 氏名：○○　○○
- 生年月日：明・大・昭・平　20年　○月　○日　男・女
- 区分：被保険者／被扶養者

交付年月日：平成28年4月11日
処方せんの使用期間：平成　年　月　日
特に記載のある場合を除き、交付の日を含めて4日以内に保険薬局に提出すること。

変更不可：個々の処方薬について、後発医薬品（ジェネリック医薬品）への変更に差し支えがあると判断した場合には、「変更不可」欄に「レ」又は「×」を記載し、「保険医署名」欄に署名又は記名・押印すること。

処方

★保険薬局にお持ちください★
●検査値情報（直近100日の最新の値を表示。括弧内の日付は測定日）

eGFR	83.0	(04/11)	WBC	8.8	(04/11)
CRE	0.71	(04/11)	SEG	80.4 H	(04/11)
シスタチンC	***	( )	ST.	***	( )
AST (GOT)	28	(04/11)	HGB	14.1	(04/11)
ALT (GPT)	30	(04/11)	PLT	203	(04/11)
ALP	261	(04/11)	CK	71	(04/11)
T-BIL	1.0	(04/11)	TSH	***	( )
K	3.9	(04/11)	HbA1c	5.3	(04/11)

●特に注意が必要な薬剤と検査値情報の組合せ（薬剤名は半角20文字分を印字）

〈コロネル錠500 mg〉　　　腎機能（eGFR, CRE, シスタチンC）
　　　　　　　　　　　　Ca　　　9.9　　(04/11)
　　　　　　　　　　　　ALB　　4.1　　(04/11)
〈ワーファリン錠1 mg〉　　PT-INR　10.53 H　(04/11)

《《以下余白》》

備考

保険医署名：「変更不可」欄に「レ」又は「×」を記載した場合は、署名又は記名・押印すること。

（直近100日に測定値がない場合は***で表示）
〈保険薬局の方へ〉
特に注意が必要な検査値を表示しています。ご不明な点がございましたら当院薬剤部ホームページをご参照いただくか、お問合せください。

保険薬局が調剤時に残薬を確認した場合の対応（特に指示がある場合は「レ」又は「×」を記載すること。）
□ 保険医療機関へ疑義照会した上で調剤　　□ 保険医療機関へ情報提供

調剤済年月日：平成　年　月　日
公費負担者番号：
保険薬局の所在地及び名称／保険薬剤師氏名：
公費負担医療の受給者番号：

備考
1. 「処方」欄には、薬名、分量、用法及び用量を記載すること。
2. この用紙は、日本工業規格A列5番を標準とすること。
3. 療養の給付及び公費負担医療に関する費用の請求に関する省令（昭和51年厚生省令第36号）第1条の公費負担医療については、「保険医療機関」とあるのは「公費負担医療の担当医療機関」と、「保険医氏名」とあるのは「公費負担医療の担当医氏名」と読み替えるものとすること。

（1）疑義照会までのやりとり

「○○さん、こんにちは。今日はどうされましたか？」

「今日は先生にいつも飲んでいるお薬を出してもらいました」

「PT-INR が 10.5 と非常に高い数値ですが、先生は検査値について何かおっしゃっていましたか？」

「先週からフロリードゲル（ミコナゾール）を飲んでいるんですが、それが原因だろうとおっしゃっていました。それで今日はケイツーN（メナテトレノン）という注射を打ってもらいました」

「そうですか。今回もワーファリンが処方されていますね」

「フロリードゲルは中止して、ワーファリンは 2 日後から飲むようにと言われています」

「歯を磨いている時に歯ぐきから血が出るとか、いつもより大きい青あざができるとか、尿の色が濃いとか…そういった症状はありませんでしたか？」

「特にはありませんでした」

「フロリードゲル服用による、ワーファリンの作用増強で間違いないですね」

「そうね。ワーファリンとフロリードゲルの相互作用は報告されているし、出血に至った重篤例まであるから…フロリードゲルは、ワーファリンの主な代謝酵素である CYP2C9 を阻害することで、ワーファリンの効果が増強するといわれているしね」

「ワーファリンを再開しても良いのでしょうか？」

「フロリードゲルによる CYP2C9 阻害作用は数週間から数ヵ月くらいまで遷延するという報告があるから、ワーファリン再開時は注意する必要があるわね」

「ワーファリンを再開する時は慎重投与で、血液凝固能検査（プロトロンビン時間、トロンボテスト等）を頻回に行うよう、医師に疑義照会した方が良いですね？」

「そのとおりね。では、お願い」

処方薬剤の一般名
ミヤ BM：酪酸菌
コロネル：ポリカルボフィルカルシウム
セスデン：チメピジウム臭化物
ワーファリン：ワルファリンカリウム

(2) 疑義照会

「○○さんの本日の検査値ですが、PT-INRが10.5と高値です。ワーファリンが処方されていますが問題ないでしょうか？」

「はい。本日の検査でPT-INRが10.5だったので、ケイツーNを20 mg静注しました。おそらくPT-INRは2未満に落ちていると考え、ワーファリンを2日後から再開ということで、○○さんには口頭で指示しました」

「PT-INR上昇の原因は何でしょうか？」

「おそらく先週、食道カンジダに対して処方したフロリードゲルがワーファリンの作用を増強したと考えられます。それで、今回はフロリードゲルを中止にしました」

「フロリードゲルによるワーファリンの増強作用ですが、数週間から数ヵ月くらいまで遷延することが報告されていますので、再開する場合は注意する必要があると考えますが？」

「そうですか。では、今回再開すると、またPT-INRが上がり過ぎる危険性があるということでしょうか？」

「はい。再開する際は慎重投与とし、血液凝固能検査を頻回に行う必要があります」

「わかりました。それではワーファリンの投与量を変更します。ワーファリン0.5 mg錠を1 T/分1　朝に変更して、2日後から再開とします。再診日は5日後の今日と同じ時間とし、その日にPT-INRを測定して評価することとします。○○さんにはそのようにお伝えください。お手数ですが5日後に来院できるか確認していただけますか？」

「わかりました」

「○○さん、先生に確認をとりましたら、お薬について変更となった点があります。ご説明は後ほどいたしますが、その前に先生から『血液凝固能検査を行いたいので、5日後にまた来ていただけますか？』とのことです。お時間は今日と同じでよろしいそうです」

「5日後ですか、大丈夫ですよ」

「そうですか、では、そのように先生に伝えて参りますので、少々お待ちください」

〈処方変更内容〉

減量：ワーファリン錠1 mg　1 T/分1
　　　→　ワーファリン錠0.5 mg　1 T/分1

(3) 服薬指導

「○○さん、お待たせしました。お薬についての変更点ですが、ワーファリンが減量となりました。これまではワーファリンは 1 mg でしたが、今回から 0.5 mg となります。先ほど先生から指示があったと思いますが、2 日後から 1 日 1 回 1 錠を朝食後に飲んでください」

「それは、PT-INR が高かったからですか？」

「はい、そうですね。フロリードゲルによるワーファリンの増強作用がまだ残っていると考えられるので、ワーファリンが減量になりました」

「わかりました。PT-INR が高かったから先生に問い合わせてくれたんですね。ちょっと心配だったんです。ありがとうございます」

(4) 解説

◆ ワルファリンとフロリードゲル（ミコナゾール）の相互作用機序

　ミコナゾールがワルファリンの主な代謝酵素 CYP2C9 を阻害することにより、ワルファリンの作用が増強し、PT-INR の著しい上昇や出血が発現するおそれがある。これについては、ワルファリン服用患者に対し、ミコナゾール内服開始 2 週間後に口腔内の出血が止まらなくなり、PT-INR 測定不能で緊急入院となった症例が報告されている。この症例では、ビタミン K の投与と、ワルファリン及びミコナゾールの中止により、入院 2 日目には PT-INR は 2.1 となったためワルファリンを再開したが、その後も PT-INR は安定せず、ミコナゾール投与前のワルファリン投与量で PT-INR が安定するまでに約 3 ヵ月を要している[*1]。

　また、ミコナゾールとワルファリンの併用を中止してから約 7 週間後に、ワルファリンの投与量をミコナゾール併用前の用量に戻したところ、PT-INR が 3.56 まで上昇した症例も報告されている[*2]。

　このように、ミコナゾールによるワルファリンの増強作用が数週間から数ヵ月遷延したという報告が複数あることから、ワルファリン再開時には、PT-INR が安定するまで数ヵ月にわたって注意する必要がある。

　なお、ミコナゾールとワルファリンの併用を行う際は、相互作用が 3 日以内に生じることがあるため、血液凝固能検査を週 2 回ないし 3 回行うことが推奨されている[*3]。

参考文献
[*1] 五十嵐正博　他：「ミコナゾール・ゲルとワルファリンとの重篤な相互作用」，病院薬学 26 (2)，207-211，2000.
[*2] 持田製薬株式会社：「フロリードゲル経口用 2％　フロリード F 注 200 mg 使用上の注意改訂のご案内」，2014.
[*3] エーザイ株式会社：「Warfarin 適正使用情報　第 3 版」，2006.

その他──Case 36

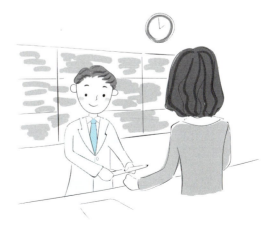

273

Case 37 ワルファリンのPT-INR増加症例③（ワルファリンと食品）

処方

処方せん
（この処方せんは、どの保険薬局でも有効です。）

公費負担者番号		保険者番号	
公費負担医療の受給者番号		被保険者証・被保険者手帳の記号・番号	

患者
- 氏名：○○　○○
- 生年月日：明・大・昭・平　38年　○月　○日　男・女
- 区分：被保険者／被扶養者

保健医療機関の所在地及び名称：千葉市中央区亥鼻1丁目8番1号　千葉大学医学部附属病院
電話番号：000-000-0000
診療科名：
保険医氏名：△△　△△　㊞

| 都道府県番号 | 点数表番号 | 医療機関コード |

交付年月日：平成28年6月20日
処方せんの使用期間：平成　年　月　日
（特に記載のある場合を除き、交付の日を含めて4日以内に保険薬局に提出すること。）

変更不可：個々の処方薬について、後発医薬品（ジェネリック医薬品）への変更に差し支えがあると判断した場合には、「変更不可」欄に「レ」又は「×」を記載し、「保険医署名」欄に署名又は記名・押印すること。

処方

RP1.
　ワーファリン錠1mg　　　　　　　　　3T
　　分1　夕（食後30分）　　30日分

RP2.
　アロプリノール錠100mg「サワイ」　　1T
　アトルバスタチンOD錠10mg「トーワ」　1T
　　分1　朝（食後30分）　　30日分

〈〈以下余白〉〉

備考
保険医署名：「変更不可」欄に「レ」又は「×」を記載した場合は、署名又は記名・押印すること。

保険薬局が調剤時に残薬を確認した場合の対応（特に指示がある場合は「レ」又は「×」を記載すること。）
□ 保険医療機関へ疑義照会した上で調剤　　□ 保険医療機関へ情報提供

調剤済年月日：平成　年　月　日
公費負担者番号：
保険薬局の所在地及び名称　保険薬剤師氏名：㊞
公費負担医療の受給者番号：

備考
1. 「処方」欄には、薬名、分量、用法及び用量を記載すること。
2. この用紙は、日本工業規格A列5番を標準とすること。
3. 療養の給付及び公費負担医療に関する費用の請求に関する省令（昭和51年厚生省令第36号）第1条の公費負担医療については、「保険医療機関」とあるのは「公費負担医療の担当医療機関」と、「保険医氏名」とあるのは「公費負担医療の担当医氏名」と読み替えるものとすること。

検査値情報

処 方 せ ん （検査値情報［薬局用］）

お薬を安全に服用いただくために必要な検査値の一覧です。

~~（この処方せんは、どの保険薬局でも有効です。）~~

公費負担者番号		保険者番号	
公費負担医療の受給者番号		被保険者証・被保険者手帳の記号・番号	

患者

氏 名	○○　○○	保健医療機関の所在地及び名称	千葉市中央区亥鼻1丁目8番1号 千葉大学医学部附属病院
生年月日	明大昭平　38年 ○月 ○日　男・女	電話番号 診療科名 保険医氏名	000-000-0000 △△　△△　　　　　　㊞
区 分	被保険者　　被扶養者	都道府県番号　　点数表番号　　医療機関コード	

交付年月日	平成28年6月20日	処方せんの使用期間	平成　年　月　日	特に記載のある場合を除き、交付の日を含めて4日以内に保険薬局に提出すること。

処方

~~変更不可~~　個々の処方薬について、後発医薬品（ジェネリック医薬品）への変更に差し支えがあると判断した場合には、「変更不可」欄に「レ」又は「×」を記載し、「保険医署名」欄に署名又は記名・押印すること。

★保険薬局にお持ちください★
●検査値情報（直近100日の最新の値を表示。括弧内の日付は測定日）

eGFR	99.5	(06/20)	WBC	6.5	(06/20)
CRE	0.65	(06/20)	SEG	50.2	(06/20)
シスタチンC	***	(　　)	ST.	4.5	(06/20)
AST (GOT)	10	(06/20)	HGB	14.5	(06/20)
ALT (GPT)	6	(06/20)	PLT	210	(06/20)
ALP	230	(06/20)	CK	***	(　　)
T-BIL	0.9	(06/20)	TSH	***	(　　)
K	3.7	(06/20)	HbA1c	***	(　　)

●特に注意が必要な薬剤と検査値情報の組合せ（薬剤名は半角20文字分を印字）

〈ワーファリン錠1mg〉　　　　腎機能（eGFR, CRE, シスタチンC）
　　　　　　　　　　　　　　　PT-INR　3.72　H　（06/20）
〈アロプリノール錠100mg〉　　腎機能（eGFR, CRE, シスタチンC）

《以下余白》

備考

保険医署名	「変更不可」欄に「レ」又は「×」を記載した場合は、署名又は記名・押印すること。	（直近100日に測定値がない場合は *** で表示） 〈保険薬局の方へ〉 特に注意が必要な検査値を表示しています。ご不明な点がございましたら当院薬剤部ホームページをご参照いただくか、お問合せください。

保険薬局が調剤時に残薬を確認した場合の対応（特に指示がある場合は「レ」又は「×」を記載すること。）
　　□ 保険医療機関へ疑義照会した上で調剤　　　□ 保険医療機関へ情報提供

調剤済年月日	平成　年　月　日	公費負担者番号	
保険薬局の所在地及び名称 保険薬剤師氏名	㊞	公費負担医療の受給者番号	

備考　1.「処方」欄には、薬名、分量、用法及び用量を記載すること。
　　　2. この用紙は、日本工業規格A列5番を標準とすること。
　　　3. 療養の給付及び公費負担医療に関する費用の請求に関する省令（昭和51年厚生省令第36号）第1条の公費負担医療については、「保険医療機関」とあるのは「公費負担医療の担当医療機関」と、「保険医氏名」とあるのは「公費負担医療の担当医師名」と読み替えるものとすること。

(1) 疑義照会までのやりとり

患者　「今日、先生にお薬を減らそうって言われました」

　　　　「ワーファリンが減量になっていますね。検査結果はお持ちですか？ PT-INRの結果があれば教えてください」

患者　「PT-INRは3.72です」

　　　　「そうですか。○○さん、PT-INRは血液の固まりやすさを調べた値で、○○さんの場合、今の状態は血が固まりにくく、サラサラなんです。だから出血してしまうと、止血が難しいので注意が必要です。歯磨きをしていて歯ぐきから血が止まらなくなったり、鼻をかむだけで鼻血が出たり、いつの間にか腕や足に青あざができたりしていませんか？」

患者　「いや、それはないと思いますが…」

　　　　「そうですか。こういった症状は体が出血しやすくなっているということなので、よく注意してください。気になる点があれば、先生か私たちに相談してください。それと、日常生活で最近何か変わったことはありましたか？」

患者　「変わったことですか？ …前回の診察の時、先生に『納豆食べてますか？』って聞かれてびっくりしました。今飲んでいる薬と飲み合わせが悪いから、納豆はダメなんだそうで…それで、納豆を食べるのをやめましたが…」

　　　　「やめる前はどのくらいの頻度で納豆を食べていましたか？ そのあたりは先生もご存じですか？」

患者　「納豆は好きで、毎朝食べてました。今は『食べてはいけない』って言われて…我慢しているからつらいです。このことは多分、先生は知らないと思います」

　　　　「今まで検査値が安定していたのにつらいですね。ワーファリンは納豆と相性が悪いお薬で、ワーファリンの効果を弱めてしまうんです。ですから、急に納豆をやめたので、弱まっていたワーファリンの作用が強くなったんだと思います。次回の来院はいつですか？」

患者　「1ヵ月後に予約しています」

　　　　「先生に納豆を毎朝食べていたことと、先月からやめていることをお伝えしてもよろしいですか？」

患者　「ええ、かまいませんよ」

処方薬剤の一般名
ワーファリン：ワルファリンカリウム

(2) 疑義照会

「○○さんですが、今日からワーファリンが減量になっていると思います。服薬指導の際にわかったんですが、以前から納豆を毎朝食べていたそうで…先月の受診時に、納豆を食べないように言われてからはやめたそうですが…」

「そうですか。○○さん、あまりくわしく話してくれないので助かります」

「○○さんは、納豆が大好きなんだそうですが、今も食べるのをやめているとのことです。情報提供も含め連絡させていただきました。今回はワーファリンの減量と経過観察でよろしいでしょうか？」

「はい、それで結構です。○○さんには出血に注意することと、1ヵ月後ではなく、2週間後に受診するよう伝えてください」

「わかりました」

〈処方変更内容〉
　処方変更なし。

(3) 服薬指導

「○○さん、○○さんが最近納豆を食べるのをやめたことを先生に伝えました。今回の処方に変更はありませんが、2週間後に再度受診して欲しいとのことです。検査をしましょうとおっしゃっていました」

「そうですか。わかりました。急にやめてはダメだったんですか？」

「いえ、そういうわけではないんですが、先生も私も○○さんの食生活を把握しきれていなかったので、先生に情報提供させていただきました。お時間を取らせてすみません。他に何か健康食品やサプリメントを摂ったりしていますか？」

「いや、それはないです」

「それでは、先ほども言いましたが、歯磨きをしていて歯ぐきから血が止まらなくなったり、鼻をかむだけで鼻血が出たり、いつの間にか腕や足に青あざができたりといった症状は、出血傾向のサインですから、よく覚えておいてください。他にも日常生活で気になる症状があれば、先生や私たちに連絡してください。それと、2週間後の受診の前でも、何か気になることがありましたらすぐに相談してください」

「わかりました。ありがとうございます」

〈服薬指導のポイント〉
- 日常の嗜好品の確認
- 嗜好品を摂取する頻度
- ワーファリンと食物の相互作用
- 出血時の対応

(4) 解説

◆ ワルファリンと食品の関係

　ワルファリンには相性の悪い食品が存在することが知られており、主に、納豆、クロレラ、青汁など、ビタミンKを多く含有する食品が該当する。ワルファリンは、ビタミンK依存性凝固因子の第Ⅱ、Ⅶ、Ⅸ、Ⅹ因子の生合成を阻害し、抗凝固作用を示す特徴があるため、多量にビタミンKを摂取すると、相互作用によってワルファリンの作用が減弱されることとなる。なお、納豆の場合、納豆に含まれる微生物の影響により、ビタミンKが体内で多く産生されてしまうため注意が必要である（納豆以外の大豆食品については問題ない）。

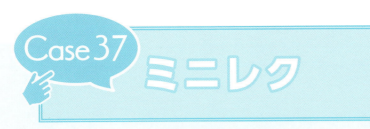

自宅での出血時の対応

　DOACやワルファリンなどの抗血栓薬を服用している患者の場合、薬の作用が強く出てしまい、血が止まりにくくなる出血傾向から、さらには大量出血に至ることがある。そこで、血が止まりにくくなっている予兆に気づいてもらうことと、出血時の対応について指導する必要がある。

　体が出血傾向になっている場合、歯磨きなどで歯ぐきから出血したり、鼻をかむだけで鼻血が出たりする他、内出血の青あざが多くなるが、そのような症状は、薬の作用が強く出ている可能性が高いと考えられる。また、飲酒、入浴など、血流循環が上がっている場合、思いがけない外傷で大量出血につながるおそれがある。

　対応としては、出血を2つのパターンに分けて考える。1つは吐血、耳血、血尿、下血などの内部的な出血で、圧迫止血が行えないもの。もう1つは外傷などの外部的な出血で、圧迫止血が行えるものである。

　内部的な出血は、主要臓器に炎症、または出血をしている可能性が高く、受診勧告あるいは症状によっては救急を要する場合がある。

　外部的な出血は、圧迫止血法が基本となる。出血部を心臓よりも高い位置にして、きれいなガーゼやタオルで出血部を直接抑える直接圧迫止血法が推奨されている。なお、出血部の上部3センチほどで腕を縛るなどの緊縛止血法は、強く縛り過ぎると神経などを痛めるおそれがあるため、あまり推奨されていない。緊縛止血法を用いるのは、傷が深く、直接圧迫止血法でも血が止まらない場合に限られる。

　内部的な出血であれ、外部的な出血であれ、血が止まらない時には救急を要することになるが、ワルファリン等を服用して出血のリスクがある患者に対しては、出血傾向の症状について指導することが最も重要である。

大出血の場合

激しい頭痛、マヒ　　　　　喀血　　　　　　　血尿・血便
ろれつが回らない　　　　　吐血　　　　（黒色便・赤い鮮血便）

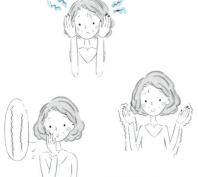
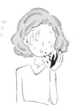
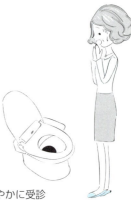

頭蓋内出血・消化管出血の可能性があるためすみやかに受診

小出血の場合

鼻血のとき　　　　　　　ケガや打撲で出血したとき

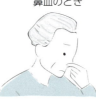
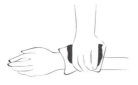

前かがみの姿勢で、小鼻を親指と　　　きれいなガーゼやハンカチなどを
人差し指で強くつまむようにして　　　出血部位に当て、手でしっかりと
しっかり押さえ続ける。　　　　　　　圧迫して止血する。
親指の頭くらいの大きさの脱脂
綿を出血した鼻の中につめると
良い。

自己判断で休薬せず出血が気になる場合は医療機関へ連絡

図　出血時の対応

その他——Case 37

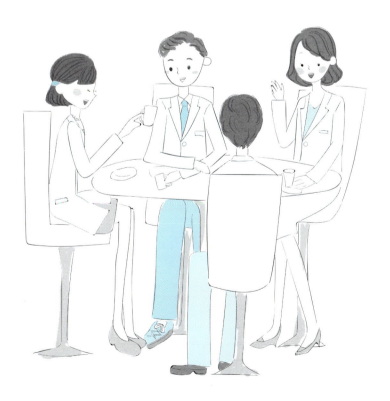

Case 38 炭酸リチウム製剤の調剤時に得た情報を治療に活かす

処方

公費負担者番号	
公費負担医療の受給者番号	
保険者番号	
被保険者証・被保険者手帳の記号・番号	

患者
- 氏名：○○ ○○
- 生年月日：明・大・昭・平 16年 ○月 ○日 男・**女**
- 区分：被保険者／被扶養者

保健医療機関の所在地及び名称：千葉市中央区亥鼻1丁目8番1号　千葉大学医学部附属病院
電話番号：000-000-0000
診療科名：
保険医氏名：△△ △△　㊞

交付年月日：平成28年5月7日
処方せんの使用期間：平成　年　月　日（特に記載のある場合を除き、交付の日を含めて4日以内に保険薬局に提出すること。）

変更不可：個々の処方薬について、後発医薬品（ジェネリック医薬品）への変更に差し支えがあると判断した場合には、「変更不可」欄に「レ」又は「×」を記載し、「保険医署名」欄に署名又は記名・押印すること。

処方
```
RP1.
   炭酸リチウム錠100mg「ヨシトミ」        6T
   分2 朝・夕（食後30分）              7日分

《以下余白》
```

備考
保険医署名：「変更不可」欄に「レ」又は「×」を記載した場合は、署名又は記名・押印すること。

保険薬局が調剤時に残薬を確認した場合の対応（特に指示がある場合は「レ」又は「×」を記載すること。）
□ 保険医療機関へ疑義照会した上で調剤　　□ 保険医療機関へ情報提供

検査値情報

処方せん（検査値情報[薬局用]）

お薬を安全に服用いただくために必要な検査値の一覧です。
（この処方せんは、どの保険薬局でも有効です。）

公費負担者番号		保険者番号
公費負担医療の受給者番号		被保険者証・被保険者手帳の記号・番号

患者
- 氏名：○○ ○○
- 生年月日：明・大・昭・平 16年 ○月 ○日　男・(女)
- 区分：被保険者／被扶養者

保健医療機関の所在地及び名称：千葉市中央区亥鼻1丁目8番1号　千葉大学医学部附属病院
電話番号：000-000-0000
診療科名：
保険医氏名：△△　△△　㊞
都道府県番号／点数表番号／医療機関コード

交付年月日：平成28年5月7日
処方せんの使用期間：平成　年　月　日（特に記載のある場合を除き、交付の日を含めて4日以内に保険薬局に提出すること。）

変更不可：個々の処方薬について、後発医薬品（ジェネリック医薬品）への変更に差し支えがあると判断した場合には、「変更不可」欄に「レ」又は「×」を記載し、「保険医署名」欄に署名又は記名・押印すること。

処方

★保険薬局にお持ちください★

●検査値情報（直近100日の最新の値を表示。括弧内の日付は測定日）

項目	値	日付	項目	値	日付
eGFR	51.6	(05/07)	WBC	7.2	(05/07)
CRE	0.82 H	(05/07)	SEG	***	( )
シスタチンC	***	( )	ST.	***	( )
AST (GOT)	22	(05/07)	HGB	12.8	(05/07)
ALT (GPT)	10	(05/07)	PLT	255	(05/07)
ALP	319	(05/07)	CK	***	( )
T-BIL	***	( )	TSH	8.659 H	(05/07)
K	3.7	(05/07)	HbA1c	***	( )

●特に注意が必要な薬剤と検査値情報の組合せ（薬剤名は半角20文字分を印字）
〈炭酸リチウム錠100 mg〉　　　　腎機能（eGFR, CRE, シスタチンC）

《以下余白》

備考

保険医署名：「変更不可」欄に「レ」又は「×」を記載した場合は、署名又は記名・押印すること。

（直近100日に測定値がない場合は *** で表示）
〈保険薬局の方へ〉
特に注意が必要な検査値を表示しています。ご不明な点がございましたら当院薬剤部ホームページをご参照いただくか、お問合せください。

保険薬局が調剤時に残薬を確認した場合の対応（特に指示がある場合は「レ」又は「×」を記載すること。）
□保険医療機関へ疑義照会した上で調剤　　□保険医療機関へ情報提供

調剤済年月日：平成　年　月　日
公費負担者番号：
保険薬局の所在地及び名称　保険薬剤師氏名　㊞
公費負担医療の受給者番号：

備考 1. 「処方」欄には、薬名、分量、用法及び用量を記載すること。
2. この用紙は、日本工業規格A列5番を標準とすること。
3. 療養の給付及び公費負担医療に関する費用の請求に関する省令（昭和51年厚生省令第36号）第1条の公費負担医療については、「保険医療機関」とあるのは「公費負担医療の担当医療機関」と、「保険医氏名」とあるのは「公費負担医療の担当医氏名」と読み替えるものとすること。

（1）疑義照会までのやりとり

「こんにちは、〇〇さん。今日はいつもと同じように炭酸リチウムが1日当たり600 mg処方されています。処方日数がいつもより短いですが、先生から飲み方などについて何か聴いておられますか？」

「はい。先生からは母の調子が悪そうだから、来週もう一度来るようにと言われています。薬の飲み方は今までどおりで良いそうです。母は体調がすぐれないというので、車で待たせています」

「そうですか、わかりました。ところで、お母様はどのような様子ですか？」

「実は先週から急に話が通じなくなって、ゴロゴロしたり体をくねくねさせるんです。食欲がなくて、朝食はリンゴ半分だけとか…夕食は食べないです。ちょっと心配で…薬は毎日欠かさず飲んでいるんですが…」

「体の動きが変で、食欲がなく、食事が摂れていないのですね。それは心配ですね。お急ぎでなければ少し調べさせてもらいたいのですが、お時間よろしいでしょうか？」

「はい、かまいません。よろしくお願いします」

「〇〇さんに炭酸リチウムの処方が出ていますが、ご家族によると、先週から体の動きが変で、食欲がなく、食事が摂れていないようです。医師は症状の悪化と判断して処方されているようですが…。調剤しても大丈夫でしょうか？」

「何か問題があると考えているの？」

「…はい、何となく…」

「何となく…？ 炭酸リチウムは腎排泄型の薬剤よね。〇〇さんの腎機能はどうなの？」

「クレアチニンは0.82 mg/dLで、基準範囲を少し超えています。eGFRは51.6 mL/分/1.73 m^{2}ですが、75歳の女性で体重が50 kgくらいだとすると…Cockcroft＆Gault式では47 mL/分/1.73 m^{2}です」

「前回のクレアチニンはどうだったの？」

「前回ですか…。0.64 mg/dLです。あ、数値が上昇していますね」

「75歳の女性にとって0.2 mg/dLの変動は大きいわね。何らかの要素があって腎機能が悪くなっている可能性があるわ。リチウムの血中濃度は測定しているのかしら？」

「処方箋には表示されていません。問い合わせてみます」

「それがいいわね。食事が摂れていないとすると、分布容積も減っているだろうから、血中濃度が高くなっている可能性もあるし…。クレアチニンの上昇があることと、リチウム濃度が高くなっているような症状があるから、リチウムの濃度を測定してみたらどうかということね。それと、患者さんは急いでいないので、お待ちいただけることも伝えてね」

「はい、わかりました」

〈処方鑑査のポイント〉
- 患者の状態を会話の中から引き出し、薬効を評価する。
- クレアチニンクリアランスだけではなく、クレアチニンの変動にも注目する。
- 薬物血中濃度がわからなくても、腎機能を評価することで濃度の予測ができる。

(2) 疑義照会

「本日、○○さんの炭酸リチウムの処方を受けたのですが、患者さんは食欲がなく、食事が摂れていないとの情報を得ています。それと、本日の採血結果から、軽度ですが腎機能の悪化もあるようです。本日の検査では、リチウムの血中濃度は測定されましたでしょうか?」

「付き添いのご家族からは、○○さんが家で動けなくなっていると聴いています。緊張病性の症状が目立っていると考えたので、もう1週間炭酸リチウムは変えずに様子をみることにしました。リチウムの血中濃度は測っていませんが、たしかに食欲がなくて食事が摂れていないし、フラフラしているということだったので、リチウム中毒の可能性もありますね。早速測ってみますので、早ければ30分ほどでご連絡します。患者さんには30分から1時間ほどお待ちいただきたいとお伝えください」

「よろしくお願いします。患者さんには時間の許す限り待ってもらうようにお伝えします。ご連絡お待ちしています」

〈30分後、医師からの連絡〉

「○○さんのリチウムの濃度ですが 2.5 mEq/L でした。今日の処方は取り消します。すぐに患者さんに病院へ戻っていただくようお伝えください。問い合わせをもらって助かりました。ありがとうございます」

〈処方変更内容〉
中止:炭酸リチウム錠 100 mg

(3) 解説

①会話の中から情報を引き出す

　本症例の最大のポイントは、家族との面談中に処方の内容の確認までで終わらず、患者の様子を聴き出せたことにある。症状が悪化しているのか、副作用なのかを見極めることは非常に難しいが、薬剤師としての考えを処方医に伝えることは有用であるといえる。

　リチウム中毒は、炭酸リチウムの重大な副作用であるが、本症例のような急激なリチウム濃度の上昇は、長期使用中にも容易に発生する。したがって、炭酸リチウムが処方された処方箋を受け取った場合、用量だけではなく、患者の状態を観察する必要がある。

　本症例では、リチウムの血中濃度上昇の要因を、聴取（飲水や摂食量の低下）と検査値（腎機能の低下）から確認したが、他にもリチウムの血中濃度上昇をきたす要因として、下痢などの脱水、薬物の腎排泄を妨げるNSAIDs等の使用が挙げられる。これらの事象の有無については、患者面談の中で聴取しておきたいポイントといえる。

②リチウムの血中濃度測定

　2012年9月に、独立行政法人医薬品医療機器総合機構（PMDA）から、炭酸リチウム投与中の血中濃度測定遵守についての情報提供がなされている*。リチウムは適正な血中濃度が保たれない場合、リチウム中毒に至る可能性があるが、2005〜2010年の5年間に炭酸リチウムが処方された症例のうち、実に52%が一度も血中濃度測定を実施していなかったおそれがあり、実際に重篤なリチウム中毒を発現した症例も確認されている。

　添付文書においても、維持量を投与中であっても、2〜3ヵ月に1回をめどに血中濃度を測定するよう指示している。薬剤師としては、患者面談の際に血中濃度について定期的に触れ、リチウム濃度をモニタリングすることが望ましいと考える。なお、外来での測定の場合、朝の内服後に測定しているケースも見受けられるので、トラフ値であることの確認と評価が必要となる。

③炭酸リチウムの長期使用による副作用

　炭酸リチウムの長期使用による副作用として、甲状腺の機能低下（本症例でもTSHの上昇が認められている）や、腎機能の低下が知られている。患者には、検査値から読み取れる副作用について医師から説明を受けているかどうかを聴き、次回受診時に医師と相談してみるよう働きかけることも時には必要である。

④リチウム中毒の症状

　リチウム中毒の初期症状としては、食欲低下、吐き気、嘔吐、下痢等の消化器症状、振戦、傾眠、錯乱等の中枢神経症状、運動障害、運動失調等の運動機能症状、発熱、発汗等の全身症状がある。服薬指導では、これらの症状の有無を収集して、炭酸リチウムの影響によるものか、あるいはリチウムの濃度に影響を与えそうなものかを考察し、適宜、患者に注意喚起することが重要である。

---

* 「PMDAからの医薬品適正使用のお願い（No.7　2012年9月）炭酸リチウム投与中の血中濃度測定遵守について」

Column

薬学教育と臨床検査値

　薬学部の教育課程には、臨床化学に代表されるような分析化学に立脚した科目が存在する。旧課程を卒業した人にとっては、検査値というと、この科目を思い浮かべるかもしれない。

　かつては薬学部を卒業すると、無試験で衛生検査技師の資格取得が可能であったし（平成23年3月をもって新規免許の廃止）、現在でも薬学部で所定の科目を履修すると、臨床検査技師の国家試験受験資格を得ることができるので、該当する科目を開講している大学も存在する。

　近年、臨床で薬剤師が活躍するための医療薬学教育の重要性が増したことから、薬系の大学では、病態生理学などとともに、患者の病的変化を捉えるのに必要な臨床検査の知識を教えるようになった。また、平成18年度入学者からは、薬剤師国家試験受験資格を得るための修業年限が6年に延長され、そのモデルコアカリキュラムでは「代表的な検査を列挙し、その検査値の異常から推測される主な疾病をあげることができる」という到達目標が盛り込まれるとともに、「患者個々に応じた薬の選択、用法、用量の設定」などにより、「適正な薬物治療に参画できるようになる」ことを求めている。そして、平成25年度改定の新モデルコアカリキュラムでは、患者の症状や検査所見から、薬物治療の効果と副作用の発現について評価できることが実務実習の到達目標に加えられた。

　これらの目標は、薬剤師がベッドサイドや在宅療養の場で関わっている患者に対して、臨床検査値を評価し、薬物治療に介入できることを想定している。しかし、現在の薬学教育の場では、薬物治療を受ける患者に対し、薬剤師が調剤業務において検査所見を活用することについては触れられていない。ファーマシューティカルケアを実践している薬剤師が、調剤業務の際に自身の経験から処方内容の適否を判断する材料として、臨床検査値を応用することはあっても、その手段を体系的に伝える教育はまだ実施されていないのが現状である。しかし、臨床検査の結果が院外処方箋とともに発行され、保険薬局に伝わるシステムが広がりつつある中、調剤学の教科書の一節に、検査所見の活用についての記述がなされる日が来るのは、そう遠くないことと考える。

参考資料

医薬品別検査値 DB（データベース）（千葉大方式）の開発・整備基準の概要

1 開発の経緯

千葉大学医学部附属病院薬剤部（以下、当部）では、処方箋に臨床検査値（以下、検査値）を表示するに当たり、次の2点を重要視した。
①医薬品ごとに注意すべき検査値（以下、医薬品別検査値）を明確化する表示方法とすること。
②検査値表示の普及を図るため、医薬品別検査値のデータベース（DB）を開発する必要があること。

特にDBについては医薬品別検査値の選択基準を単純かつ明確にする必要があり、当部では致死的または極めて重篤かつ不可逆的な副作用の発現を防止することを目的とし、添付文書の警告・禁忌・原則禁忌（以下、禁忌等）に対象を絞ってDB化に着手した。

しかしながら、禁忌等に記載されている検査値関連の内容については質的にも量的にも把握できていないのが実情であった。DB化のためには、該当する医薬品と禁忌等の内容が機械的に抽出されなくてはならないが、そのためのロジック構築には前述の実情を把握する必要があった。

そこで当部では、わが国で承認されているすべての医療用医薬品の添付文書の禁忌等を確認して、その記載内容をまず把握することとし、医療用医薬品約2万品目に対して約5万の禁忌等を抽出するとともに、それらを内容ごとに分類・解析した（序章の**表1**（p.5）参照）。そして解析結果に基づき、禁忌等について医薬品別検査値の選択基準を設け、それにより禁忌等を検査値から網羅的に処方鑑査することが可能となった。また、薬物の主な消失経路である腎臓に関しては、機能低下によっては投与量の調節が必要となる医薬品もあるため、それらの医薬品についてもDB化を図った。

2 医薬品別検査値 DB の目的

薬物治療の安全性を確保するため、次に示す特に重大な事例をチェックすることを目的としている。
①禁忌等の回避
②過量投与の回避

3 医薬品別検査値 DB の整備基準

(1) 医薬品別検査値の選択基準
　①検査値が具体的に記載されている禁忌等
　　例：エプレレノン
　　　「禁忌」に「本剤投与開始時に血清カリウム値が 5.0 mEq/L を超えている患者」との記載があるため、「カリウム」が対象となる。
　②疾患・症状のうち、検査値によって規定可能な禁忌等
　　例：メトトレキサート

「禁忌」に「骨髄抑制のある患者」との記載があるため、骨髄抑制を規定する検査値「白血球数、好中球数、ヘモグロビン濃度、血小板数」が対象となる。
③添付文書に推定腎機能（Ccr 等）ごとの具体的な推奨用量の記載のある医薬品に対する腎機能。
④「CKD 診療ガイド 2012」（日本腎臓学会）の付表に記載のある医薬品に対する腎機能。

（2）規約
　①対象とする媒体は、添付文書および「CKD 診療ガイド 2012」とする。
　②対象とする添付文書の項目は、「警告」、「禁忌」、「原則禁忌」、「用法用量」、「薬物動態」とする。
　③対象とする「CKD 診療ガイド 2012」の項目は、付表（腎機能低下時の薬剤投与量）とする。
　④局所作用を期待する外用薬のうち、禁忌等の内容で実際に症例報告がない医薬品は対象外とする。
　⑤カルシウム値を登録する場合は、補正カルシウム値算出用にアルブミン値も登録する。

4　医薬品別検査値 DB の内容
　次の事項を実装する。
① YJ コード
②医薬品名称
③検査項目名称
④根拠項目
⑤根拠文言

　例：フロセミド錠 20 mg「テバ」

YJ コード	医薬品名称	検査項目名称	根拠項目	根拠文言
2139005F1087	フロセミド錠 20 mg「テバ」	ナトリウム	禁忌	体液中のナトリウム、カリウムが明らかに減少している患者
2139005F1087	フロセミド錠 20 mg「テバ」	カリウム	禁忌	体液中のナトリウム、カリウムが明らかに減少している患者

5　作成（更新）方法
①整備基準に従い、添付文書中の「警告」、「禁忌」、「原則禁忌」、「用法用量」、「薬物動態」それぞれの項目について抽出条件を設定する。
　例えば「警告」の項目に「血清アミラーゼ」の記述がある品目は、全添付文書中で 2 品目存在する。その中で、「血清アミラーゼ、血清リパーゼ、トリグリセリド等の上昇があらわれた場合は、本剤の投与を直ちに中止すること」というように、投与中止についてまで記述されているのは 1 品目のみである。血清アミラーゼでは、投与中止まで踏み込んで記述されている品目を抽出したいと考える場合、「血清アミラーゼ」と「直ちに中止すること」の 2 つの単語が抽出条件となる。ここで設定される抽出条件は、検査項目名称（血清アミラーゼ）と、それに関

連性を有する所定の単語（直ちに中止すること）と、これらの単語間の文字間隔で構成される。
② 文脈を読み込んで判断をするためのロジックは、ある程度機械的に作成することが可能である。そこで当部では整備基準と抽出条件を、約5万にのぼる禁忌等から目視で得られた法則に照らし合わせ、プログラムに落とし込むこととした。
③ 完成したプログラムについては、新薬及び毎月改変される添付文書から抽出作業を行い、その結果を医薬品別検査値DBとして得るシステムとした。
④ 得られた医薬品別検査値DBの更新については、前月との差分を機械的に抽出し、その結果に問題点がないかを目視で吟味して毎月のメンテナンス作業を行うこととした。すなわち、更新作業は毎月実施し、新薬及び添付文書の改訂に対応可能なDBとした。
⑤ メンテナンス画面（一部）
- 基本画面は図1のとおりである。
- 添付文書の各項目で設定した抽出条件は、「用法条件」、「禁忌条件」などから確認できる。
- 更新作業は、毎月発行される添付文書情報データを導入後、「今月監修分」をクリックすることで、前月分と差異のある品目（新薬及び既存薬で添付文書の該当項目が改訂された品目）が表示される。
- 医薬品を選択すると図2が表示される。
- 前月分と差異のある項目については「確認」と表示され、機械的に判定された検査項目を参考に、最終判断を目視で確認する体制としている。また、「先月段落との比較」をクリックすることで改訂部分が明示される。

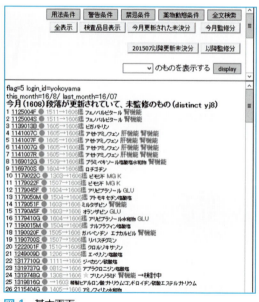

図1　基本画面

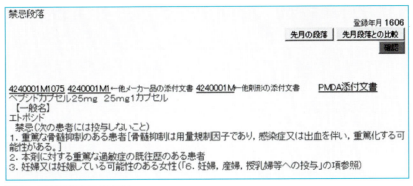

図2 医薬品選択後の画面

6 医薬品別検査値 DB の特徴

①コンピュータシステムを活用することで、多大なマンパワーを必要とするメンテナンス作業を大幅に軽減することが可能となった。同時に、医薬品別検査値 DB では根拠項目が確認できるため、処方鑑査や服薬指導を実施する現場薬剤師にとって、添付文書の記載内容を根拠とした検査項目と医薬品の関係を知ることができ、より質の高い処方鑑査、服薬指導を行うことが可能となった。

②メンテナンス作業においても、検査項目決定の根拠が常に確認できるため、これまでの目視だけのメンテナンス作業よりもメンテナビリティーが向上した。

③開発当初（機械的に作成した DB）に、目視で作成した DB との突合を行い、ロジックに問題がないことを検証済みである。

④医薬品別検査値 DB を利用した検査値表示は、千葉大学医学部附属病院の院外処方箋及び院内に出力する処方箋（入院処方箋、院内外来処方箋等）へすでに導入、活用されており、多くの薬物治療の安全性に貢献している。

7 最後に

約 5 万にのぼる禁忌等をすべて目視で読み込み、その 1 つ 1 つを分類することで検査値が関連する禁忌等をすべて把握することができた。気が遠くなるほどの膨大な量の作業を完遂してくれた当部のスタッフの努力により、DB の核となるデータが作成されたわけである。

また、当部で作成した DB から機械的に医薬品別検査値 DB を作成するプログラムを開発いただいた株式会社メディファームの小川雅教氏、ならびに医薬品別検査値 DB の開発に協力をいただいた東日本メディコム株式会社の野本禎氏に深く感謝申し上げる。

この医薬品別検査値 DB が広く普及することで、薬物治療の安全性がさらに向上していくことを切望している。

解説に代えて
個別最適化のための臨床検査値活用

1 臨床検査値表記処方箋をどう活用するのか？

　薬剤師は処方箋を受け取ったら、ただちに処方鑑査と患者の状態を確認しなくてはなりません。
　また、処方内容や患者の状態に疑義が生じた場合、疑義を確認しない限り、処方指示を医薬品に変更（調剤）してはならないと定められています（薬剤師法第 24 条）。
　医薬品の情報は、添付文書やインタビューフォーム等から確認できますが、患者の状態はどのように判断したら良いのでしょうか？
　一般的に、処方箋に記載された患者の情報といえば、氏名、生年月日（年齢）、性別、保険に関する情報だけです。通常の調剤の流れでは、これに加えて、自薬局であれば薬剤服用歴によって、他の医療機関や保険薬局で調剤された医薬品であれば「お薬手帳」によって、服薬履歴やその時々の患者の状況等が確認できます。
　また、患者の職業や生活環境、副作用の履歴やアレルギー歴等々の情報は、患者情報確認書（いわゆる初回調査票）によるアンケートや、継続服用であれば、患者からの聴き取りで入手が可能です。
　臨床検査値は、患者の状態（の一部）を表す指標です。医師は、基準範囲から逸脱していれば、その原因は病気あるいは症状の悪化と判断するでしょうし、一方、薬剤師は、薬剤の影響もしくは副作用の発現を疑う際の重要な情報として利用しています。病院薬剤師が行っているこの方法を、外来の処方箋とともに開局薬剤師に提供することは、病院薬剤師と同じようなクオリティで開局薬剤師が調剤できる有力な手法の 1 つであるといえるでしょう。
　臨床検査値を薬剤師が知ることは、医師と薬剤師それぞれが別の目線によって「医薬品の適正使用」や「副作用の防止」をより具体的に可能とする、「医薬分業」の本質であるともいえます。

2 臨床検査値は、いつ読むのか？

　調製行為に入る前の調剤の流れの概略は次のとおりとなります。
　①処方箋の記載事項の妥当性（保険情報・医療機関情報・記載要領との適合性）の確認。
　②処方薬に関する妥当性（用法・用量、適応外使用、相互作用、禁忌・併用注意、投与期間等々）の確認。
　③次の項目を患者等から収集し（対人業務）、その内容と処方薬との関連について検討。

> ア〜ウ　略
> エ　患者の体質・アレルギー歴・副作用歴等の患者についての情報
> オ　患者または家族等からの相談事項の要点
> カ　服薬状況
> キ　残薬の状況の確認
> ク　患者の服薬中の体調の変化
> ケ　併用薬等（一般用医薬品、医薬部外品及びいわゆる健康食品を含む）
> コ　合併症を含む既往歴に関する情報
> サ　他科受診の有無
> シ　副作用が疑われる症状の有無
> ス　飲食物（現に患者が服用している薬剤との相互作用が認められているものに限る）
> セ　後発医薬品の使用に関する患者の意向
> ソ〜チ　略
>
> ※「診療報酬の算定方法の一部改正に伴う実施上の留意事項について」（平成 28 年 3 月 4 日保医発 0304 第 3 号）の別添 3「調剤報酬点数表に関する事項」（〈薬学管理料〉の「区分 10　薬剤服用歴管理指導料」の (3)）より抜粋。

臨床検査値は、「ク　患者の服薬中の体調の変化」に関連した情報です。

これらの項目は、調剤報酬の算定においては、薬剤師が医薬品の調製行為の前に患者等から確認することとされています（いわゆる「先確認」の実施!!）。

つまり、薬剤師はこれらエ〜セ（実際には「ソ　手帳による情報提供の状況」によるお薬手帳の内容確認も含まれる）までの情報を入手し、その結果何も問題がなければ、調製行為（対物業務）に入ることになります。

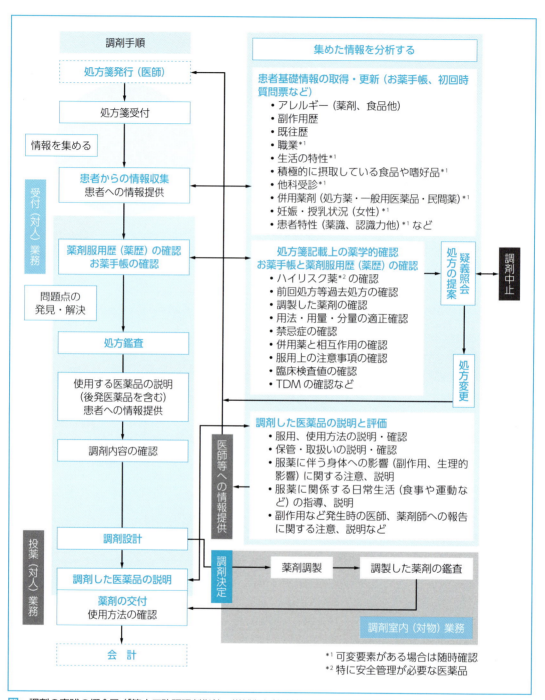

図　調剤の実践の概念図（「第十三改訂調剤指針　増補版」（公益社団法人日本薬剤師会　編）を一部改変）

3　調剤の質的向上＝薬物療法の個別最適化

　このとき、直近の患者の臨床検査値が処方箋とともに表記されていると、患者の状態は聴き取りに比して、より客観性と具体性をもって確認することが可能となります。「ク　患者の服薬中の体調の変化」は、聴き取りでは患者の自覚症状の確認のみにとどまります。しかし、臨床検査値があれば、自覚症状を伴わない副作用や、処方されている医薬品による臨床検査値への影響と判断することが可能となるはずです。

　それに加えて、千葉大学医学部附属病院の方法（千葉大方式）では、医薬品の添付文書中の禁忌・警告欄に具体的に臨床検査項目が記載されている処方薬があれば、この医薬品名も表示され、より注意喚起の精度が向上しています。

　当然、これらの取り組みがうまく機能するためには、臨床検査値の意味をよく理解している開局薬剤師の存在が必須です。

　患者の身長と体重を聴けば、おおよどのような体格の人なのかが想像できます。それと同様に臨床検査値を確認することで、より患者の状態を具体的かつ客観的に把握することが可能になります。臨床検査値から想像力を働かせ、より患者を「心配」することができるような研鑽を重ねた先には、保険薬局でのTDM (Therapeutic Drug Monitoring：治療薬物モニタリング) 実施も現実味を帯びてくるかもしれません。

　臨床検査値の活用は、調剤の質的向上を可能にするとともに、患者への医薬品及び医薬品情報の提供を、より個別最適化できるといえるでしょう。

おわりに

今後の課題

　固定検査値と医薬品別検査値を表示することで、患者個々に即した処方鑑査が可能となった。また、一見して各検査値が基準範囲内にあるか外れているかが確認できるため、薬品ごとに添付文書に頼ることなく、スムーズに鑑査することも可能となった。しかし、この方法が全国に普及しているわけではなく、まだほんの一部の病院で行われているのみである。実際に独立行政法人医薬品医療機器総合機構（PMDA）による「平成27年度薬局における医薬品安全性情報の入手・伝達・活用状況等に関する調査」では、薬局が処方鑑査に十分な情報が得られていないと感じているものとして、「疾患名等」（71.8％）、「臨床検査値等の検査結果」（55.8％）が多く挙げられていた。今後はますます処方鑑査のための臨床検査値・疾患名等の情報を薬局と病院で共有することが望まれる。

　また、当院の例では、疑義照会の9割が門前薬局からであり、いわゆる「面の保険薬局」からの問い合わせは少ない。面の保険薬局からの問い合わせは1年かけて約40件に達したが、当院の院外処方箋の5割が面の保険薬局で調剤されていることをふまえると、検査値を利用した疑義照会が各保険薬局で行われるという理想の状態からはほど遠く、薬局側からも積極的に必要な患者情報の入手と利用に努めることが必要であると考える。

　平成28年度から地域包括医療が本格的に始動し、かかりつけ薬局制度が政府主導で進んでいく。薬剤師の本質は、患者に安心で安全な薬物療法を提供することであり、これは病院であっても薬局であっても普遍的に守らなくてはならない。さらに地域包括医療は、薬局薬剤師のみに任されたものではなく、病院と薬局が協働し、一体型で進めていかなければ、求められるところには到達しないのである。現在の検査値は副作用や適切な用量の確認等に用いられており、薬物療法の安全性を確保するための最低限の情報として必要なものであるが、さらに薬剤師に求められるのは薬物療法の質の向上であり、そのためには安全性に加えて有効性のモニタリングも重要である。したがって、将来的には治療効果を確認するための検査値情報を加え、病院と保険薬局が渾然一体となり、地域の患者個々の薬物療法を支える地域型チーム医療を実践していきたいと考えている。

個別最適化のための薬学的管理のこれから

　すでに2011年より、福井大学医学部附属病院が院外処方箋への検査値表示を開始している。その重要性にいち早く気づき、処方箋に検査値を表示して院外に出した実行力には大いに敬服する。その後、複数の病院が検査値表示を開始し、外来患者への薬学的管理を実行して地域医療に大きく貢献している。また、検査値を利活用し、より良い薬物療法の提供に貢献してくださっている保険薬局の皆様にも感謝申し上げる。

本書のタイトルを「薬学的管理」としたのは、TDMにおける薬物血中濃度の取扱いと同様、各臨床検査値の数値のみを取扱っているわけではないところに理由がある。検査値という病態や生理機能を表す客観的指標によって「現状の治療薬が適切に使用されているか」、「副作用の兆候はないか」を薬の薬理作用、薬物動態、さらには患者の訴えや症状から総合的かつ科学的に判断することが重要なのである。処方箋に表示している検査値は検査実施日の1ポイントのみであったとしても、薬局薬剤師はそれを薬歴とともに情報管理することで継続的に患者の状態を把握でき、それに応じた処方提案などを通して常に最適な治療薬、最適な使用法に導いていく。したがって、検査値というツールをPK/PD理論、生化学、生理学などの薬学に関わる知識に基づき、個々の処方を最適化するために最大限利活用していくことが薬剤師に求められる時代となっている。
　本書は、数多ある薬物療法の中でも、疑義照会が頻回である症例、プレアボイドすることで深刻な事故を防ぐことができる症例を集め、まとめたものである。個別化医療を実現し、安心で安全な薬物療法を提供するために、本書がお役立てできれば幸いである。

制作スタッフ

編集代表
石井伊都子（千葉大学医学部附属病院薬剤部　薬剤部長）

編集委員（50音順）
新井　さやか	内田　雅士	鈴木　貴明	中村　貴子
山口　洪樹	山崎　香織	横山威一郎	

執筆者（50音順）
青木　美歌	新井　健一	新井さやか	池上恵理子	石井伊都子	石川　雅之
今井　千晶	内田　雅士	大久保正人	長内　理大	金子　裕美	川口真由子
小林　由佳	齊藤　美聡	佐伯　宏美	篠塚　晴子	清水　啓之	菅谷　修平
鈴木　貴明	鈴木　達也	須藤　知子	高塚　博一	竹田真理子	築地まり子
中澤　孝文	新部　陽子	橋本　杏里	濱田　雄平	廣瀬　直雄	藤井　聡
松本　和彦	宮本　仁	森山　恭平	山口　洪樹	山崎　香織	山崎　伸吾
山本　健一	山本　晃平	横山威一郎	吉澤　なぎ	渡辺　健太	

執筆協力
松下　一之（千葉大学医学部附属病院検査部　検査部長）
澤部　祐司（千葉大学医学部附属病院検査部　臨床検査技師長）

企画協力
岩月　進（協同して薬物治療を考える会　代表、一般社団法人愛知県薬剤師会　副会長）
野本　禎（東日本メディコム株式会社、一般社団法人スマートヘルスケア協会　理事）
日向沙樹枝（東日本メディコム株式会社）

THE 薬学的管理　臨床検査値を活かした処方鑑査と服薬指導

2016年10月 1 日　第 1 刷発行
2017年 3 月10日　第 2 刷発行
2021年 2 月 1 日　第 3 刷発行

　　編　　集　千葉大学医学部附属病院薬剤部
　　編集代表　石井伊都子

　　発　　行　株式会社薬事日報社　http://www.yakuji.co.jp
　　　　　　　[本社] 東京都千代田区神田和泉町 1 番地　電話 03-3862-2141
　　　　　　　[支社] 大阪市中央区道修町 2-1-10　　　　電話 06-6203-4191

デザイン・印刷　永和印刷株式会社

ISBN978-4-8408-1369-3